大話本草綱目

跟著李時珍採藥趣 貳

謝宇、裴華 著

目錄

隰草

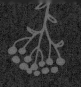

毒草

蔓草

水草

石草

苔

前言

中醫學是一門探究病因、研究病理以及治療疾病的學科。中醫學最早應用可追溯到原始社會；春秋戰國時，中醫學理論已初步形成。我們的祖先在外出尋找食物和狩獵時，食用或不經意間接觸了許多動物、植物。這些動物、植物有些會致人死亡或令人身體虛弱，祖先們經過長期的積累，學會了辨別、選擇無毒的動物、植物。

中醫學將人的身體看作是以形、氣、神為統一的整體，在陰陽五行的基礎上，通過四診法，即望、聞、問、切來診斷人體的疾病。人體內五臟六腑、氣血、關節經絡、津液的變化，邪正消長都會引發不同的問題，而治療人體疾病，則可使用食療、推拿、拔罐、中藥、針灸、按摩、氣功等方法。中醫預防與治療疾病，則主要採用天然的植物、動物、礦物藥材。這些流傳至今的疾病理論、治療手段、草藥用法，融匯了中華傳統的儒、佛、道文化，散佈於各族人民生活的土地上，不但是中華民族歷代人民的智慧與創造，從未斷絕地挽救著無數人的生命，也是祖先留給我們的寶貴遺產，需要子孫後代守護與繼承。

第一部中醫學專著《黃帝內經》的誕生，迄今已有兩千多年。歷代醫家學者開拓實踐、潛心著述，使得中醫學理論與實踐知識得到不斷地豐富和完善。明代醫藥學家李時珍，不僅是一位醫術高明的大夫，更心繫後世，用畢生精力撰寫了醫藥巨著—《本草綱目》。

《本草綱目》一書，集歷代前人藥學成就之大成，不僅考正了過去本草學中的若干錯誤，綜合了大量科學資料，更提出了較科學的藥物分類方法，融入了先進的生物進化思想，並反映了豐富的臨床實踐，被譽為「十六世紀的中國百科全書」。如何讓這誕生於十六世紀的醫藥典籍，能在二十一世紀的今天，進入更多人的視野，被更大範圍地應用，發揮其價值，極其值得思考。此時，經過精心籌畫和認真撰寫的，以《本草綱目》為藍本的《大話本草綱目：跟著李時珍採藥趣》系列叢書便應運而生。

本叢書所選的草藥均為《本草綱目》草部中所記載的藥物，書中主要的角色則借用了《本草綱目》的作者李時珍與其弟子龐憲的身份。參考眾多歷史記載與時人筆記語錄，書中的李時珍既是一位慈悲為懷、一心向醫、不畏艱難的濟世仁醫，同時又是一位謹慎細緻、慈愛體貼的慈父孝子，也是一位因材施教、寓教於樂的良師益友；而小徒弟龐憲則是一個乖巧有禮、聰明伶俐、潛心醫道，又有些粗心、莽撞、不拘小節的機靈小不點。

整套書以李時珍與徒弟龐憲對話的形式為主，生動再現了師徒倆採藥、認藥、製藥、看診、療病等過程。在師徒倆的日常生活中，穿插以《本草綱目》等經典醫籍中列舉的真實病例為原型而塑造的各色人物，描繪生動的故事，在故事中融匯草藥的形態特徵、生長境況、辨認方法、製作方式、用法用量等知識，藥方可從《神農本草經》、《傷寒雜病論》、《金匱要略》、《本草經注》、《本草綱目》等醫藥典籍中找到來源。每一味草藥講述一個小故事，每一個故事都散發著芬芳的藥香。

二〇一八年是偉大的醫藥學家李時珍誕辰五百周年，為了傳承中醫藥學這一具有悠久歷史的傳統文化，也為了更好地繼承李時珍以畢生精力為當世及後人造福的不朽財富，我們精心撰寫了這套書，期望可以為中醫藥學的重放光芒，為中醫學的推廣與普及，貢獻微薄之力。

我們在撰寫的過程中，參考了大量的醫藥典籍，並聘請中醫藥界資深的專業人士作為顧問，為全書把關。但疏漏不妥之處仍在所難免，我們也期望得到廣大讀者的指正，更期望與讀者進行中醫學知識上的探討。

《大話本草綱目：跟著李時珍採藥趣》編輯團隊

於北京

團隊成員（按姓氏筆劃排序）

于亞南、馬　華、馬丹丹、仇笑文、王　丹、王　俊、王　策、王小丹、王憶萍、王麗梅、王建民、王郁松、鄧西安、鄧麗麗、馮　倩、盧　月、盧維晨、白峻偉、任智標、劉　凱、劉祥、劉衛華、劉士勳、劉雲生、劉偉翰、劉金玲、呂鳳濤、呂秀芳、孫　玉、孫瑗琨、齊　菲、余海文、冷豔燕、吳　晉、宋　偉、張　坤、張　榮、張　琳、張廣偉、張月丹、張漢宜、張新利、李　妍、李　惠、李　翔、李小儒、李興華、李建軍、李桂方、李斯瑤、杜　宇、楊冬華、蘆　軍、蘇曉廷、連亞坤、鄒　江、鄒智峰、單偉超、周重建、林　恒、姜燕妮、戰偉超、段其民、趙白宇、趙梅紅、趙博宇、徐　娜、徐莎莎、耿赫兵、高　穩、高洪波、高楠楠、商寧、矯清楠、龔晶于、董　萍、蔣紅濤、蔣思琪、竇博文、路　臻、廖秀軍、翟文慧、譚　娟、衛仕美、戴　軍、戴　峰、戴麗娜、戴曉波、鞠玲霞、魏麗軍、魏獻波

人物介紹

李時珍

明朝蘄州人，醫者仁心，時常幫助鄰里用隨手能取得的草藥，解決大小病痛，疑難雜症藥到病除。是中國史上著名的中醫學家、藥學家之一。所著《本草綱目》為本草藥學集大成者，影響後世深遠，與扁鵲、華佗、張仲景並稱中國古代四大名醫。

龐憲

中了毒被李時珍救回一命的小小少年，立志跟隨李時珍學習醫術而拜李時珍為師，是李時珍唯一的弟子。活潑可愛貪玩，對醫術的熱愛卻從未減退，努力學習中藥草理論，跟隨師父一起解決身旁所有人的健康煩惱。

吳氏

李時珍的妻子，龐憲的師娘，擁有一手好廚藝，對龐憲視如己出，溫柔又熱心。

李建元

李時珍的小兒子，自小受到父親而濡目染，對草藥醫學有極大的興趣，在課業學習之餘經常與龐憲一起探討中草藥知識，與龐憲是很好的朋友。

李建中

李時珍的大兒子，父親雖為醫者，但對於行醫沒有興趣，讀書立志考取功名。

中藥的計量單位

一兩＝ 37.5 公克
一錢＝ 3.75 公克
一分＝ 0.375 公克
一厘＝ 0.0375 公克
一斤＝ 16 兩＝ 0.6 公斤＝ 600 公克
十厘為一分，十分為一錢，
十錢為一兩，十六兩為一斤。

※ 用藥需遵照專業醫師指示。

隰草

萹蓄
蒺藜
穀精草
海金沙
水楊梅
倒地蜈蚣草
半邊蓮
紫花地丁
鬼針草

黃蜀葵
龍葵
酸漿
鹿蹄草
敗醬
迎春花
款冬花
鼠曲草
決明
地膚
瞿麥
王不留行
剪春羅
金盞草
葶藶
車前
馬鞭草
蛇含
鼠尾草
狼杷草
狗尾草
鱧腸
陸英
青黛
紫甘藍
水蓼
毛蓼
火炭母草
三白草
虎杖

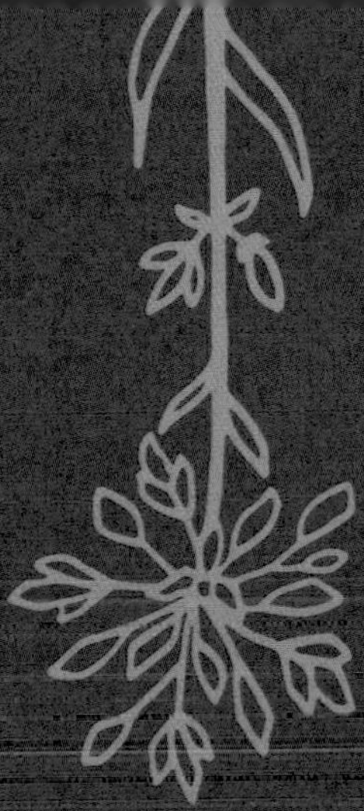
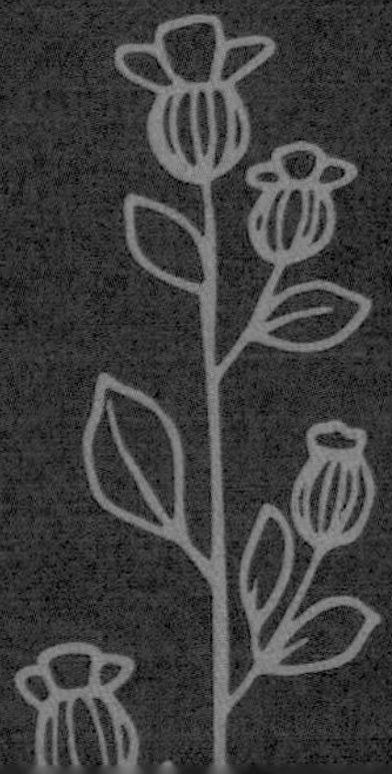
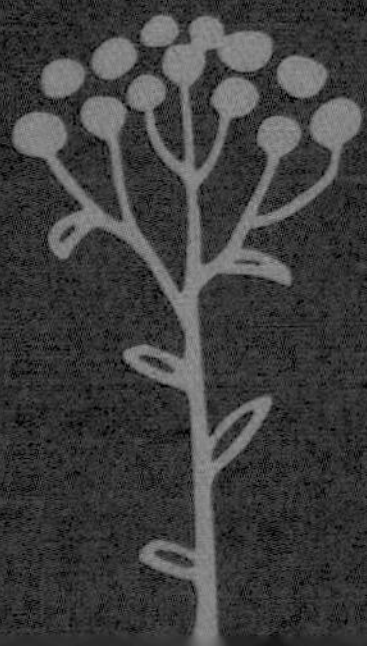
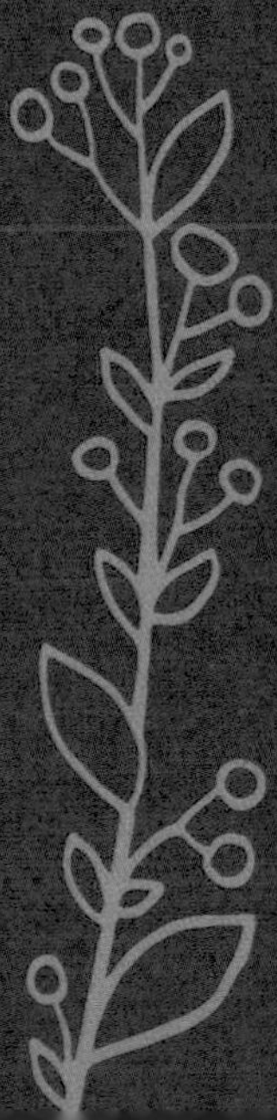

解毒散鬱瘀的黃蜀葵膏

黃蜀葵

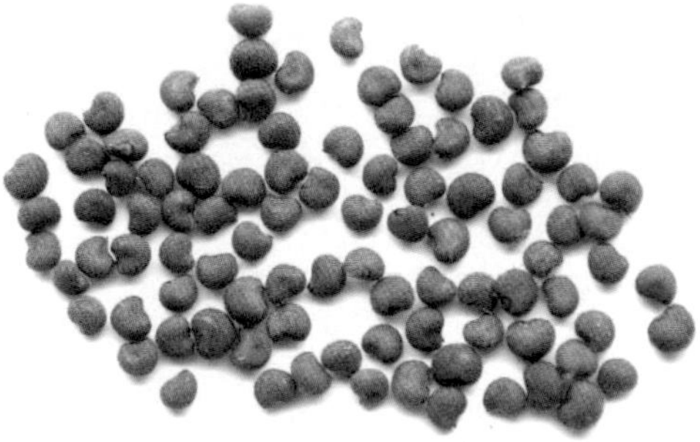

「師父，您快看！這黃花開得可真好看！」龐憲突然大聲喊。

「剛講過的，這麼快就忘了？」李時珍反問。

龐憲聽得一頭霧水，轉了轉小眼珠：「師父剛才說什麼了？噢，對，這是蜀葵！開黃色花的蜀葵！」龐憲自信滿滿地說。

李時珍輕拍了下龐憲的小腦袋，道：「傻憲兒！這是黃蜀葵！」

龐憲聽後更是不知所云，揉搓著臉：「黃蜀葵？怎麼又多了個黃蜀葵？」龐憲又仔細觀察了一下那株植物，道，「師父您怎麼總騙我？這明明不是您剛才講的蜀葵……。」龐憲懷疑地嘟起小嘴。

「為師哪裡騙你了？你睜大眼睛看清楚了！」李時珍瞥了龐憲一眼，說道。

「這花，這葉子，這莖，這不就是蜀葵嗎？哦，這裡……。」龐憲心虛地說道。

「你啊！一見到好玩的、好奇的事物便把知識拋在腦後，如此不認真可不行啊。」李時珍無奈地搖了搖頭。

「師父，我覺得這黃蜀葵長得與蜀葵有些許不同，您給我講講它的外形特徵吧！」龐憲嘟起了小嘴，拽著李時珍的袖子撒嬌道，「師父您最好了，您就再給我講講吧，求求您了！」

「你啊……」，李時珍無奈地笑了，只好給徒弟講解，「這黃蜀葵是草本植物，它分多年生與一年生。其葉片為掌狀，並具長圓狀披針形裂片以及硬膜。葉柄較長，托葉為披針形。花每年八到十月開放，葉腋處生花，且花為單生；花朵形狀較大，外部為淡黃色，內部為紫色；小苞片為卵狀披針形；花萼呈佛焰苞狀；柱頭為紫黑色。黃蜀葵的蒴果為卵狀橢圓形，具硬毛。其種子的數量較多，且為腎形。」

「原來這黃蜀葵的特徵是這樣的。」龐憲繼續問，「那這黃蜀葵的藥性又如何呢？」

「黃蜀葵的根、莖、葉子、花和種子均是極好的藥材。它的根性寒，味苦且甘，並具有解毒、散瘀、利水之效，內服可治療乳汁不通、淋症、水腫等症；外用可治療骨折、刀傷以及癰腫之症。它的莖性寒、滑，味甘，有活血、除邪熱之效，內服以治療產褥熱；外用則可治療燒傷以及燙傷。它的葉子性寒、滑，味甘，具有解毒、排膿生肌之效，多用來治療燙傷、刀傷以及癰疽疔瘡之症。它的花性寒味甘，並具有解毒消腫、通淋之效，內服多用來治療沙淋之症，外用則能治療小兒口瘡、禿瘡等症。其種子性寒味甘，具有消腫利水、健胃潤腸之效，針對積食不消、食欲不振、大小便不利、癰腫、跌打損傷之症極為有效。」李時珍仔細地進行講解。

「沒想到這黃蜀葵跟葵一樣，全身上下都是寶啊！」龐憲不禁感慨道，「不過這黃蜀葵真是越聽越耳熟。」龐憲隨即皺起眉來，「到底在哪裡聽過呢？」龐憲慢慢思忖。

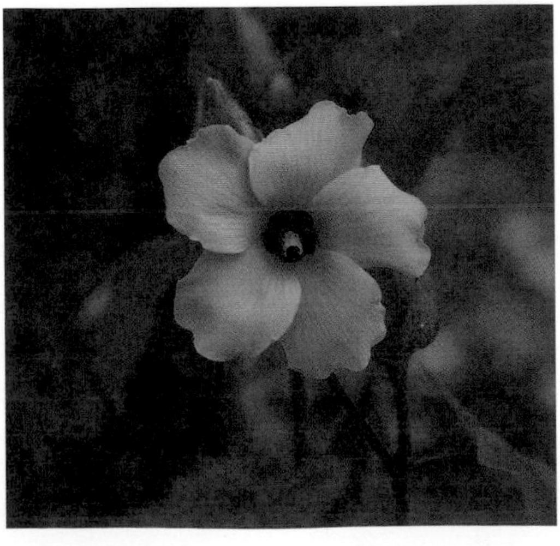

「啊！我想起來了！」龐憲拍著腦門大叫，「徒兒初來李家之時，有位姐姐臉上生有大片惡瘡，不僅難以痊癒，而且經常流膿擴散，您便是給那位姐姐用了蜀葵膏。徒兒曾向您請教這藥膏如何製作，您告訴我是將黃蜀葵花搗爛如泥並撒入鹽，放入瓷器瓶內密封而成。」龐憲回憶起那時的場景，由於那時年紀太小，加上對草藥一無所知，便沒把那件事放在心上。

「想起來便好。」李時珍欣慰地點了點頭。

「原來我很早以前就知道你了！」龐憲對著黃蜀葵笑了起來。

清熱解毒的草藥

龍葵

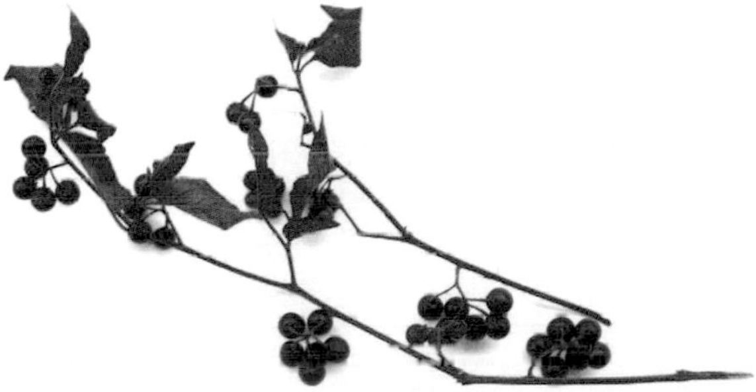

「師父師父，您等等我啊！」龐憲匆匆忙忙跟在李時珍的身後。不知不覺間，龐憲背後的藥筐早已盛滿了草藥，壓得龐憲這小小的身軀直不起腰來。

「我們在此地歇會吧！」李時珍見龐憲滿頭是汗，自己也累得不輕，提議道。

啪！龐憲隨手將藥筐扔在地上，呈大字型癱倒在地，「我不行了師父，太累了，我走不動了……。」

「你啊你，小小年紀就如此缺乏鍛煉……。」李時珍念叨著。

「師父又開始念經了……。」龐憲暗想著。

「師父！有果子可以吃！」龐憲聽著師父的嘮叨，一邊心不在焉四處張望，看見有好吃的，立刻爬起來跑了過去。

一會兒的工夫，龐憲兩手便抓滿了「果子」，蹦蹦跳跳地跑了回來。

「師父，給您果子吃。」龐憲說著，將「果子」在身上蹭了蹭，遞給了李時珍，然後自己迫不及待地往嘴裡塞了一顆。「呸！這什麼破果子，好苦啊！」龐憲皺著眉頭吐了出來，向李時珍抱怨道。

「你這個小傻瓜，這是龍葵，一種中藥！」李時珍一邊笑一邊向龐憲解釋。

「龍葵？中藥？」龐憲一臉不可置信的表情，「師父……，您明知道這不是果子，竟也看著我把它吃下去。」龐憲心裡很委屈。

「正好讓你嚐嚐這龍葵的味道。」李時珍笑道。

「龍葵味苦，這個我知道了。那它的藥性還有哪些呢？」龐憲嘟著嘴問。

「龍葵性寒，且能全草入藥。有清熱解毒、活血消腫之效，對於跌打損傷、水腫、痢疾、疔瘡、丹毒等症極為有效。不過它稍有毒性，因此用量一定要嚴謹。」李時珍說到此處悄悄看了看龐憲。

「啊？有毒？有毒您還讓我吃？」龐憲驚得跳起來，又吐了好幾口唾沫。

「龍葵確有小毒，但你不過是嚐了下，不要緊的。」李時珍寬慰道。

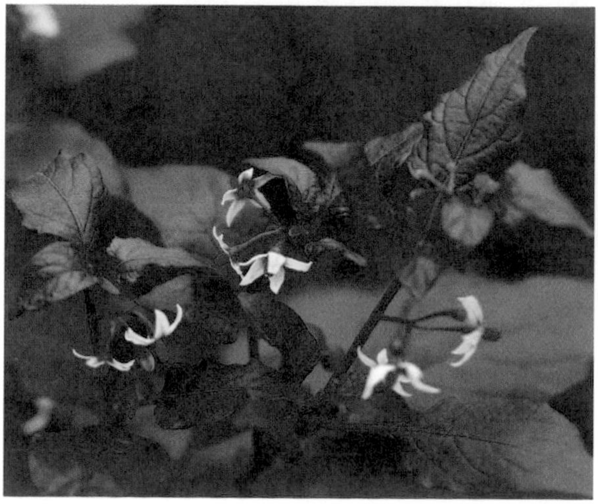

「師父，您整日不是取笑徒兒就是讓徒兒以身試毒。」龐憲噘了噘嘴，十分不滿。

「怎麼？這點苦就吃不了啦？」李時珍問道。

龐憲自知說錯了話，趕緊說：「徒兒方才是開玩笑的，沒有別的意思。徒兒也不是怕吃苦，徒兒知錯了。」龐憲低垂著頭，時不時看一眼李時珍。

李時珍臉上卻毫無表情，繼續道：「龍葵具有不明顯的棱，但有些無棱，顏色多為紫色或綠色。葉子為卵形，有的具波紋狀粗齒，有的則具全緣，但均具有短毛，且葉柄很短。葉腋外生有花序；花萼為淺杯狀；花冠為白色；花藥為黃色；龍葵的漿果成熟後色變黑，且為球形。

所含種子數量較多，全部近卵形。」李時珍知道龐憲對這味藥材並不熟悉，於是詳細為他講解。

「師父，徒兒好像從未見您用龍葵這味藥材。」龐憲疑惑地說。

「你這個孩子啊，聰明是聰明，就是忘性大了點。」李時珍笑道，「年前你隨我上山採藥，一不小心扭傷了腳，你可還記得我是如何醫治你的？」

「啊！我記起來了，當時我的腳腫得很高，路都走不了，師父將我揹回藥堂，取了一把龍葵葉以及七個連鬚的蔥白，將二者切碎，加入適量酒釀攪拌敷在腫起的部位，沒過幾天我就可以下地行走了。」龐憲懊惱地捶了下腿，「原來那時候就用了龍葵，我怎麼給忘了！要不是師父提醒我，我全將這件事忘在腦後了！」龐憲羞愧不已。

「這次記住就好！可不要再忘記了，你這個馬虎的小子！」李時珍微笑著教誨道。

消腫、通便的湯藥

酸漿

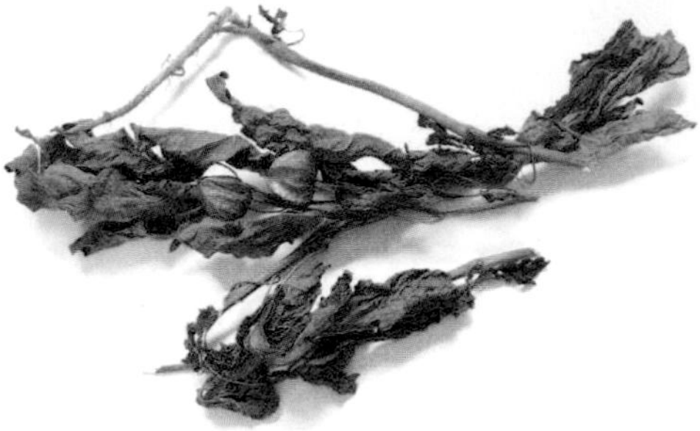

「師父，您猜我方才給竹琴嬸嬸送藥回來的路上，碰見誰了？」龐憲呼哧呼哧地喘著氣說道。

「你就別賣關子了，快說吧。」李時珍放下手中的毛筆，微笑道。

「是少曦姐姐！」龐憲瞪圓了眼珠看著李時珍，「要不是她先認出了我，同我說話，我根本不相信那就是少曦姐姐！她突然之間胖了好多，整個人像吹了氣一樣，圓鼓鼓的。」龐憲的表情由最初的驚訝變為了惋惜，「師父，您說她這是怎麼了？怎麼突然之間胖了那麼多，根本看不出先前的樣子了。」龐憲不自覺地嘆了口氣。

少曦是鎮子上一家楚姓人家的女兒，從小便生得靈巧秀氣，鎮上的青年都對她愛慕有加。少曦突然胖得如此誇張，一定是有什麼問題，得去看一看，李時珍心裡想著。

「師父，您說我們要不要去看看少曦姐姐啊？」龐憲問道。

李時珍點了點頭，並示意龐憲收拾好出診的用具。不一會兒，師徒倆便來到少曦家，只見一個身材臃腫之人正在院子裡洗菜。

「請問少曦姐姐在嗎？」龐憲開口詢問道。

洗菜之人聞言便轉過身來，見門外站著李時珍二人，不覺吃了一驚：「李大夫，您怎麼過來了？」少曦一邊擦手一邊將二人向屋裡讓。

「不知道你們要來，連茶水都沒準備。」少曦顯得有些侷促，不知是否因為外貌變了樣，而使內心自卑。

「不必麻煩了，敢問少曦姑娘最近可有哪裡不舒服？」李時珍開門見山地問道。少曦略微思索了一會兒道：「確實有。不知怎的，我這身子突然變得這樣肥胖，而且小便不暢，時常感到疲乏。」

「可否讓我診下脈？」李時珍問道。

少曦伸出了手腕，按照李時珍的指令伸了伸舌頭，隨後李時珍開口說道：「你舌頭淡胖且舌苔較白，脈象沉，臉以及身體全有浮腫，這是陽虛水泛所引起的小便不利，進而導致水液無法正常運行，因其無法排出體外，遂出現水腫等症。你是否還有怕冷之感？」

少曦用力地點了點頭，滿眼期待地問：「李大夫，我還能恢復以前的樣子嗎？」

「按照我開的藥方按時服藥，便可恢復。你的病需用二錢半酸漿、三錢車前草、五錢西瓜皮與水

消腫通二便的酸漿藥方

對症：陽虛水泛所引起的小便不利，進而導致水液無法正常運行，因其無法排出體外，遂出現臉部與身體水腫等症。

藥材：酸漿二錢半、車前草三錢、西瓜皮五錢。

用法：將三味藥材與水煎服飲用。

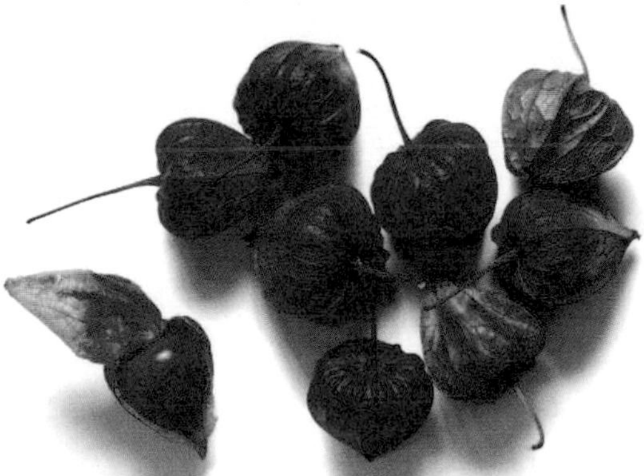

煎服飲用。過一會我讓龐憲將藥材送過來。」李時珍說道。

「真是太謝謝您了，李大夫。」少曦連聲道謝。

「師父，酸漿是什麼？是一種漿汁嗎？」回去的路上，龐憲問道。

「當然不是。這酸漿又被稱為燈籠草。它是一種多年生的草本植物。莖較高，且具木質的基部。葉片為互生，通常一節生有兩枚葉片，形狀為長卵形至闊卵形，葉柄較短，上下面均生有柔毛。酸漿花期為五到九月，葉腋處生花，且為單生；花梗在最初生長時呈直立狀，隨後漸漸彎曲；花萼為闊鐘形，且具三角形萼齒；花冠為白色。其漿果為橙紅色的球狀，汁水較多。其種子為淡黃色的腎形。」李時珍解答道。

龐憲邊點頭邊略有所思地問道：「那這酸漿有何藥性呢？」

「酸漿性寒，味酸且苦，能歸於肺經和脾經。它具有利咽喉、清熱毒、通二便之效，對於治療黃疸、大小便不通、小便淋澀、濕疹、丹毒、水腫、痢疾、肺熱咳嗽、咽喉腫痛有極好的效果。」李時珍耐心解答道。

「我明白了！」龐憲露出燦爛的笑容，「我要快點回去為少曦姐姐抓藥！」

強筋健骨的虛勞補藥

鹿蹄草

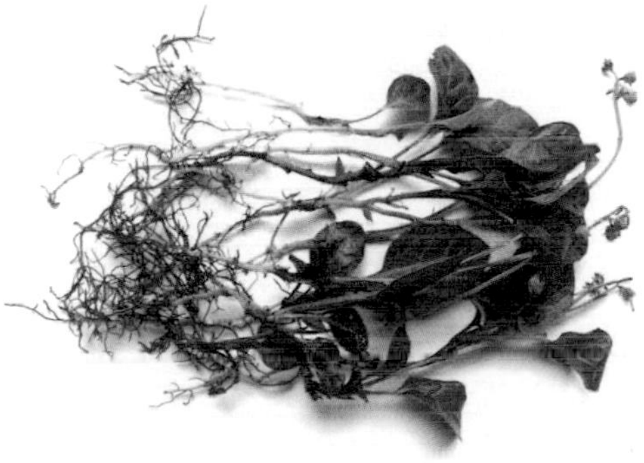

「李大夫，李大夫……。」

天剛濛濛亮，龐憲便被叫喊聲吵醒了。迷糊之中，龐憲隨手披了件衣服便匆匆跑去開門。

本就沒睡醒，加之昨夜看書到很晚，龐憲沒好氣地向門外喊道：「誰啊？這才什麼時辰，都不用睡覺的嗎？」龐憲瞇著眼睛看向門外。

「小兄弟，不好意思啊，打擾你們休息了。我與母親連夜從家鄉趕路至此，想找李大夫為我母親瞧瞧病。」門外一個男子略帶歉意地說道。

龐憲揉了揉眼睛，才看清門口站著的母子兩人，打了個哈欠，忙說道：「沒關係，快進來吧。」

龐憲將母子倆安排到廂房內，隨後道：「您二位舟車勞頓，肯定沒休息好，先在這裡稍微坐坐，我這便去叫我師父。」

「小兄弟，你可還記得我？」那男子見龐憲要走，忙出聲叫住他。

龐憲因為沒睡飽，一直半瞇著眼睛。此刻聽見男子喚自己，這才認真打量了此人一番，臉上隨即露出了欣喜的笑容。

「船夫叔叔！我記得你！」龐憲臉上的睡意一掃而光，但隨即又露出了略帶尷尬的表情，「船夫叔叔對不起，我沒認出來是你，說話大聲了些……，真是不好意思。」龐憲越說聲音越小。

「不要緊的，是我們來得太早，打擾了你們休息。但我母親第一次坐船出行，再加之抱恙在身，不得已才在這個時候來打擾，還請小兄弟你見諒。」男子笑道。

「船夫叔叔，您這是哪裡的話，您可千萬別這麼說……」龐憲越發不好意思起來，「我這便去請我師父。」

不一會兒，李時珍便來到廂房，為那老夫人看病。

「李大夫，我母親這病如何？要不要緊？可否能治好？」船夫焦急地問道。

李時珍把病人的手放好，這才緩緩開口道：「令堂之病為虛勞，是因煩勞過度以及後天失調所引起，影響了臟腑運化功能，導致氣血陰陽之虧損。令堂面色暗黃、易乏累、少言、聲音低微且脈細數，此症皆為虛勞之中的氣虛損。此病短期之內恐怕不太可能康復，只得慢慢靜養才行。」

「那要如何醫治呢？」男子追問道。

「一兩鹿蹄草與一對豬蹄一起燉食即可。」

「如此……如此簡單？」船夫瞪圓了眼睛問道。

「正是。此藥雖可治病，但令堂也要少些憂慮，外輔內調才最為有效。」李時珍叮囑道。凡事少操勞。

「師父，鹿蹄草是什麼？」一旁的龐憲忍不住開口問道。

「鹿蹄草為小半灌木，其根、莖不僅細且長，並具有分枝。鹿蹄草的花於六到八月開放，花朵生得較密，且斜向生長，花冠為白色且形狀較大，花梗較短，花瓣有倒卵形與倒卵狀橢圓形之分，花柱為淡紅色且具有不起眼的凸起。其葉為橢圓狀以及圓卵形，且為基生，疏齒或近全緣生於邊緣，葉柄較長。其蒴果為扁球形。」李時珍回答道。

「原來鹿蹄草是這樣的。」龐憲一邊思考一邊又問，「那它有哪些藥性呢？」

「鹿蹄草性溫，味苦，它具有祛風祛濕、活血止血、強壯筋骨的作用，對於治療金創出血、蛇蟲叮咬極為有效。鹿蹄草與白及、白朮等藥材相配伍，還可治療肺癆咳血、風濕性關節炎以及痢疾等症。」李時珍繼續解釋道。

「這小兄弟對草藥可真是極為熱愛啊！」船夫在一旁忍不住開口嘆道。

龐憲不好意思地撓了撓頭，道：「我去給您抓藥！」便一溜煙跑了出去。

清熱解毒的苦菜

敗醬

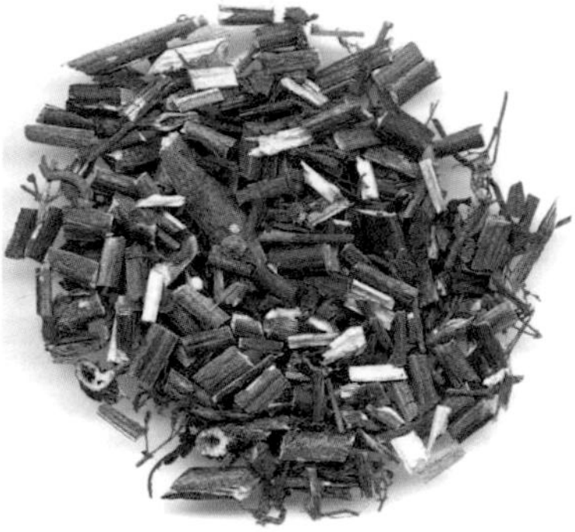

「這是苦菜，是可以吃的食物，才不是什麼攀倒甑呢！而且這名字聽起來這麼奇怪，肯定是你記錯了！」建元喊道。

「不對，這就是攀倒甑！它是一種中藥！苦菜我當然曉得，但這明明是攀倒甑！攀倒甑！」龐憲大聲地再次重申了一遍草藥的名字。

「不信我們回去問爹爹！」建元紅著臉喊道，「你輸了就得揹著我上山採草藥！」

「誰怕誰！反正輸的人肯定是你！你若輸了，便幫我打掃一個月的院子！」龐憲梗著脖子說道。

「掃就掃！我們找爹爹評理去！」建元繼續喊道。

不用想也知道，建元與龐憲又因為草藥之事吵了起來。平時二人一向和睦相處，可一旦牽扯草藥問題，便會吵個沒完沒了，非要爭個高下。

「啪！」建元將一株綠色的植物放在客堂的桌上。「爹爹，您來給我們評評理，我說這是苦菜，憲哥哥非要說是什麼……」建元一時想不起這拗口的名字，他不禁皺起了眉頭，「什麼……什麼甑……。」

「是攀倒甑！」龐憲在一旁補充道。

「對對，攀倒甑！爹爹，您快說說我們誰說得對！」建元迫不及待地想得到李時珍的肯定。

李時珍看看建元漲紅的臉龐，又看看龐憲期待的小臉，笑了笑道：「你們倆說的都對！」此話一出，龐憲與建元頓時大眼瞪小眼，驚訝得不知說什麼好。

「師父，您不會是故意這樣說的吧？」龐憲對李時珍說的話仍有些不相信。

李時珍搖了搖頭，隨後笑道：「苦菜入藥時被稱為敗醬，它們與攀倒甑為同一物。」說著，李時珍指了指桌上的植物。

「什麼？它還叫敗醬？怎麼又多出個名字？」建元一臉疑惑地抓了抓頭。

一聽到新鮮名字，龐憲立刻來了精神，眼中似乎要放射出光來。他靜靜地聽李時珍講解著：「敗醬是一種草本植物，但它有一年生與二年生之分。圓錐狀的根垂直生長，且具較多鬚根。單生的莖同樣直立生長，有縱向條棱或條紋生於其上，但不具毛。葉片基生，羽狀深裂，上下兩面不具毛，且質地較薄。敗醬的花開在五到十二月，花期較長，花朵形成頭狀花序，有些生於莖的頂端；苞片為寬鐘狀。其瘦果有長橢圓形和長橢圓狀倒披針形之分，顏色為褐色，橫向的皺紋生於肋間，且冠毛為白色。」

建元和龐憲聽得認真，不時點點頭。

「爹爹，這攀……這敗醬的藥性如何呢？」建元不禁好奇道。

「這個我知道！」龐憲搶先說道，「攀倒甑可以全草入藥，它性寒，味苦，能歸於心經、脾經、胃經以及大腸經。它有清熱解毒以及涼血止血之效，它常用來治

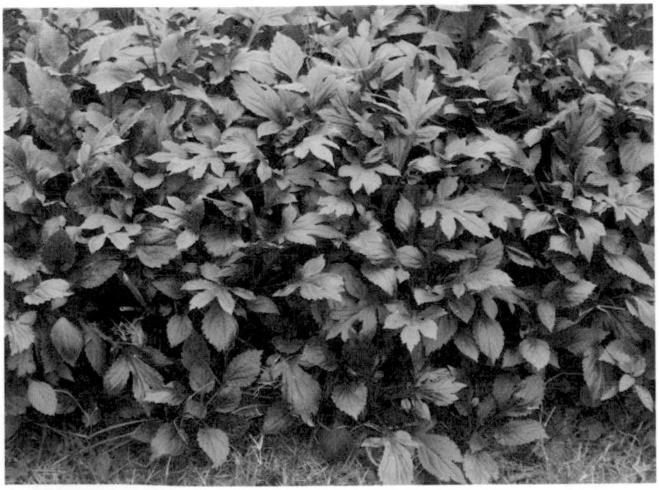

療目赤腫痛、黃疸、痢疾、咽喉腫痛、吐血、咯血、便血、崩漏、暴熱身黃以及癰瘡腫毒等。」

「沒錯。《本草正義》一書曰『此草有陳腐氣，故以敗醬得名。能清熱泄結，利水消腫，破瘀排膿。惟宜於實熱之體』。敗醬多方入藥時，尤其與薏苡仁、附子、當歸、竹茹、芍藥、荊芥、決明子等藥材相配伍，可治療腸癰病、產後惡露、赤眼、赤白痢疾等症。」李時珍補充道。

「我記得，先前隔壁王嬸得了吐血症，她因長時間憂慮抑鬱，因而導致胃熱壅盛。她的火為實證，肝鬱而生火，遂出現吐血之症，血經由口出，顏色較紅，並摻雜食物的渣滓。您便是用了敗醬將王嬸治好的！」龐憲說道。

「現在你們兩個可是明白了？」李時珍微笑道。

建元、龐憲二人一齊點頭。建元先開口道：「原來我們說的都是同一種植物，竟然為了它吵得面紅耳赤……。」

「元兒說得沒錯……。」龐憲附和道。

「那不如我們一起去園子裡照看草藥怎麼樣？」龐憲提議道。

「好呀！」建元應道，於是二人手牽著手跑了出去。

消腫止血的花兒

迎春花

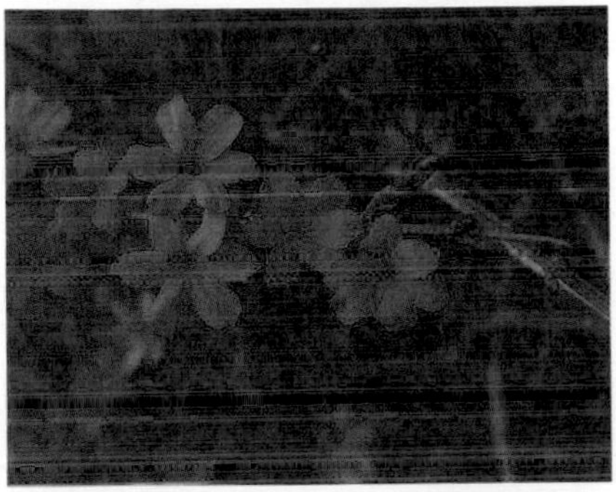

「啊！」堂前傳來龐憲的叫聲。

「發生什麼事了？」李時珍聽見喊聲，急忙從園子一路小跑至堂前。只見龐憲坐在地上，手上流著血，一旁的桌上有切開的白菜和一把帶有血漬的刀。

李時珍見狀，二話不說，跑到院子裡擺弄了一陣，然後端著藥碗回來。

龐憲只顧得疼，根本沒注意師父在擺弄著什麼，只聽李時珍說：「把手給我。」便見師父將搗爛的藥材敷在了自己手上。

「怎麼這樣不小心？」李時珍見傷口處不大流血了，才板起臉責問道。

「這幾日師母不在家，徒兒本想著給師父做頓飯，孝敬孝敬您。」龐憲說著便低下頭去，「沒想到菜沒做成反而受了傷。」

「我們憲兒幾時學會做飯了？我這個做師父的居然一點都不知道。」李時珍安慰著龐憲。

「我可是偷著跟李嬸學來的。」龐憲說著偷笑了起來，「李嬸到現在都不知道呢。」

「怎麼不向師母請教這些事情？反而要偷著去別人家學？」李時珍不解地問道。

「我這不是想給您一個驚喜嘛。」龐憲撓了撓頭。

「咦？師父，您給我用的是什麼草藥啊？味道好香啊，好像有股花的味道。」龐憲將包著藥的手放在鼻子底下聞了聞。

「這是迎春花。」李時珍回答道。

「迎春花？您說的可是那種花……」於是龐憲滔滔不絕地說了起來，「為匍匐與直立之分的落葉灌木，最高可長至五米。小枝為長有狹翼的四棱形。葉子是互生的，同時具有複葉和單葉；葉柄較短；葉緣反向捲曲生長，且生於頂端的葉片較大。花生於小枝的上端或葉腋，但葉腋處小枝是去年生長的；苞片分為橢圓形、卯圓形和披針形；花冠為黃色，其花於四到五月開放。」說完，龐憲瞪圓了小眼珠看著李時珍。

李時珍微微笑道：「對，說得沒錯。」

「原來我經常見到的迎春花居然還是一味藥材，我一直以為它只是供人觀賞的呢。」龐憲不禁感慨道。「師父，這迎春花除了可以治療刀傷，還有什麼其他藥性嗎？」龐憲又問。

「當然有。迎春花性平，味苦且微辛，歸於腎經和膀胱經。它有清熱解毒、活血消腫之效，所以常用來治療咽喉腫痛、小便赤熱、惡瘡腫痛、跌打損傷等症。」李時珍回答道。

龐憲聽後若有所思地點了點頭。

「啪！」突然，李時珍拍了龐憲後背一掌，道，「你這小傢夥，跟了為師這麼久，今日切了手指，為何不會自醫？」

「我……」龐憲不好意思地撓了撓頭，「我看見刀切到手了，一下子流了好多血，我一緊張就什麼都忘了。」

「你啊！下次可不要這麼粗心大意了！」李時珍囑咐道。

龐憲乖乖地點了點頭。

潤肺下氣之花

款冬花

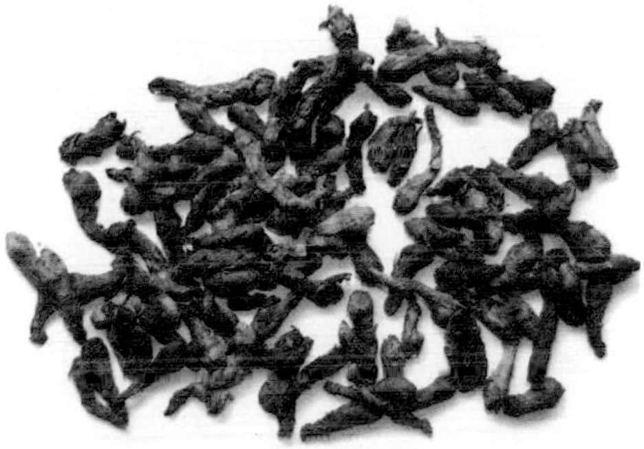

「這麼快就回來啦？」看見徒弟回來，李時珍坐在院子裡的長椅上問道。

「嗯，王大爺要睡午覺了，我把草藥放在桌子上就出來了。」龐憲邊說邊把玩著手裡黃色的花，「師父，我臨走前，王大爺還送了我兩株菊花，他說這花可是個寶貝。」龐憲把花伸到李時珍面前給他看，繼續說道，「哪裡寶貝了？我看就是普通菊花而已。而且花朵已經乾了，輕輕一碰花瓣就掉了。」

「這可不是菊花。」李時珍抬頭看了一眼，道：「這是款冬花。」

「款冬花？不過樣子跟菊花真有幾分相似。」龐憲自言自語道。

「款冬花是一種多年生的草本植物，基部長出的葉子有卵形和心臟形之分，且邊緣生有鋸齒。基部質地較厚，其上平滑且為暗綠色；葉柄不長，且為半圓形；葉片互生，小葉能長至十片。款冬花於二到三開花，花朵生於頂端，苞片為橢圓形且質地較薄，其上生有絨毛。它的瘦果為長橢圓形，其上生有縱向的棱，冠毛顏色偏黃。」李時珍進一步解釋道。

「這樣看來，跟菊花確實很不一樣。」龐憲仔細端詳著眼前的款冬花。

「你可知道這款冬花還可以入藥？」李時珍問道。

「入藥？這花能入藥？」龐憲這才明白過來，「怪不得王大爺說它是個寶貝，原來它還是味藥材。」

「師父，您快給我說說它的藥性吧。」龐憲著急地請求道。

「款冬花性溫，味微苦、辛。它能歸於肺經，具有止咳化痰、潤肺下氣之效，遂能治療咳逆喘息、新久咳嗽、癆嗽咳血等病。但款冬花的使用也是有禁忌的，肺火燔灼、肺氣焦滿者以及陰虛勞嗽之人萬萬不可用。」李時珍詳細解說道。

「啊！我想起來了。」龐憲突然喊道，「《本經》一書中說，『主咳逆上氣善喘，喉痺，諸驚癇，寒熱邪氣』，便是指款冬花，對不對？」

「對，你說得沒錯。」李時珍微笑道。

「請問李大夫在家嗎？」門外傳來一位男子的聲音。

「在家，您請進。」龐憲將他請進了屋。

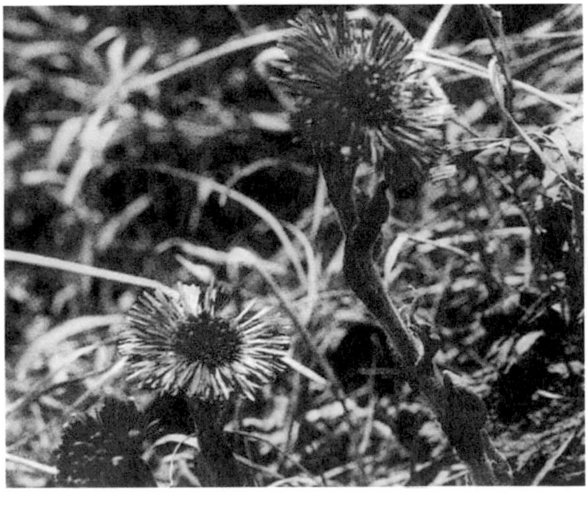

「李大夫，近幾個月裡，我總是咳嗽不止，喉嚨不僅發乾還疼。而且，我還時常咳痰，痰的顏色偏黃還很濃稠……。」還未說完，男子便又咳嗽起來。

李時珍為男子診脈過後，又讓他伸了舌頭，觀察後說道：「你的病屬咳逆，熱邪犯於肺，導致氣壅滯於肺，肺氣無處宣發，便上逆引起咳嗽。」

「那我這病該如何醫治呢？」男子焦急地問道。

「清晨取一小捧款冬花，加入少許蜂蜜，隨後放入瓦罐內燒煙。將瓦罐磕出一個小口，煙冒出後用嘴吸進去並咽下。如此重複五日，到第六天的時候，吃一頓羊肉餡的包子，此病便可痊癒。」李時珍悠然答道。

男子連忙道謝，滿懷欣喜地離開了。龐憲也跟著跑了出去。

「憲兒，你去哪裡？」李時珍追問道。

「這款冬花的確是個寶貝，我去找王大爺再要幾株。」龐憲邊跑邊回答道。

「不要去了，藥櫃裡最上面一層有這味藥材，你就不要去打擾王大爺休息了。」李時珍叫住徒弟道。

「哦，知道了。」龐憲點了點頭，這才回來。

主治筋骨疼痛之草

鼠曲草

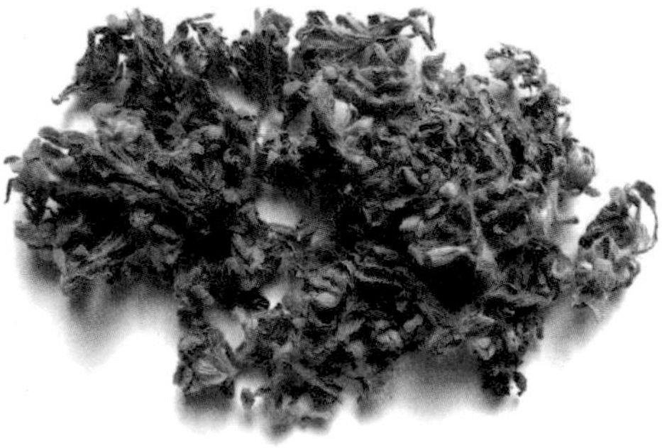

「師父師父……。」龐憲一把拉住李時珍的衣角。

「怎麼了？」李時珍不解道。

「師父，那個……。」只見龐憲的眼睛一直盯著旁邊的獸人面具。

「喜歡嗎？」李時珍看出龐憲的心思，隨即問道。

「嗯！」龐憲重重點了點頭。

「買三個吧，建中、建元你們每人一個。」李時珍笑道。

「謝謝師父！師父最好了！」龐憲高興得手舞足蹈。

「可是這裡只剩兩副面具了。」龐憲看了看攤位上擺放的面具，臉色不由得一沉。

「還有的還有的，我拿給你。」賣面具的大娘趕忙說道。

「哎喲……我的腿啊……。」大娘可能是動作太急了，突然扶著自己的膝蓋，表情很是痛苦。

「大娘您怎麼了？」龐憲急忙上前問道。

「哎，不要緊的，老毛病了。每次蹲下身來，這雙腿都會疼，不過這麼些年了，早就習慣了。」大娘無奈地說道。

「您若是不介意，讓我為您診下脈。」一旁的李時珍開口道。

「對呀對呀，我師父的醫術可高明了，縣上的人都來找我師父瞧病呢！」龐憲自豪地說道。

「莫非您就是李時珍，李大夫？」大娘瞪圓了眼睛，驚疑地看著師徒二人。

「正是。」李時珍微笑應道。

李時珍為大娘診斷過後，說道：「大娘，您這病是由於年老腎虧所引起的筋骨疼痛，再加之風濕入體，因而有毒藏於筋骨之間，進而導致血液運行障礙，遂使筋骨、關節出現麻木、疼痛之感。看您腿部關節肥大，想必腿部關節早已變形。此病只需將六錢鼠曲草，煎水服用即可。但此藥只能緩解疼痛，若想根治，則需要長期休養調理。」

「想不到我這病居然如此嚴重。」大娘的表情逐漸黯淡下來，

「治療此病恐怕需要很多銀兩吧！我這小本生意，完全不夠看病的錢，何況我還有個兒子，到今日都無錢為他迎娶妻子……。」說著，大娘忍不住落下淚來。

「大娘您別擔心，我一會讓徒兒將草藥給您送來。你放心，不要錢。」李時珍認真地說道。

「真是太感激您了，您可真是活菩薩再世啊！」大娘此時早已泣不成聲。

作別大娘後，龐憲立刻追問道：「師父，鼠曲草是什麼？」

「這鼠曲草是一年生的

舒緩筋骨疼痛的鼠曲草藥方

對症：年老腎虧所引起的筋骨疼痛。

藥材：鼠曲草六錢。

用法：將藥材煎水服用。

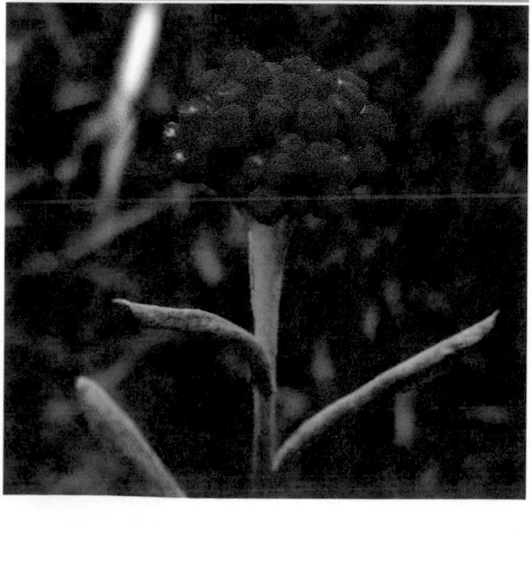

草本植物，它具有直立生長的莖，分枝生於下部，其上長有溝紋。葉片有倒卵狀匙形和匙狀倒披針形之分，具有不明顯葉脈，但不具葉柄。鼠曲草的花開在八到十一月，並生於植株頂端，花朵聚集成頭狀花序，顏色為黃色和淡黃色，苞片為鐘形，且為膜質，具有無毛的花托。鼠曲草的瘦果有圓柱形和倒卯形之分，表面長有凸起。」李時珍細緻答道。

「那鼠曲草除了可以治療筋骨疼痛，還有哪些藥性呢？」龐憲不禁更好奇了。

李時珍耐心地向徒弟解釋道：「鼠曲草還可以治療泄瀉、脾虛浮腫、赤白帶下、癰腫疔瘡、蕁麻疹、跌打損傷、風濕痹痛以及咳喘痰多之症，它與款冬花、核桃仁、松子仁、車前草、鳳尾草等藥材相配伍，能夠治療哮喘以及蠶豆病。鼠曲草性平，味微酸且甘，它有祛濕除風、解毒、止咳化痰之效。當然，鼠曲草也是能全草入藥的草藥之一。《日華子》一書中說道，『調中益氣，止泄，除痰，壓時氣，去熱嗽』。」

「可我還從未在藥櫃裡看見這味草藥，看來是我太粗心了，回去之後我要認真學習一番。」龐憲握緊小拳頭，堅定地說道。

清肝明目的「小顆粒」

決明

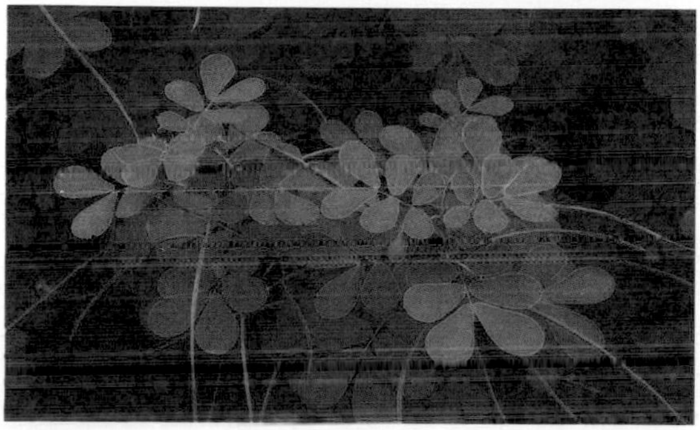

一早起來，龐憲便悶悶不樂的，手還不時揉揉眼睛。

「憲兒，來吃飯了。」李時珍對正在打掃院子的龐憲喊道。

「我不餓，不吃了。」龐憲嘟著嘴說道。

「怎麼了？哪裡不舒服嗎？」李時珍放心不下，走上前來。

龐憲嘆了口氣：「師父，我的眼睛又開始疼了。但這次和先前不一樣，這次不僅眼睛疼、頭疼，還一直流眼淚。」

「過來。」李時珍走向案几，示意龐憲將手腕放到脈枕上，為他把脈。

「師父，您說我是不是因為過於勤奮好學，才把眼睛用壞了？」龐憲擔憂地問道。

「哦？是嗎？那既然你這般用功，怎麼沒見你的藥理知識有所進步？」李時珍反問道。

龐憲只好窘迫地抬起頭道：「哎呀，師父，我這是開玩笑呢！」

「你的脈浮數，脈象之中有風熱之症。」李時珍說道。

龐憲不覺皺起眉頭來，「風熱症……。」

李時珍進一步為龐憲解釋道：「外感風熱時邪，便侵於目竅，因此鬱而不宣，遂出現目赤腫痛、頭疼發熱的症狀。不過不要緊，你這病只需取炒熟的決明子並研磨成末，用茶調和後敷在太陽穴的位置，乾了便可取下，一夜就能痊癒了。」李時珍說著將龐憲帶到藥櫃處，取出決明子遞給他。

「決明……」龐憲揉了揉眼睛，認真說道，「我認識它。決明是一種一年生的亞灌木狀草本，最高可長至兩米。葉片較大，且具有葉柄；上下均有柔毛；小葉柄較短；托葉為線狀，且落得較早。其花生於葉腋，一般兩朵生在一起；花梗較短；花萼有卵狀長圓形和卵形之分；花為黃色；在八到十一月開花。決明的莢果外形纖長，呈四稜形，且為膜質。其種子有二十五顆左右，形狀為光亮的菱形。」李時珍點了點頭，隨即問道：「你可知道藥性？」

「知道！」龐憲用力點了點頭，接著道，「決明的入藥部位是乾燥的成熟種子，其性寒，味苦、甘還有點鹹，它能歸於大腸和肝二經，並具有清肝明目以及潤腸通便的效果，對於我這種目赤腫痛以及其他頭暈目眩、畏光淚多、目暗不明、便祕等症極為有效。《本草正義》一書中寫道，『決明子明目，乃滋益肝腎，以鎮潛補陰為義，是培本之正治，非如溫辛散風，寒涼降熱之止為標病立法者可比，最為有利無弊』。」

見師父不說話，龐憲知道自己應該是遺漏了什麼，想了想又說：「對了對了，決明與蔓荊子、水銀等配伍，還可以清肝明目，並能治療癬瘡延蔓之症。」又過了一會兒，龐憲想起了什麼，又繼續說道：「決明雖有潤腸通便之效，但氣虛便溏之人不能用，這樣會適得其反。」

「快來吃飯吧，吃過飯後敷了就會好的。」李時珍邊走邊向龐憲說道。

「好」龐憲蹦蹦跳跳地跟了過去。

明目的決明子藥方

對症：外感風熱時邪，侵於目竅，因此鬱而不宣，遂出現目赤腫痛、頭疼發熱的症狀，眼睛腫痛、流淚、頭痛。

藥材：炒熟的決明子適量。

用法：取炒熟的決明子並研磨成末，用茶調和後敷在太陽穴的位置，乾了便可取下。

補中益氣之明目藥

地膚

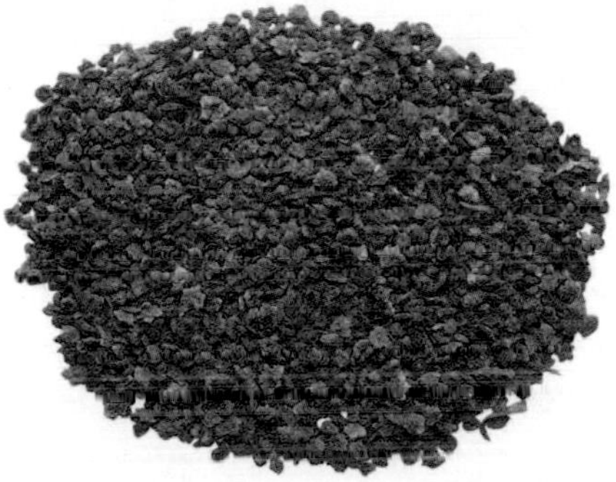

「咦，段叔叔，是您啊！又來送草藥嗎？」龐憲見有熟人來，立刻招呼道。

「不是的，我這次是來看病的。」段風說道。

「叔叔您先請坐，我這便去請我師父。」龐憲立刻向書房跑去。

「李大夫好！」段風見到李時珍，立刻行禮問好。

「客氣了，快請坐。」

「李大夫，我上次從邊塞回來，便發覺眼睛很是難受。總是感覺眼皮沉沉的，抬不起來，導致我連東西都看不清，幸好一路平安歸來，不然真不知道會出什麼亂子。」段風憂心忡忡道。

聽過段風的敘述，李時珍立刻為其診脈，並摸了摸其眼部，道：「你這病為胬肉。」

「胬肉？那是什麼？眼睛長了一塊肉嗎？還是長了疙瘩？」段風略有些焦躁地問道。

「你眼上的胬肉肥厚，致使眼頭凸起，並且眼內充血。它附著在你的瞳孔表面，因而遮擋住瞳孔，遮蔽了一部分視線。此病是由飲食不當引起，臟腑運行紊亂，邪熱入於體內，並上攻於目，因而導致血停滯於眥，再加之邊塞地區多有風沙以及煙塵，這便加快了胬肉的生長。」李時珍細細解釋道。

「您跟我說這些我也聽不大明白，那我這病有辦法治嗎？能治好嗎？」段風著急地問道。

「不必太過擔心。此病只需將二兩地膚葉搗出汁水，取少許點入眼睛即可。」李時珍道。

「師父，地膚葉是什麼啊？是地膚的葉子嗎？那這地膚又是什麼呢？」龐憲的小腦袋裡，永遠將草藥排在第一位，也絕不會錯過任何學習的機會。

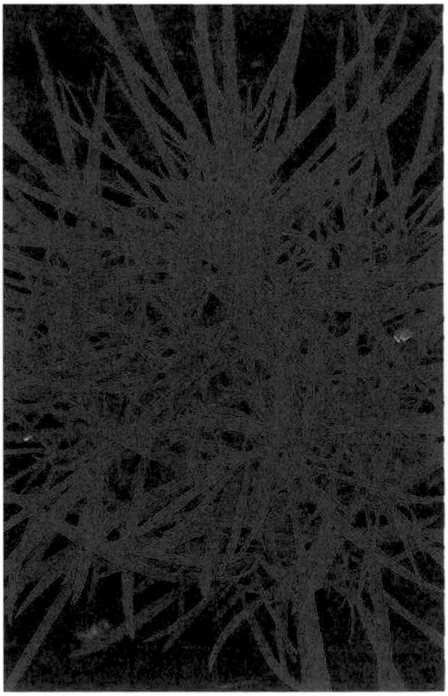

「小龐憲又開始發問了！」段風打趣地說道。

「地膚為一年生的草本植物，並具有紡錘形的根和直立生長的圓柱形的莖。其莖有紫紅色和淡綠色，並具有棱。地膚的葉片分條狀披針形和披針形，且為平面葉，其上長有清晰的脈絡，且具毛。

地膚的花開於六到九月，葉腋處生花，並聚集為圓錐花序；花被為淡綠色近球形，花藥為淡黃色，且花柱較短。其胞果為扁球形，其種子則為黑褐色的卵形。」李時珍對徒弟說道。

「原來如此，原來這地膚是這副模樣。」龐憲若有所思地點點頭，又問，「那地膚除了可以治療餐肉之症，還有哪些療效呢？」

「《本經》一書中說，『膀胱熱，利小便，補中益精氣。久服耳目聰明，輕身耐老』。它單方入藥時，對於風疹、淋病、疝氣、濕疹、眼疼、皮膚瘙癢、小便澀痛等症極為有效。地膚與生地、生薑、瞿麥、冬葵子、地榆、黃芩等藥材相配伍，還可以治療風熱赤眼、血痢不止、雷頭風腫之症。一般來說，地膚以乾燥的成熟果實來人藥，其性寒、味辛且苦，並具有祛風止癢、清熱利濕之效。」李時珍解答道。

「我明白了師父，我全都記住了。」龐憲拍了拍自己的胸脯道。

「既然如此，給段叔叔煎藥的任務就交予你了！」李時珍笑道。

「不用麻煩了，讓我來吧。我這手腳都挺俐落的，煎藥還是不成問題的。」段風急忙說道。

「還是我來吧。正好我還可以練練手，加深草藥記憶呢！」龐憲咧嘴笑道。

活血通經的祛濕熱之藥

瞿麥

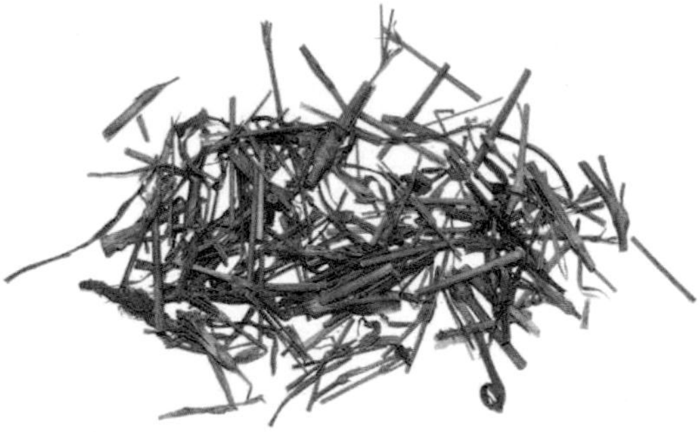

出診回來的路上，龐憲津津有味地吃著病人家屬給的糖。那糖據說是邊塞才有的，一會兒工夫，龐憲就吃了五塊。

「少吃點吧！不然一會兒又要牙疼了。」李時珍囑咐道。

「哦！」龐憲默默地把正要剝開的糖放回了口袋。

「咦？路邊什麼時候種了這麼些草？開出的小紫花可真漂亮。」龐憲上前摘了一朵花。

「這是瞿麥，是一種草藥。」李時珍看後說道。

「瞿麥……，這名字真耳熟。」龐憲仰著頭努力回想著。

「上上個月，鎮子上一位夫人因為氣血逆亂導致胎死腹中，您便是用了瞿麥來為其治療的」，龐憲隨即皺了皺眉，想了想又道，「唔……是將瞿麥煮出濃汁餵其服用？」龐憲說著，又偷偷瞄了眼李時珍，不確定自己的記憶是否正確。

李時珍點了點頭，隨即問道：「為師先前為你講解了瞿麥的外形特徵，你是否還記得？」

「記得。」龐憲吐了下舌頭，回答道，「瞿麥是一種多年生的草本植物。它的莖為圓柱形，其顏色為黃綠或淡綠並無毛，直立向上生長且為叢生，並有節生於其上……。」說著說著，龐憲突然停頓了，引得李時珍向他的方向看了過來。

「忘了？」李時珍面無表情地問道。

龐憲只得乖乖點頭。

「瞿麥的葉子對生，且為線狀披針形，外表較為褶皺，中部脈絡異常明顯。你再看它的花……。」李時珍師引導徒弟回憶。

「啊，對了！」龐憲喊道，「我想起來。瞿麥的花開在六到九月，且生於枝端或花葉腋下。花萼為筒狀，萼齒為披針形，花瓣呈捲曲狀，顏色有棕紫色和棕黃色之分。瞿麥的蒴果為長筒形，其種子則為扁圓形。」

李時珍點點頭，又問道：「藥性你還記得嗎？」

「記得！」龐憲清脆地答道，接著道，「瞿麥以乾燥後的地上部位入藥，它能歸於心經以及小腸經，其性寒且味苦，且具有活血通經以及利尿通淋的作用，因此常用來治療閉經、淋漓澀痛、小便不暢、石淋以及熱淋之症。對了，先前陳叔叔因為嗜酒成性再加之喜歡吃辛辣的食物，遂引起體內濕熱，濕熱下行灼於膀胱，於是出現苔黃膩、脈滑數、尿色渾濁、小便澀痛以及尿出砂石之症。徒兒記得師父將瞿麥子搗碎成末，讓陳叔叔以酒服下，每日三次，不過三日，陳叔叔的病就好了。還有，瞿麥與栝蔞根、大附子、茯苓、山芋、山梔子、生薑、炙甘草、燈芯草等藥

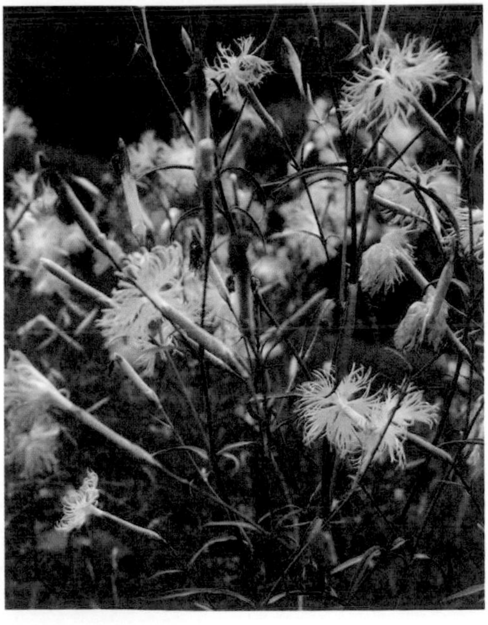

材相配伍，可治療小便有水氣、九竅出血。」

「瞿麥的使用可有禁忌？」李時珍繼續問道。

「有！孕婦是不可以用的。此外，瞿麥與螵蛸、丹砂不能相配伍，否則會出現很嚴重的後果。」龐憲說著，表情甚是嚴肅。

龐憲說完，李時珍便將手伸了出來。

「師父，我……我哪裡說錯了嗎？您可是要打我？」龐憲的表情立刻委屈起來。

「把糖交出來。」李時珍語氣略微嚴肅地命令道。

「師父……我就放在口袋裡，肯定不吃，我保證。」龐憲撒起嬌來，「好不好嘛師父，求您了……。」

李時珍拗不過龐憲，只得作罷。

治療誤吞魚刺的「羊屎」

王不留行

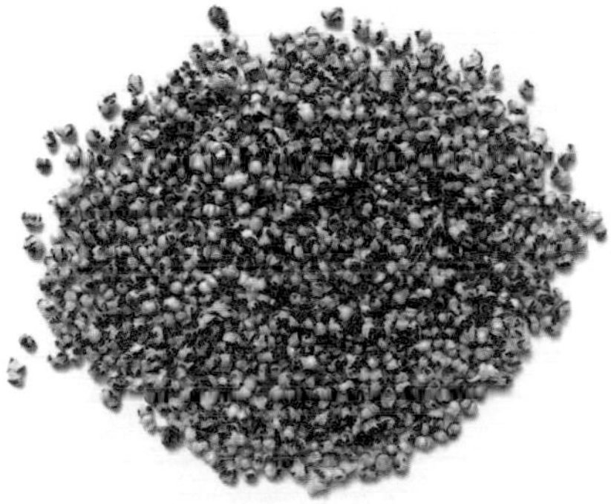

「李大夫、李大夫……。」門外傳來一陣急促的喊叫聲。

龐憲急忙跑去大門處，只見一位婦人抱著一個五六歲大的孩子。那婦人臉上濕濕的，早已分不清是淚水還是汗水，懷裡的孩子也是滿臉淚痕，只是並未哭鬧。

「李大夫快救救我兒子吧，他誤吞了魚刺……。」婦人還沒說完，李時珍便命孩子張了張嘴，隨後從藥櫃裡拿出了一顆藥丸，將其用冷水化開，餵這孩子服下。不出一會兒，孩子便表示嗓子裡的魚刺似乎被去除了。婦人與小孩向李時珍連連道謝，待二人走後，龐憲立刻湊到李時珍身前。

「師父，您剛才給那小孩吃的是什麼丸子啊？是用什麼做的啊？」龐憲一臉好奇。

李時珍搖著頭，解釋道：「這藥丸是將同等分量的黃柏、王不留行研磨為末，浸入湯汁中製作成彈子大小的丸子，用青黛將其包裹，穿好線後將其掛於通風之處製成。這丸子能治療誤吞食魚刺、鐵石等。」

「黃柏這味藥材我太熟悉了，可是王不留行是什麼藥材呢？這名字可真是特別。」龐憲說道。

「王不留行為一年生的草本植物。它的莖直立向上生長，上部生有分枝，節處略微膨大。葉子有卵狀橢圓形和卯狀披針形之分，且為對生，呈粉綠色。王不留行開花在四到五月，花生於植株頂端，並形成聚傘形花序，花梗纖細，花瓣為淡紅色且為倒卵形，通常開出五瓣，且長有小齒以及長爪。其蒴果為卯形，且被宿萼包裹。它的種子為黑色的球形。」李時珍解釋道。

「它除了有以上作用，還可以治療哪些病症呢？」龐憲繼續追問道。

「王不留行乾燥以成熟的種子入藥，它性平，味苦，歸於肝經以及胃經。其具有利尿通淋、下乳消腫、通經活血之效，可以治療痛經、閉經、乳癰腫痛、淋症澀痛、乳汁不下等症。」李時珍說罷，走至藥櫃處，從最上層的抽屜裡取出幾顆小型黑色球狀物，給徒弟看，「這便是王不留行。」

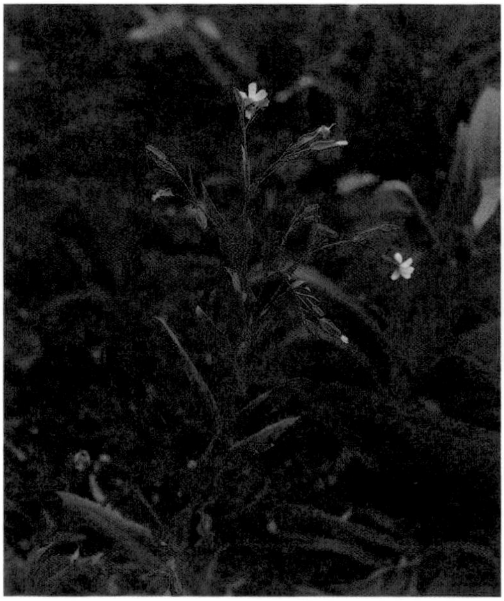

「它長得好像羊屎啊！」龐憲禁不住笑起來。

「咳咳……」李時珍不自然地乾咳了兩聲，「嚴肅點，你這小腦袋瓜怎麼總是把草藥想成奇奇怪怪的東西。」李時珍說著敲了下龐憲的腦瓜。

「王不留行與香白芷、蛇床子、牡荊子、苦竹葉、大麻子等相配伍，可治療頭風白屑、癰疽諸瘡等症。它與鬱金、香附子等藥相配伍，有行氣活血之效，對於肝鬱氣滯所引起的閉經、痛經有極好療效。它與穿山甲（現為台灣保育類動物）、瞿麥等藥相配伍，可治療乳汁不通或乳房痛等。但是，孕婦是萬萬不可用的。」李時珍細緻地講道。

「真想不到這『羊屎』模樣的王不留行居然有這麼多的療效。」

「看來不能以貌取藥啊！」龐憲看著手裡的藥材不禁感嘆道，「師父，我們再做些您剛剛提到的藥丸吧！只是聽過一遍，印象並不太深刻，徒兒想親自動手做一些，以加深印象。」龐憲看著師父，央求道。

李時珍微笑著點頭應允。

能除濕瀉火之藥

剪春羅

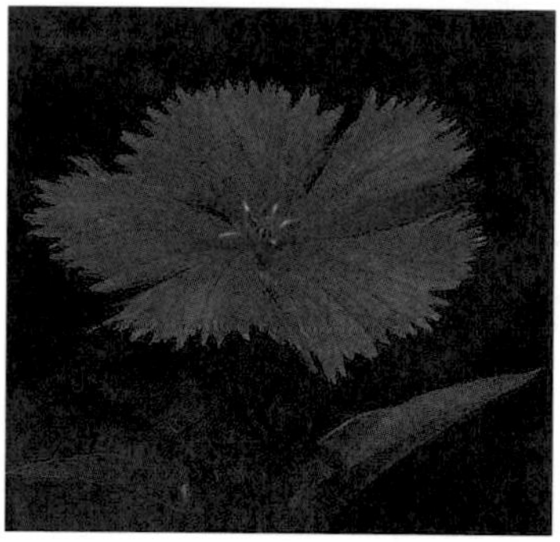

「剪春羅是一種多年生的草本植物，全株不具毛，但它有圓柱形的肉質簇生根。其莖直立生長，且為單生。葉片分為卵狀倒披針形和橢圓狀倒披針形，上下葉面均沒有毛，但有緣毛生於邊緣處。剪春羅的花於六到七月開放，花期較短，花色為橙紅色，其開花數較多並聚集為二歧聚傘花序；苞片為草質的披針形；花萼為筒狀；萼齒同樣為披針形。剪春羅的蒴果為長橢圓形，但並沒有種子……。」一大早起來，龐憲便拿著自己做記錄的本子在院子裡溫習藥理知識。

「一大早就這樣用功，真是越來越勤奮了啊。」李時珍站在堂客門口說道。

「師父，您就別打趣徒兒了。我最近不知怎麼了，這記性是越來越差，明明昨天才學過的知識，睡一覺便忘得一乾二淨。」龐憲苦笑著說道，臉上滿是憂慮的神情。

「有一顆積極進取的心固然是好事，但也要勞逸結合。你的神經繃得太緊，加之最近總是看書到深夜，睡眠不充足，記憶力變差也是正常的。放輕鬆一點，慢慢來，不要太急功近利了。」李時珍安慰道。

「知道了，謝謝師父……。」龐憲仍舊無精打采地說道。

「李大夫在家嗎？」門外傳來男子的聲音。

「在，您請進。」龐憲應和道。

「李大夫，我這腰上長了許多水泡模樣的東西，而且一片一片的，痛起來真是整夜無法入睡。這實在沒了法子，來找您給瞧瞧病。」說著，男子掀起衣服，將病痛部位給李時珍看。

李時珍為其診脈過後道：「你這病是腰纏火丹，也被稱為火帶丹、蜘蛛瘡、腰纏龍等。此病起因為情志抑鬱，因而引發脾失健運，久鬱生熱，濕熱混雜於體內，遂引發毒邪之症。這種病起初最容易被人忽視，但隨著年紀增長，毒邪逐漸堆積於體內，會更加難以治療。」

「李大夫所言極是。起初我以為是出了水痘，也並未太過在意。可誰知，時間一長，這些水泡不但沒有好轉，反而還會時常疼痛。」男子咧著嘴說道，看上去極不舒服。末了，他擔憂地問：「大夫，我這病還能治嗎？」

「取適量剪春羅葉，將其研磨為細末後，加入蜂蜜敷在傷痛之處，即可緩解。但治療此病並非一日之功，需要足夠的時間與耐心慢慢調理。」李時珍道。

「今日可真是太感謝您了，我這便回去按您的方法養病。」男子道謝後便離開了。

「嘴裡嘀嘀咕咕地說什麼呢？」李時珍這才發現龐憲嘴裡一直沒閒著。

「師父您說巧不巧，我今早剛剛溫習完剪春羅這味草藥。」

李時珍笑道：「哦，是嗎？那就將剪春羅的藥性說

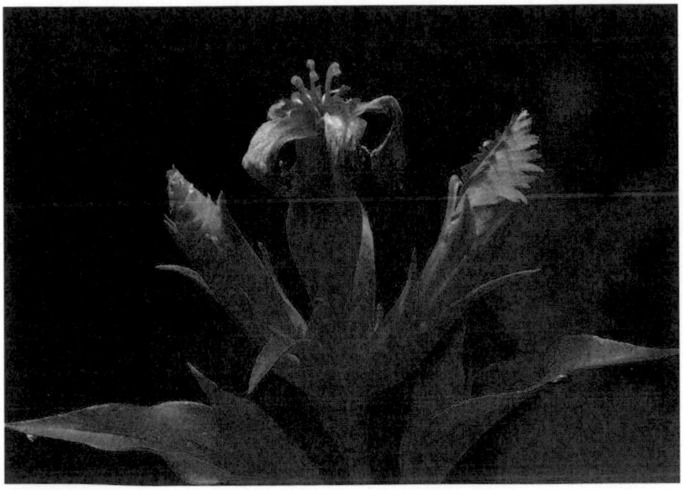

給為師聽聽吧！」

「師父，您想考我就直說吧。」龐憲露出了得意的小表情，開口說道，「剪春羅性寒，味微苦且甘，它能歸於肺經以及肝經，並具有清熱解毒、除濕瀉火之效用，對於風寒感冒、纏腰火丹、風濕痹痛以及泄瀉之症有極好的療效。說起來，剪春羅也全身是寶，它可以全草入藥。」

「掌握得很好，值得表揚！」李時珍大笑道。

「那是當然！您講過的知識徒兒怎麼敢忘！」龐憲笑著回應道。

治便血之特效草

金盞草

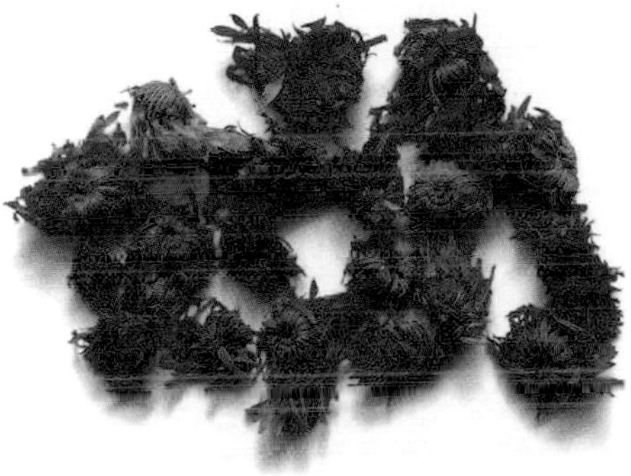

這日，天氣陰沉，悶熱難耐。李時珍抬頭望了望天空，隨後命龐憲將晾曬在院子裡的草藥收進屋內。

「師父，這天像是要下大雨，不如我們早些將藥堂關了吧。」龐憲邊收草藥邊道。

李時珍點頭應允。沒一會兒，果然狂風大作，園子裡的草藥被吹得東倒西歪，天空也在頃刻間黑了下來。龐憲一路小跑地忙這忙那，也未聽見門外有叫喊聲，直到有人衝到他身邊，他才發現。

「請問李大夫在家嗎？」那人大聲問道。

「在。您跟我來吧。」龐憲瞇著眼睛大聲回應道。

龐憲將來人帶至客堂內，得知此人特意從京山縣來此找李時珍看病，不料今日剛剛抵達蘄春縣便遇上了狂風大雨。

「李大夫，我最近大便時總是有鮮血流出來，有時還會腹痛。這肚子也不知怎的還會自己叫起來，但我敢肯定那叫聲並不是因為肚子餓。」來人認真講述著自己的病情。

「有無肛周腫痛之感？」李時珍問道。

來人果斷搖了搖頭。

李時珍為其診脈後道：「你所說的肚子發出叫聲其實是腸鳴。你脈象浮弦，苔黃且舌紅，再加之腸鳴、便血，這些症狀皆為腸風便血。風熱纏繞於腸胃，時間一久，便傷及陰絡，因而出現了病症。不過不要緊，只需用十來朵金盞草與冰糖一起加白水燉開，每日服用兩次，不出幾日便可好轉。」李時珍說著將藥方寫在紙上。

「師父師父，您所說的金盞草可是這樣的？」說著龐憲便描述起金盞草的特徵，「金盞草是一年或二年生的草本植物，具柔毛，其莖直立向上生長。葉子為長橢圓形披針狀，較粗的鋸齒生長於邊緣。金盞花開於夏季，頭狀花序生於頂端，苞片為綠色，形狀為線形，它具有花托但是無托片。金盞草具有瘦果，軟刺生於氣背部，但無冠毛。」

李時珍點了點頭，隨後問道：「金盞草的藥性你可還記得？」

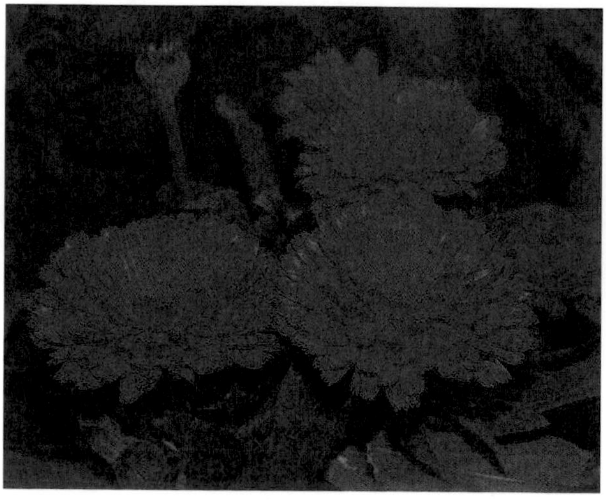

「那是當然！金盞草全株及其花均可入藥，其性寒，味酸且甘，能歸入大腸經、肝經以及膀胱經。它具有清熱止血之效，對於腸風下血、痔瘡之症有非常好的療效。雖說這金盞草入藥時並無特別的禁忌，但是服藥時，最好保持清淡的飲食，少油膩之物，因為油膩之物易生痰濕，並且不易消化，這都會使藥效大打折扣。師父，我說得可對？」龐憲急切地問師父道。

「完全正確！」李時珍滿眼笑意地說道。

「真是不得了啊，李大夫的弟子小小年紀便如此出色，果然名師出高徒啊。」一旁看病之人開口道。

龐憲不好意思地低下頭，嘿嘿傻笑起來。

「您過獎了。」李時珍望了望窗外，道，「外面現已下起大雨，一時也無法出行。兄台不妨先在寒舍休息一下，我讓徒兒為您煎碗湯藥。」李時珍笑道。

「在下真是感激不盡！李大夫果然是位仁醫，真是名不虛傳啊。」那人作揖道。

「您太客氣了。」李時珍回應道。

瀉肺行水的瀉肺湯

葶藶

「《本草經疏》曰，『葶藶，為手太陰經正藥，故仲景瀉肺湯用之，亦入手陽明、足太陽經。肺屆金，主皮毛，膀胱屬水，藏津液，肺氣壅塞則膀胱與焉，譬之上竅閉則下竅不通，下竅不通，則水濕泛溢為喘滿、為腫脹、為積聚，種種之病生矣。辛能散，苦能泄，大寒沉陰能下行逐水，故能療《本經》所主諸病』。」龐憲在院子裡背誦道。

「憲兒真是用功啊。」李時珍的聲音在一旁響起。

「師父早！」龐憲笑嘻嘻地喊道。

「一大早就這麼開心，遇到什麼事了？」李時珍好奇地問。

「這可不能告訴您！這是祕密！」龐憲得意地說道。

「你不說，為師也知道你心裡這點小心思。」李時珍笑道，又問，「葶藶這味草藥你已經學會了？」

「那是當然！這可難不倒我！」龐憲揚了揚頭，又拍了拍胸脯。

「那你說說這葶藶藥性如何，能治哪些病症。」李時珍刻意考察徒弟道。

「葶藶以種子入藥，其性寒且味辛、苦，它有甜葶藶和苦葶藶之分。葶藶能入肺經和膀胱經，並具有瀉肺行水、祛痰平喘之效，它能治療咳喘、肺癰、脘腹脹痛以及痰飲之症。」龐憲從容應答道。

「還有呢？」李時珍繼續問道。

「葶藶與知母、貝母、棗肉、半夏、巴豆、薺菜根、防己、雄黃等藥材相配伍，還能治療上氣咳嗽、咳嗽喘急、喘不得臥、腸間有水氣、疳蟲蝕齒、小兒白禿等症。」龐憲毫不猶豫地說道。

「還有呢？」李時珍繼續問道。

龐憲撓撓頭，才接著說道：「唔……昨天有位姓吳的姐姐來看病，她的脈象反滑數，每每咳嗽時胸腔便會疼痛，更是躺不得。此外，她還時常有口乾舌燥之感，這便是肺癰喘急之症。吳姐姐先前感染風寒，且一直未有好轉，遂傷了肺，氣不通則聚結於肺，因而引起此症。若想醫治此病，便需要瀉肺行水，飲用瀉肺湯。」「那麼如何製作瀉肺湯？」李時珍立即追問。

「將炒黃後的葶藶研磨成末，加入蜂蜜做成彈子大小的丸。之後再將三升水、十二枚大棗煎成兩升，此時放入一丸葶藶，繼續煎，直至將水煎為一升，服用即可。」龐憲問道。

「那葶藶的外形特徵又如何？」李時珍又接著問道。「葶藶為一年或二年生草本植物。其莖直立生長，葉片生於分枝的莖上。蓮座狀的葉片生於基部，外形為長倒卵形，邊緣具全緣或細齒。莖部生長的葉片分為卵形和長卵緣同樣生有細齒。葶藶在三到四月開花，其花為總狀花序，最多可開至九十朵，花梗較細，萼片為橢圓形；花朵初期為黃色，隨後變為白色。葶藶具短角果，其形狀為長圓形和長橢圓形。種子為褐色的橢圓形。」龐憲一口氣說道。

李時珍滿意地點了點頭，「收拾一下，咱們準備吃飯了。」

「好！」龐憲蹦蹦跳跳地向前跑去。

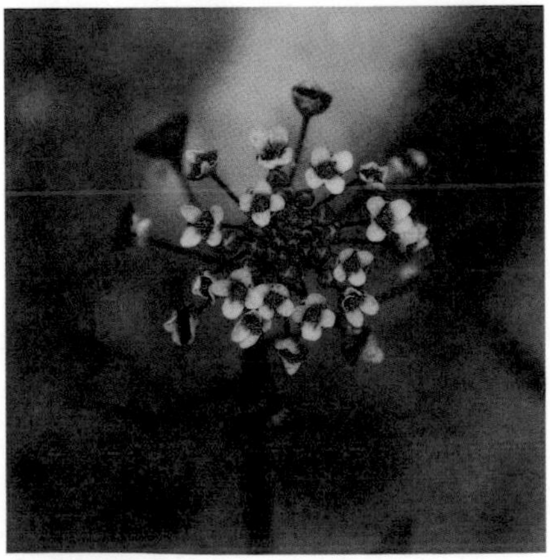

祛痰平喘之補湯

車前

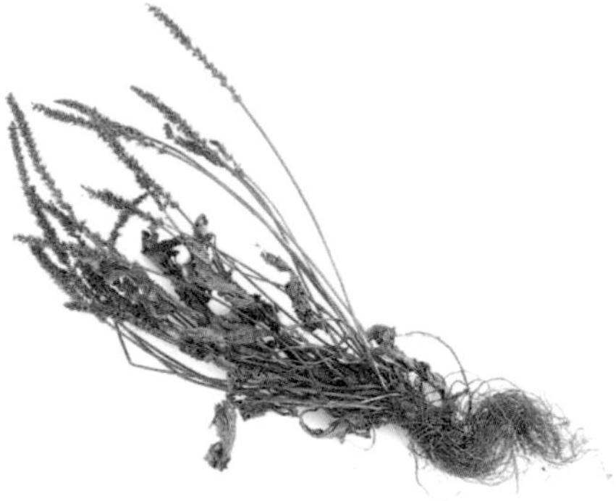

「我不過兩日沒來照料你們，怎麼長出這麼多野草啊！」龐憲看著園子裡錯雜生長的「野草」，懊惱起來，「這下又得收拾半個時辰。」

半晌後，龐憲抱著拔出的野草向門外走去。

「憲兒，你去做什麼？」李時珍問道。

「我把野草拿去給李爺爺餵兔子。」龐憲邊走邊應道。

「野草？」李時珍放心不下，快走兩步跟了上去。

「等一下，」李時珍喊住龐憲，「好好看看你手裡的是什麼？」

龐憲先是一愣，隨後按照李時珍所說的，認真看了看手中的植物，道：「這……還是『野草』啊？」

「傻孩子，這是車前！可以入藥的車前！」李時珍趕忙將車前從龐憲手裡拿過來。

「車前？師父，您別走啊……，師父，您給我講講車前這味草藥吧。」龐憲追著李時珍問道。

李時珍坐在長椅上，將車前草上的土剝乾淨，邊剝邊講解道：

「車前分為多年生以及二年生，是一種草本。它具有較多鬚根以及較為粗短的根莖。基部生長的葉片為蓮座狀，葉片為寬卵形，且有紙質與薄膜紙之分，邊緣具齒或全緣，葉柄較長。車前的花開於四到八月，花序有些直立生長，有些則呈弓曲狀生長；花朵為穗狀花序；苞片有些為三角狀披針形，有些則為狹卵狀三角形，且具有龍骨突；花萼較短；花冠為白色。車前的蒴果有圓錐狀卵形、卵球形以及紡錘狀卵形之分，其種子為黑褐色的橢圓形和卵狀橢圓形。」

「那這車前的藥性如何呢？」龐憲邊問邊給李時珍幫忙。

「車前性寒，味甘，具有止咳、祛痰平喘之效，它能治療小便不利、咳喘、瀉痢、水腫脹滿、淋濁帶下、百日咳、目赤障翳之症。車前與地骨皮、旱蓮草、冬蜜、魚腥草、陳皮、觀音螺、鳳尾草、野菊花、鐵馬鞭等藥材相配伍，還可以治療尿血、衄血、火眼、痄腮、驚風、小兒癲癇之症。」李時珍看龐憲聽得出神，於是繼續說道，「先前有位老大爺脈沉數、苔薄白，並且身體虛弱，臉色青紫，同時還有腹脘冷痛之狀，其症狀皆為小便不利之症。因其腎陽氣不足，命門有火，致使膀胱氣化失司，因而導致小便無法自然排出。此時需將十錢車前與三升水相煎藥，煎至一升半，分三次服下即可。」

龐憲邊聽邊不時點著頭，道：「師父，聽您這樣一說，徒兒想起《本草匯言》一書中寫道，『車前子，行肝疏腎，暢鬱和陽，同補腎藥用，令強陰有子；同和肝藥用，治目赤目昏；同清熱藥用，止痢疾火鬱；同舒筋藥用能利濕行氣，健運足膝，有速應之驗也。設情動過節，膀胱虛，氣艱於化而津不行、溺不出者，單用車前疏泄，閉愈甚矣，必加參苓、甘、麥，養氣節欲，則津自行，溺乃出也』原來我很早之前便背誦過車前這味草，只是當時懵懂，並不理解其意，現在才算是真正明白了。」

「明白了就好。」李時珍微笑道。

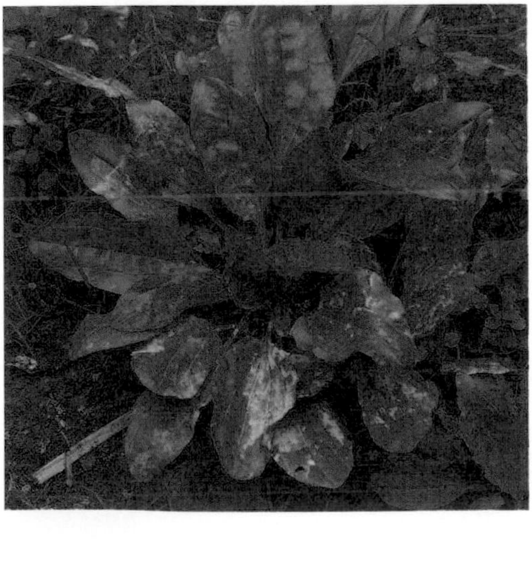

活血散瘀的瀉火草

馬鞭草

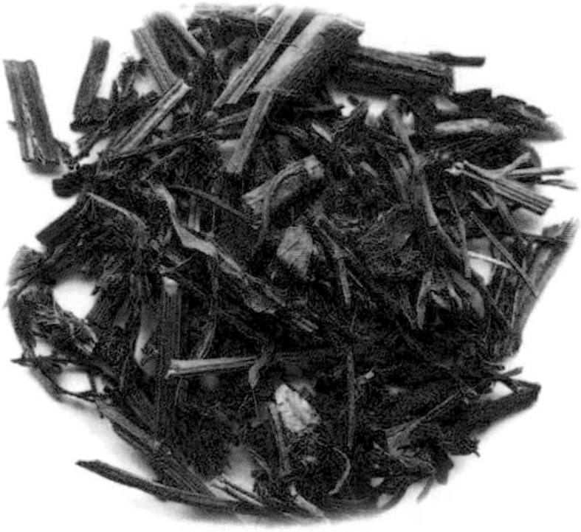

這日天空晴朗，碧空萬里無雲，龐憲一個人坐在雨湖岸邊上發呆。也許是天色正好，出行的人很多，龐憲遲遲未見到自己的父親，就連停船等待的擺渡人也沒有幾個。龐憲無聊地向河裡丟著石子，波光粼粼的水面上，偶爾有幾隻蜻蜓飛過，但都被龐憲所扔的石子嚇跑了。

「怎麼一個人坐在這裡發呆？」身旁響起了熟悉的聲音——是師父。

「看看風景。」龐憲敷衍著說道。

龐憲自從跟著李時珍學醫以來，一直都是樂呵呵的模樣，像今日這樣悶悶不樂的樣子，李時珍很少見到。他摸了摸龐憲的手腕，見沒有生病，才放心下來。

「師父，我沒生病。」龐憲先一步說道。

「那你這副模樣，到底是怎麼了？」李時珍關切地問道。

「跟了您這麼久，我感覺自己一點長進也沒有。且不說望、聞、問、切這四門工夫，光是我認得的草藥就少之又少，我還時常會忘記藥性，分不清藥材的樣子。」龐憲的頭垂得更低了，肩膀一抽一抽的。

「你看，這是什麼？」李時珍將一束小花遞到龐憲眼前。

「丁香……不對……」龐憲揉了揉眼睛，又仔細觀察了一番，道，「這是馬鞭草。」

李時珍臉上隨即露出笑意，問徒弟，「它的特徵你應該還記得吧？」

「當然。」龐憲擦了擦鼻涕，說道，「馬鞭草是一種多年生的草本植物。它的莖為方形，節和棱上均生有毛。對生葉片無葉柄，其形狀為長圓形披針狀，較粗的鋸齒生於基部葉片上。馬鞭草開花在六到八月，花朵生於頂端或葉腋處，且為穗狀花序，花萼以及花冠同為管狀。其蒴果為長圓形，具有較薄的外果皮。」龐憲一鼓作氣說了出來。

李時珍點點頭，繼續問道：「那這馬鞭草有哪些性呢？可以治療何種疾病？」

龐憲一邊看著手裡的植株一邊回憶道：「馬鞭草性涼味苦，能歸於肝、脾二經。《本草拾遺》一書說道，『主癥癖血瘕，久瘧，破血。作煎如糖，酒服』。因為它有活血散瘀、清熱解毒、消腫利水之效，對於水腫、痢疾、瘧疾、淋病、閉經、外感發熱、濕熱黃疸等都有極佳的療效。」

龐憲想了想，又繼續說道：「說起馬鞭草，我突然想起來，先前張叔叔體內火旺，火氣上攻於牙，再加之他牙齒本就有炎症，遂出現牙槽膿腫之症。您便將一兩曬乾的馬鞭草切碎，用水煎，張叔叔每日服用一劑，不出幾日，症

紓解上火牙齦腫痛的馬鞭草藥方

對症： 體內火旺，火氣上攻於牙，出現牙槽膿腫之症。

藥材： 曬乾的馬鞭草一兩。

用法： 將馬鞭草切碎，水煎，每日服用一劑。

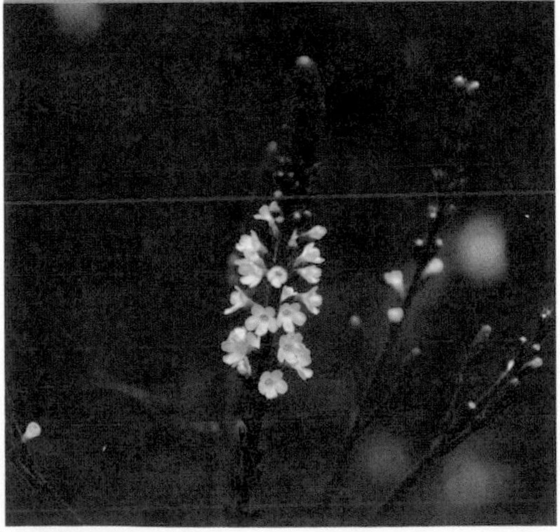

狀就有所好轉。所以這馬鞭草也是治療牙周炎、牙髓炎、牙槽膿腫的好藥材。哦，對了，馬鞭草與羌活、鼠尾草、土牛膝、白芷等藥材相配伍，還可以治療痢疾、婦人疝痛、疳瘡、乳癰腫痛、脾臟腫大、酒積下血等症。此外，馬鞭草雖好，但是孕婦和脾陰虛而胃氣弱之人不能服用。」

李時珍的眼睛彎成了月牙狀，慈愛地看著徒弟，說：「你看，你將馬鞭草的藥理知識掌握得如此牢固，並且沒出一點錯誤，怎麼能說自己一點長進都沒有呢！路要一步一步地走，飯要一口一口地吃，師父能有今天這樣的知識儲備，也是靠這幾十年來一點點積累下來的。其實你的進步已經非常大了，只是你身在其中，並未有所察覺。」

「我明白了師父，我不急功近利。我會慢慢地一步步紮實地走下去，一輩子遵從本心，行醫救人。」龐憲認真回應道。

活血解毒的五皮風

蛇含

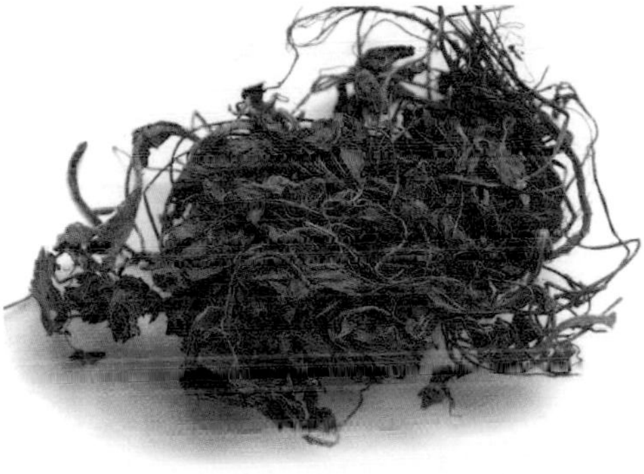

這日一早，龐憲跟隨師父來到蘄春縣碼頭接一位師父的故人。這碼頭處於長江中游，平日裡熱鬧非凡，一些南來北往的商人時常彙聚於此。龐憲左瞅瞅，右看看，小腦袋像個撥浪鼓一樣動個不停。

「雲姐，你家小孫子好些了沒有？」一旁一位大嬸開口道。

「哎，還是老樣子，看了兩位鈴醫，吃了半個月的藥也未見好轉。真是愁死人了。」旁邊另一位看起來年紀稍長的婦人回應道。

「小孩子生了病，大人自然是放心不下，也要跟著著急上火。不然找位厲害的大夫給他瞧瞧，這生了病可是耽誤不得。」大嬸勸慰道。

「是啊，我孫兒還時常咳嗽，身子也變弱了許多，平時都只敢讓他在自家院子裡跑一跑，生怕他的病情再惡化。可是你也知道，小孩子就是好玩，天天關在家裡，哪裡閒得住？伺候這個小魔頭也是費心費力的。」年長婦人不由得滿臉優愁。

「可不是嘛。不然找李時珍瞧瞧。他可是咱們這鼎鼎有名的大夫，人善，心腸好，醫術也高明……。」

「打擾了，在下李時珍。剛剛無意聽見二位的談話，如有冒犯，還請見諒。」李時珍邊作揖邊說道。

「原來是李大夫，我們方才還說起您，這可真是巧了。」

「敢問是否是小孩子出麻疹還伴隨咳嗽？」李時珍開門見山地說道。

「正是正是，哎呀，李大夫您可真是神醫啊！」

「不必太過擔心，此病只需取五皮風、枇杷花、白蠟花各二錢，將其研磨成末後加入蜂蜜蒸服即可。」李時珍告訴那位年長婦人道。

「只……只需要三味藥材就可以了？三味藥會不會太少了點？」年長婦人擔心道。

「用藥當對症，而不以多寡定其效。」李時珍微笑道。

「雲姐，李大夫可是出了名的神醫，肯定不會出錯的！我們快些回去，抓了藥煎給你孫兒喝，這病可不要再耽誤下去了。」另一婦人催促道。

二人謝別了李時珍，便匆匆離開了。

「師父，五皮風是什麼？我可從未聽過這味藥材的名字。」龐憲忙問道。

「那蛇含你總該認識吧？」李時珍微笑道。

解小兒咳嗽麻疹的蛇含藥方

對症：小兒咳嗽、虛弱，身上出麻疹。

藥材：五皮風、枇杷花、白蠟花各二錢。

用法：將藥材研磨成末後加入蜂蜜蒸服即可。

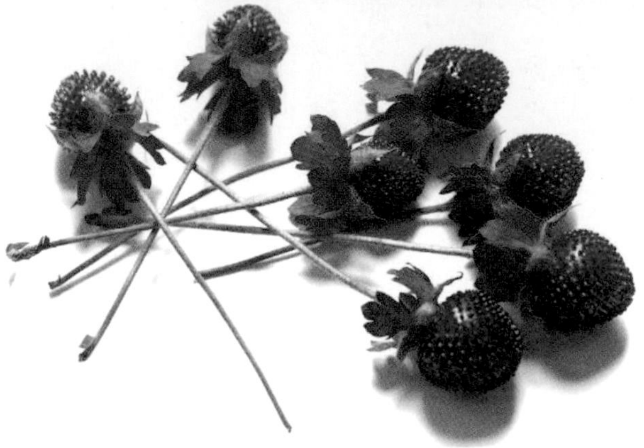

龐憲愣了下，隨即道：「認識。難道……五皮風便是蛇含？」

李時珍點了點頭，問徒弟：「蛇含的外形特徵你可還記得？」

「我記得，蛇含這味藥材我很是熟悉。它是一種宿根草本植物，具有較多鬚根以及匍匐莖，新植株常於節處生出，且具柔毛。基部生出的葉片為鳥足狀，其上生有柔毛；托葉為淡褐色，並為膜質；蛇含的小葉片有長圓倒卵形和近倒卵形之分，鋸齒生於邊緣，同樣具有柔毛。蛇含花在四到九月開放，花期較長，花朵數量較多，聚集成聚散花序，並具五枚萼片，形狀則是三角卵圓形；花為黃色，且有五片花瓣。蛇含的瘦果為近圓形，其上長有皺紋。」

龐憲不緊不慢地一一說來。

「藥性又如何呢？」李時珍繼續問道。

「蛇含全草以及根均可入藥，其性微寒，味苦，能入肝經以及肺經。它有截瘧、化痰止咳、活血解毒、清熱定驚之效，對於治療瘧疾、百日咳、痢疾、咽喉腫痛、風火牙痛、蛇蟲叮咬、風濕跌補損傷、月經失調、高熱驚風、肺熱咳嗽等症有極好的療效。《本經》說其『主驚癇，寒熱邪氣，除熱，金瘡，疽痔，鼠瘻惡瘡，頭瘍』。此外，蛇含與土生麻、辰砂草、銀花藤、土瓜根、白蘞、紫蘇、生薑、百蕊草等藥材相配伍，還可以治療小兒驚風、瘧疾併發高燒、肺膿腫等症。怎麼樣師父，我說的可有錯誤？」龐憲說完，仰著小腦袋望著師父。

李時珍點了點頭，對徒弟的表現十分滿意。

活血行經的月事之湯

鼠尾草

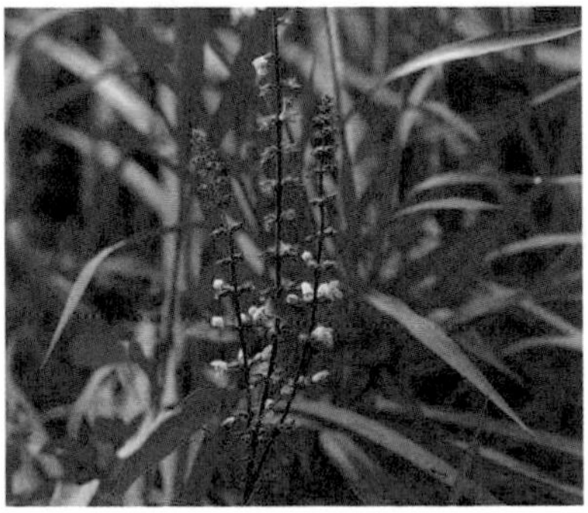

「咚咚……。」門外響起了一連串的敲門聲。

「來了來了。」龐憲一路小跑著去開門，「秀秀姐！」

看清來人，龐憲便大聲喊道。

「憲兒都長這麼高了啊！」秀秀邊說邊摸了摸龐憲的頭。

「秀秀姐快進來。」龐憲將秀秀請進屋。

「師父，秀秀姐來了！」龐憲邊走邊向書房的方向喊道。

「秀秀來啦！」李時珍微笑道。

「我這次是特意來向您道謝的。我先前小產，有了您，我才保住了一條命。我們家沒什麼值錢的東西，我帶了些雞蛋，還有一些自己做的糕點，煩請李大夫收下，也算是我的一點心意。」秀秀笑道，又說：「自從您上次為我看過病開了藥，不出幾日我的身體便恢復了很多。我一直想親自來向您道謝，怎料家裡事情太多，無法抽身，所以過了這麼些時日才來。」

「不要緊不要緊，行醫救人本就是我的職責，秀秀你也不必放在心上。」李時珍寬心道。

「其實我這次來……其實是……。」秀秀臉上露出難色。

「可是有什麼難言之隱？」李時珍詢問道。

秀秀的臉一下漲得通紅，遲遲開不了口。

「可是與月事有關？」李時珍繼續問道。

秀秀先是一臉不可思議，隨後輕輕點了點頭：「從四個月前開始，我的月事便不常來，有時是一次來半月之久。起初我並沒有太在意，可是過了這麼久並沒有好轉的跡象……。」

李時珍為秀秀診過脈，又看了看她的舌頭，隨即道：「你這是氣血兩虛所引起的月事不調。氣血虧虛，便導致血液運行不暢，遂影響月事。你的情況需取六錢鼠尾草全草與等量益母草、龍牙草與水煎湯，隨後用黃酒服下。此外，你體內有寒且體質屬陽虛，平日裡還需多曬太陽，以背向陽最好。我這便讓憲兒為你抓藥。」

「好，真是太感謝您了。」秀秀連聲道謝。

龐憲將秀秀送出門外，立刻跑回李時珍身旁。

「怎麼？不認識鼠尾草這味藥？」李時珍先一步說道。

「嘿嘿，師父您……，您真是料事如神。」龐憲撓著腦瓜說道。

「這鼠尾草為一年生的草本植物，並具有密集的鬚

調理月事的鼠尾草湯

對症：氣血兩虛所引起的月事不調、月事紊亂。

藥材：鼠尾草全草六錢，益母草、龍牙草等量。

用法：將藥材與水煎湯，隨後用黃酒服下。

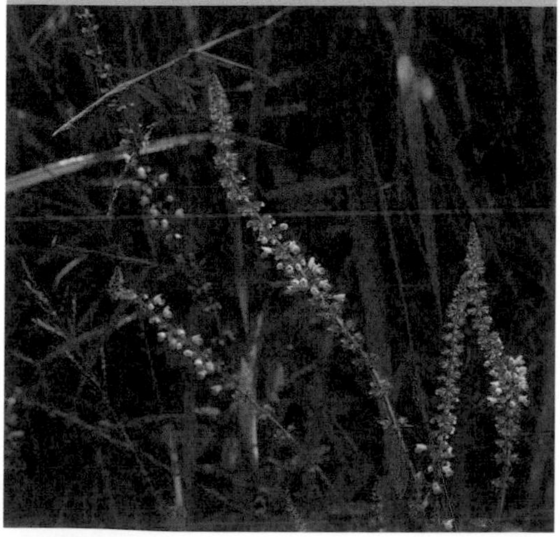

根以及直立生長的莖，其莖為鈍狀四棱形。上部莖生葉片為一回羽狀複葉，生於其頂端的小葉片有菱形和披針形，鈍齒生於邊緣；下部莖生葉為二回羽狀複葉，葉柄較長，葉片相對較大。花朵生於頂端，並組成總狀花序或圓錐花序，它於六到九月開放；苞片呈披針狀，並具有全緣；花梗較短；花萼呈筒狀；花冠有淡紅、淡藍、淡紫和白色；鼠尾草具有小堅果，其形狀為橢圓形，且表面光滑，呈褐色。」李時珍解釋道。

「那它的藥性如何呢？」龐憲繼續追問道。

「《本草拾遺》一書中說，『平。主諸痢，煮汁服，亦末服。紫花莖葉堪染皂，一名烏草，又名水青』。鼠尾草以全草入藥，其性平，味辛且苦，具有調經活血、消腫解毒、清熱利濕之效，它對於治療月事不調、跌打損傷、瘡瘍癤腫、痛經、赤白下痢等非常有效。」李時珍詳細地解說道。

「師父，這鼠尾草是不是任何人都可以使用？」龐憲問道。

「一般人均可使用，但孕婦不可以。」李時珍鄭重道。

「明白了，我全記下了。我要回去抄到本子上，好記性不如爛筆頭！」龐憲笑道。

「快去吧！」李時珍也笑道。

養陰斂汗亦可去癬之藥

狼杷草

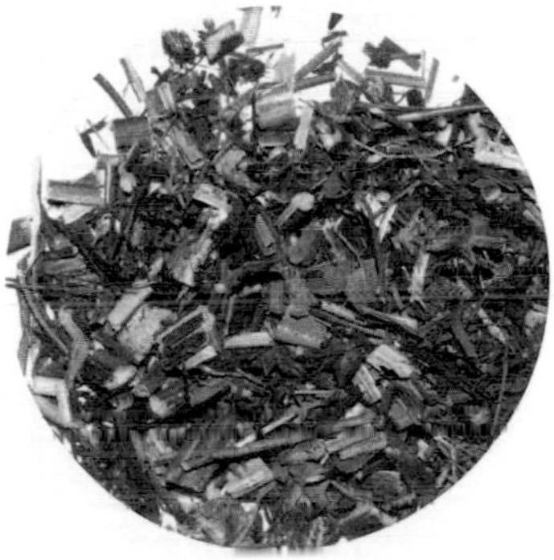

吃過午飯後，龐憲在院子裡散步，一邊消化食物，一邊嘟囔著什麼。李時珍走近一聽，原來是在背誦藥理知識。

「狼杷草為一年生的草本植物。它具有直立生長的莖，分枝生於基部，且不具毛。上部莖生葉較小，下部以及中部莖生葉為羽狀分裂；裂片為卵狀披針形；雜亂的較大鋸齒生於邊緣處；且具有葉柄。花朵生於頂端，並形成球形或者扁球形的頭狀花序；花朵外形為管狀，並開黃色的花。」只見龐憲手裡拿著一株植物，邊看邊說著。

「在複習狼杷草嗎？」李時珍突然出聲。

「啊！師父，您走路能不能出點聲音，這沒病的也要被您這『無聲腳』給嚇出病來了。」龐憲捂著胸口說道。

「我說你這個調皮鬼，現在竟敢調侃起師父來了。」李時珍捏著龐憲的臉蛋說道。

「哎呀呀，疼、疼……捏壞了您還得給我治……」，龐憲眨著眼睛，笑道，「師父，我本來對狼杷草的藥性瞭若指掌，可是被您這麼一嚇，我什麼也想不起來了。您再給我說說它的藥性吧！」

「你這個孩……，看來為師以後跟你可開不得玩笑了！」李時珍狀若生氣道，但還是對徒弟解釋道，「狼杷草性平，味甘且苦，它有清熱解毒以及養陰斂汗之效，最常用於治療咽喉腫痛、痢疾、丹毒、癬瘡、閉經、濕疹等……。」

龐憲激動地舉起手，喊道：「我來補充！《本草拾遺》一書中說它『主亦白久痢，小兒大腹痞滿，丹毒寒熱。取根、莖煮服之』。此外，狼杷草與鮮橄欖、馬蘭根、雞子等藥材相配伍，還可治療白喉、扁桃體發炎、血痢等症。怎麼樣師父，我說的可對？」

「對了，還有一點，這狼杷草除了可以入藥治病，它還可以做家畜的飼料。」龐憲得意地笑了笑，說，「我記得去年有一個跟我年紀相仿的男孩，手足長滿了癬。他因為常年跟著父親下水打魚，手腳長時間浸於水內，再加之居住地很是潮濕，濕邪由外入侵於體內，而鬱化於皮膚，因此長了許多癬。您便是用狼杷草搗爛後與醋相調和，將他治好的。」

「說得沒錯，記得這般清楚，看來為師並沒有將你嚇傻……。」李時珍笑道。

「哎呀師父，我那是在開玩笑，逗逗您嘛！您反倒跟我認真起來了！」龐憲嘟起嘴，撒著嬌說道。

「真是拿你沒辦法！」李時珍先是無奈地搖了搖頭，隨後又不自覺地笑了起來。

「師父，我可是您的開心果呀！」龐憲笑道。

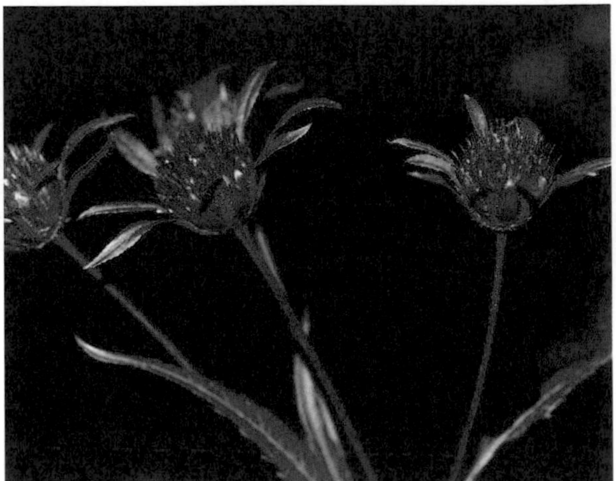

隨處可見的利濕殺蟲草

狗尾草

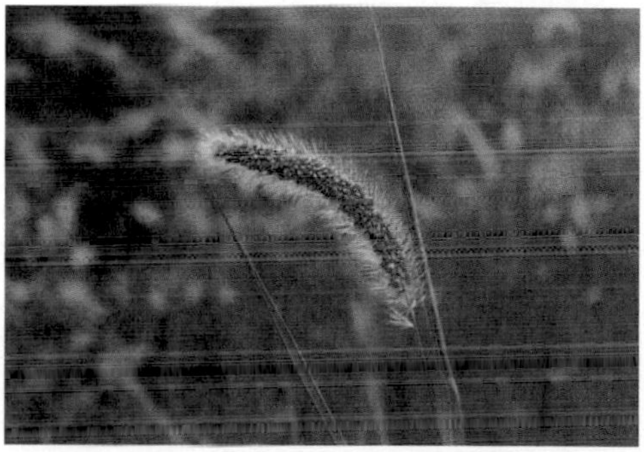

下過雨後的天空格外晴朗，空氣中彌漫著青草的味道。龐憲提著鐮刀來到園子，整理草藥間生出的雜草。

「我才兩日沒來，你們就長得如此高了！」龐憲眯著眼睛說道，「連雜草也變多了。」

「怎麼會生出這麼多狗尾草來？」龐憲噘著小嘴抱怨道。

「憲兒，你在哪兒？」李時珍在院子裡喊道。

「師父，我在小園子裡，我在整理雜草！」龐憲喊道。片刻後，李時珍也來到園子裡，和龐憲一起打理雜草。

「你怎麼將狗尾草全部除了出來？」李時珍疑惑地問道。

「這些雜草當然要除掉，不然會影響草藥生長的。我一會兒把狗尾草給李爺爺送去，他家的兔子最愛吃草了！」龐憲認真地說。

「這狗尾草也是能入藥的！」李時珍淡淡地說道。

「啊？我怎麼從來沒聽說過，師父，您在跟我開玩笑吧？」龐憲皺著眉頭，滿臉不相信地說道。

李時珍拍了下龐憲的小腦袋，道：「你啊！為師什麼時候與你開過關於草藥的玩笑？狗尾草性平，味淡，它有清熱解毒、利濕、祛風明目以及殺蟲的作用，對於風熱感冒、痢疾、小便澀痛、目赤澀痛、癰腫、瘡癬、黃疸等症狀有很好的療效。它治疣目，貫發，穿之即乾滅也；凡赤眼拳毛倒睫者，翻轉目瞼，以一、二莖蘸水戛去惡血。」

「真想不到，這隨處可見的狗尾草居然也是味藥材！」龐憲不禁感慨起來，又看向師父，請求道，「師父，那您再給我說說這狗尾草的外形特徵吧！」

「狗尾草是一年生的植物，且具有鬚狀根。它的稈直立生長；葉鞘有柔毛和疣毛之分；葉片有長三角狀披針形和線狀披針形，有些無毛，有些具疣毛。狗尾草的花開在五到十月，花期較長，其花為圓錐花序，部分直立生長，部分稍彎曲。它具有卵形第一穎以及橢圓形的第二穎。其穎果是灰白色的。」李時珍向龐憲慢慢解釋道。

「你可還記得先前一位漁夫臉上生癬之事？」李時珍問徒弟道。

「……記不得……。」龐憲一時語塞。

「那位漁夫臉上生了癬，將狗尾草的莖搗爛放在面癬部位揉搓，幾日之後便有所好轉了。」李時珍敘述道。

「看來這狗尾草是治療面癬的好藥材呢！」龐憲驚呼道。「不過這狗尾草會危害莊稼，尤其是穀子、玉米、棉花、麥子、馬鈴薯等，而且，它身上還能養蚜蟲、葉蟬等害蟲，反正我是對它喜歡不起來。」龐憲略帶嫌棄地說道。

「既然你這麼討厭它，那就把它們拿去送給李爺爺家的兔子吃吧！」李時珍笑道。

「哎，其實吧，這狗尾草也沒那麼討人厭，好歹也是種能治病救人的草藥呢！要不，就把它留下來吧！」龐憲偷偷看了眼李時珍的反應。

「隨你便好了！」李時珍笑著起身向院子走去。

「那我就不拿它們餵兔子了！」龐憲在李時珍背後大喊道。

滋補肝腎的「豬飼料」

鱧腸

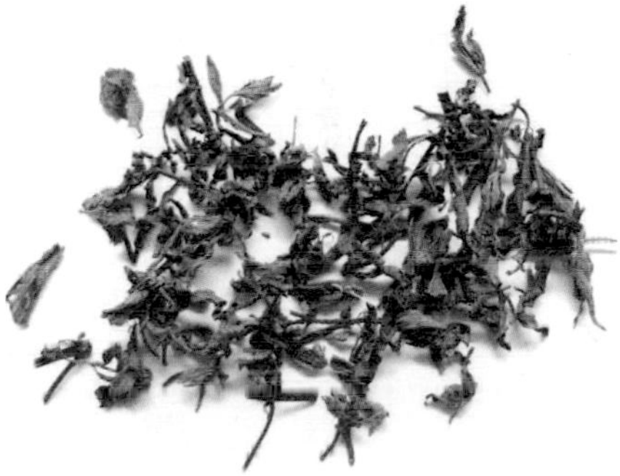

這天，難得藥堂沒什麼人，龐憲便跟著李時珍來到雨湖附近散步。師徒倆走在鄉間的小路上，斑駁的樹影點映在凹凸不平的石子路間，龐憲仰頭沐浴著從樹葉間溢下來的日光。

「真舒服啊，難得的好天氣」，龐憲一路感慨著，「好久沒有這樣悠閒地散步了……。」

李時珍在一旁笑道：「昨天你不是還趁機溜出去玩了？」

「師父！您……您真是太不解風情了！」龐憲尷尬地撓了撓頭。

龐憲昨日趁著給病人送藥的空檔，跑到鎮子西頭的假山上去玩了會兒，一玩起來，便忘了時間，直到未時方才回到家中。

「你啊，雖好學，但這貪玩的性子卻也從未變過。」李時珍取笑道。

「師父您這就有所不知了，我這是勞逸結合，能提高學習效率呢！」龐憲向李時珍做了個鬼臉。

「師父，您快看啊，您看那人是不是想尋死啊？」龐憲發現河邊似乎不大對勁，忙招呼師父。李時珍順著龐憲所指的方向看過去，有一位滿頭灰髮的男子正往湖裡走。

「師父，我們過去看看吧。」在龐憲的要求下，李時珍二人來到那人身後。

「老爺爺，您可別想不開啊。」龐憲還未站定，便急忙開口說道。

待那人轉過身來，龐憲先是一愣，臉上的表情頓時由驚訝轉為懷疑最後變為不敢相信。

「對……對不起啊。看背影，我還以為您是位老人家，沒想到您還這麼年輕……。」龐憲一時尷尬得不知說什麼才好。

「沒關係的，凡是見過我的人，都是你這樣的反應。我這個樣子，大概也沒有活在世上的意義了。」那人的神情變得更加憂鬱起來。

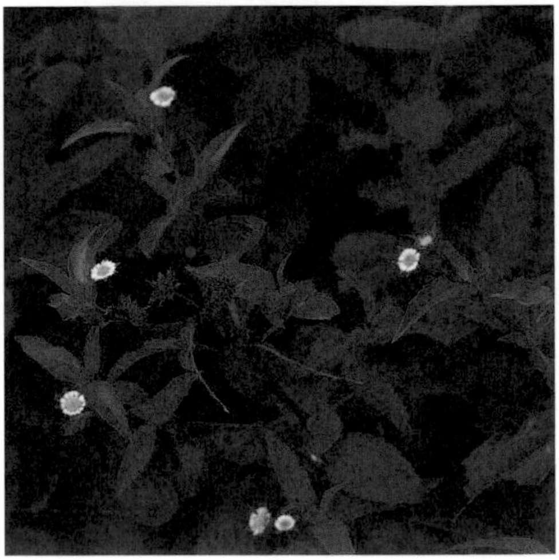

「這位兄台，可否讓我為你診上一脈？」一旁的李時珍終於開口道。

「為……為什麼？」那人不解地問道。

「這位是我師父，他是蘄春縣有名的大夫。既然我師父開口了，您便讓他瞧瞧吧。」龐憲搶先說道。

那人將信將疑地從水裡走出來，將手腕伸了出來。

「兄台不必過於傷心，你的病只需服用鱧腸這味草藥便可治癒。腎主藏精，其華在髮，你的腎後天失養，因此出現腎氣虛弱的症狀，故生出大量白髮。」切過脈後，李時珍微笑解釋道。

「真……真的？就只用這一味藥便能將我治好？」那人不可置信地問道。

「當然！」李時珍果斷回應道。

「那……那我這就去藥房抓藥。」那人三步並作兩步地跑開了。

「師父，這鱧腸還能治病？它不是給畜生吃的飼料嗎？」龐憲一臉懷疑地看向李時珍。

李時珍不禁大笑道：「鱧腸雖能做飼料，但它也有治病的功效。鱧腸性涼，味甘且酸，能歸於肝經以及腎經，它有涼血、止血、滋補肝腎以及烏髮、黑髮之效。此外，它還能治療鼻出血、腸出血、尿血、痔瘡下血、血崩等症。」

「真想不到，這豬飼料還有這麼多妙用。」龐憲不禁感慨道，頓了頓又說，「這鱧腸的外形特徵我倒是記得。鱧腸是一年生的草本植物。它具有平臥莖、斜生莖和直立生長的莖，分枝多生於基部。葉子分為披針形和長圓披針形，並有無柄和短柄之分，上下面具毛且邊緣生有鋸齒。鱧腸在六到九月開花，其花聚集成頭狀花序；苞片為綠色的鐘形，且為草質；花冠為白色管狀；花托具微毛。其瘦果為暗褐色，有凸起生於表面，且外表光滑。」李時珍滿意地點了點頭。

「今天救了一個人的性命，做了件大好事，真是開心！」龐憲邊說邊露出一個滿足的微笑。

舒筋活血的外用藥

陸英

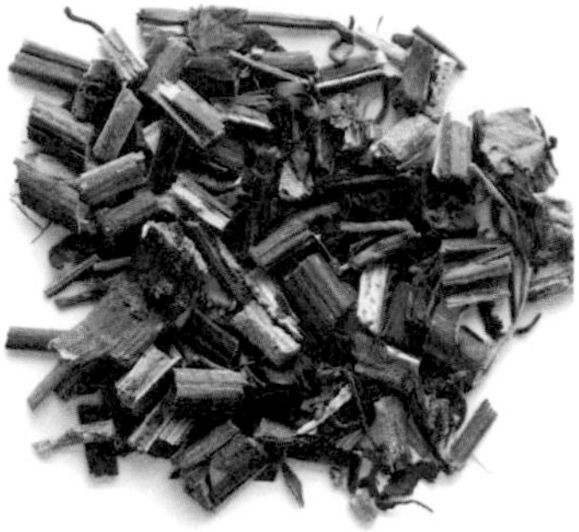

這日一早，龐憲便一直心緒不寧。李時珍問了幾次，也不見龐憲說出個所以然，索性就由他去了。整個上午，龐憲都坐立難安，就連李時珍為他講解草藥知識，他都沒聽進去。午飯過後，李時珍回到書房看書，龐憲一路跟了過去。

「師父……。」龐憲低垂著頭，手裡搓著衣襟。

「怎麼了？有話要說？」李時珍問道。

龐憲點了點頭：「師父，我說了，您能不責怪我嗎？」說完更不敢抬頭看向李時珍。

「但凡不是違背人倫道德及法紀綱常之事，為師便不會責怪你。」

李時珍嚴肅地說道。

「昨日我與元兒出門玩耍，見一老人跌倒在路邊，他不僅膝蓋受傷流血，腰也扭了一下。情急之下，我找來些陸英，將其搗爛後敷在老人的受傷……。」

「然後呢？」李時珍見龐憲沒再繼續說下去，便問道。

「我越想越覺得不對，我是不是用錯了草藥？萬一老人家的傷情因為我用錯草藥而惡化了可怎麼辦？我……。」龐憲擔憂害怕，眼淚都要掉下來了。

李時珍走到龐憲身旁，用手輕撫著龐憲的背，道：

「好孩子，別怕。你用的藥沒有錯，老人家的病情不會惡化的。」過了一會兒，李時珍繼續道，「你可還記得先前你為張虎治療風寒之症的事？那時的你可跟現在完全不同，那時你沉著、冷靜地分析病因，又嚴謹地給出了藥方，怎麼昨日我沒在你身邊，你就這般的不自信了？你要對自己所掌握的藥理知識有信心，你要相信自己，即使師父未在你身邊。」

龐憲認真地點了點頭。

「那你說說昨日為何選擇陸英這味藥材。」李時珍鼓勵徒弟道。

「陸英以莖和葉入藥，它性平，味微苦且甘，能歸於肝經以及腎經，它有舒筋活血、祛風利濕之效。所以陸英單方用藥時，常用於治療腰腿疼、水腫、跌打損傷、丹毒、風濕痹痛、風濕瘙癢等症。雖然延胡索、鬱金、川芎等藥材都可治療跌補損傷之症，但陸英同時還可治療老人的閃朒骨節之症，所以陸英是最為對症的藥材。」龐憲說完，看向師父。

「你方才這番敘述，不僅有條不紊，而且句句在理，為什麼還侷促不安？」李時珍問道。

「也許正如師父所說，我對自己的醫術並不自信。」龐憲低聲說道。

「那陸英的外形特徵是怎樣的？」李時珍又問道。

「陸英有半灌木和高大草本之分，其莖具有白色的髓和棱條。陸英具複葉且為對生，其小葉片為披針形，具不對稱的兩側，細鋸齒生於邊緣，且葉柄較短。陸英的花開於四到五月，花朵生於頂端，並聚集為複傘形花序，但花朵較小，苞片為線形，花萼為杯狀，萼齒為三角形。其漿果為紅色的球形，表面具有凸起。」龐憲毫

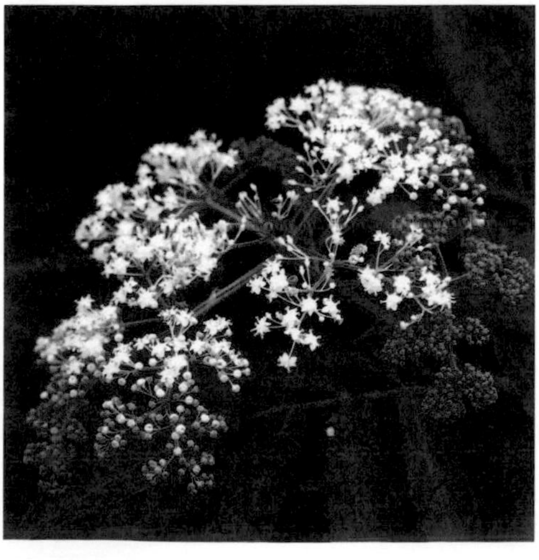

不猶豫地說了出來。

「還有，陸英與當歸、白芍、川芎、石灰等藥材相配伍時，還可治療傷筋骨折以及瘡化膿、腐爛之症。但是孕婦不可使用。」龐憲繼續補充道。

李時珍笑道：「你用藥沒有錯誤，而且藥理知識也掌握得非常紮實。現在可以安心學習了吧？」

「嗯！我去整理草藥了！一上午我都在擔心這件事，現在終於可以鬆口氣了。」說著，龐憲開心地跑出了書房。

瀉火定驚的「顏料」

青黛

「師父，李家請您去為他家大少爺看病。」龐憲站在書房門口道。

李時珍點點頭，示意龐憲準備出診用具。李家是蘄春縣的大戶人家之一，李家大少爺叫李少卿，他從小天資聰穎，繪畫造詣極高，就是身體不太好。

不一會兒，龐憲與李時珍便來到李家。剛進門，師徒倆就聽見了女人淒慘的叫聲。

「夫人，李大夫來了。」管家在門外通報。

「快把他請進來。」李夫人哽咽著說道，「李大夫，您看看我的卿兒可還有救？他這樣吐血已有一月之久了，起初我們以為是傷寒引起的，並未太在意，可誰知……」話還未說完，李夫人便號啕大哭起來，「我的卿兒啊……。」

「李夫人，您少安毋躁，待我為李少爺診過脈，方可知曉。您不要過於傷心，以免憂慮過度傷了身體。」李時珍勸慰道。

李夫人的哭聲稍稍止住了些，隨即輕聲道：「那就拜託您了。」

李時珍點了點頭，隨即為李少卿把脈，「李少爺可有脘腹脹悶之感？」

李少卿躺在床上，用力眨了眨眼睛。因為身體虛弱，他已無力說話，只能以眨眼的動作來回應李時珍。

「吐出的血可是鮮紅色？」李時珍又問。

「是是是，是紅色的，很紅的那種。」還未等李少卿做出反應，一旁的李夫人搶先回答道。

「憲兒，去取二錢李少爺作畫所用的青黛，用新水調和餵他服下。」李時珍命令道。

「什麼？青黛？作畫的顏料？」李夫人難以置信地問道。

「正是！」李時珍肯定道。

「真是可笑至極，顏料怎可入藥？虧得蘄春縣的百姓尊敬你，仰慕你，看來你也不過是個庸醫！」李夫人情緒異常激動。

「青黛本就是藥材，只不過因其特殊性，才會將它用於印染布匹、畫眉以及作畫。李少爺口有異味且口乾，苔黃且舌紅，脈滑數，這便是胃熱引起，熱而不散，傷及胃絡，遂引起吐血之症。而青黛便是對症之藥。」李時珍耐心解釋道。

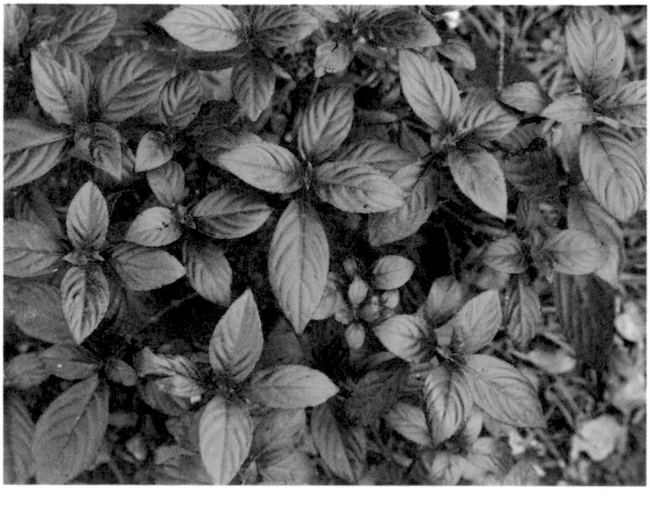

「娘親……」一旁的李少卿緩緩開口道，「我相信李大夫的醫術……您、您……。」

「好了好了，娘親知道你要說什麼，我這就讓管家去抓藥。」李夫人趕忙開口道。

李少卿喝過藥後，李時珍並未急著離開。一個時辰過後，李少卿吐血次數明顯有所減少，臉上的氣色也恢復了些，李時珍這才安心帶著徒弟離開。

路上，龐憲問道：「師父，青黛到底有什麼藥性？能治哪些病症呢？」

「青黛性寒，味鹹，能歸於肝經，它具有清熱解毒、瀉火定驚以及涼血之效，對於血熱吐衄、口瘡、小兒驚癇、溫毒發斑、胸痛咳嗽等症有極好的療效。《本草拾遺》一書中說它可『解毒；小兒丹熱，和水服之』。」李時珍解答道。

「那這青黛到底長什麼樣子呢？我只知道它是藍色的粉末，可並未見過全株。」龐憲好奇地問。

李時珍摸摸徒弟的頭，回憶道：「青黛是一種多年生草本植物。其莖和葉有黑綠色和藍色。其根莖不僅粗且壯，長於地上的莖呈木質，形狀較方。葉子對生，形狀有卵狀橢圓形和倒卵狀橢圓形；葉柄較短；具全緣、鋸齒或者波狀齒；且具有側脈。青黛的花開在六到十月，穗狀花序生於葉腋處或頂端；苞片為葉狀的狹倒卵形，但不具梗；花冠淡紫色。它的蒴果為匙形。」

龐憲點了點頭，隨即嘆了口氣。

「怎麼啦？為何無故嘆氣？」李時珍有點搞不懂這小徒弟。

「徒兒有些氣憤。方才那李家夫人真是可氣，把您請了過去還質疑您的醫術！」龐憲不滿地說道。

李時珍擺擺手，笑道：「以後出門看診時，這種事不知會遇到多少。我們的職責是行醫救人，有人說了難聽的話，不去理他就好了，何必與他置氣。」李時珍寬慰著龐憲。

龐憲聽後只得無奈地點點頭。

散結止痛的「紫色菜」

紫甘藍

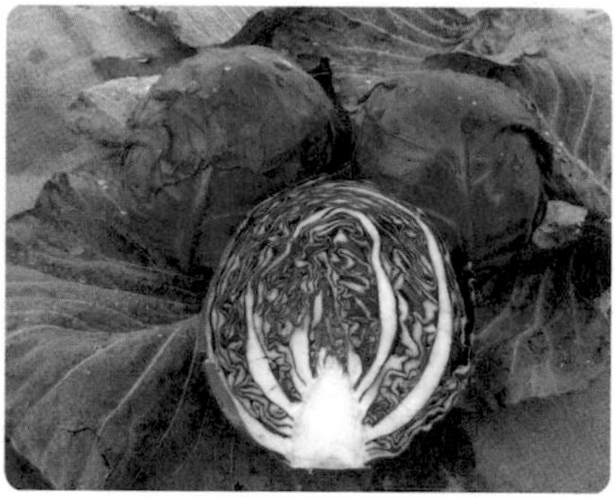

「李大夫、李大夫……。」隔壁的王嬸剛走到門口就大喊道。

「王嬸好！」龐憲恭敬地向王嬸行禮。

「憲兒呀，我做了一道醋拌甘藍，拿來給你們嘗嘗鮮。正好我聽說李夫人近幾日出門了，怕你們師徒倆餓著。快，拿著。」王嬸說著便將這一盤菜塞到龐憲手中。

「謝謝王嬸，我去叫我師父……。」

「別去了，別去了！我也沒啥事，就是送盤菜，不打擾李大夫看書了，我這就回去了。」說著王嬸便離開了。

「謝謝王嬸！」龐憲再次道謝。

李時珍平日為人低調，不僅行醫救人更是樂於助人，因此特別受街坊鄰里的喜愛，大家無論做了糕點還是酒釀，或是得到些新鮮水果，都要拿來給李時珍嚐嚐。

「師父，飯做好了，我們吃飯吧！」龐憲來書房請李時珍。「憲兒什麼時候會做菜了？」李時珍看著桌子上一盤菜問道。

「這不是憲兒做的，這是王嬸送過來的，說是醋拌甘藍！」說著，龐憲不禁皺起眉頭，「師父，這甘藍吃了沒有問題吧？這甘藍我可是認識的，它可是入藥之物呢！《本草拾遺》一書中說它『補骨髓，利五藏六腑，利苯節，通經絡中結氣，明耳目，健人，少睡，益心力，壯筋骨。治黃毒，煮作菹，經宿漬色黃，和鹽食之，去心下結伏氣』」，龐憲隨即興致勃勃地說了起來，「甘藍以葉入藥，其性平，味甘，能歸於肝經和胃經。它有散結止痛、益腎補虛以及清熱利濕之效，多用於治療虛損、腸胃潰瘍引起的疼痛、關節疼以及濕熱黃疸之症。對了，先前楊姐姐患有虛損症中的氣虛之症，因而少言懶動，時常四肢無力，沒有精神，稍微加大運動量，便會氣喘，且時時內心煩悶。您便是用甘藍將她治好的，我記得可清楚了。」

「那《本草拾遺》一書還說過，『甘藍是西土藍，闊葉可食』，你怎麼偏偏沒記住這一句？」李時珍板著臉，反問道。

龐憲瞪圓小眼睛看向李時珍，隨後一句話來說，便跑了出去。

「憲兒，你去哪裡啊？飯不吃了？」李時珍連忙向他喊道。

「我馬上回來！」龐憲喊道。

沒一會，龐憲喘著粗氣回到了飯桌前，喘著氣道：「我這糊塗腦子，看書都如此馬虎。您說得對，書上確實寫了，都怪我沒仔細看……。」龐憲忍不住懊惱起來。

李時珍搖搖頭，寬慰徒弟道：「沒關係的，現在記住了不就好了！那甘藍的外形特徵你可還記得？」

「那當然！這甘藍是二年生的草本植物，它的肉質莖不僅粗且矮，並不具分枝，顏色有綠色和灰綠色之分。基部生出的葉片數量較多，一層裹著一層從而形成扁球形，顏色有乳白色和淡綠色之分。葉片有長圓狀倒卵形、長圓狀卵形和卵形之分，鋸齒生於邊緣位置。花朵只在四月開放，花朵生於葉腋處以及頂端，形成總狀花序，顏色為淡黃色；萼片為線狀長圓形；花瓣有寬橢圓狀倒卵形和近圓形之分。甘藍的長圓果為圓柱形，種子為球形。」說罷，龐憲立刻夾起甘藍吃了起來，頓時讚嘆道，「真好吃！」

「多吃點，吃飽了下午隨師父出門看診。」李時珍笑道。

「好啊！又可以學習新知識了！」龐憲開心地喊道。

治蛇頭疔之妙藥

水蓼

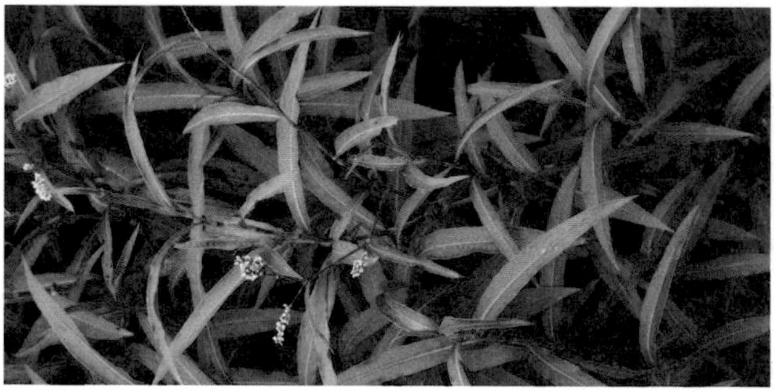

「憲兒，李大夫在家嗎？」一個熟悉的聲音在龐憲身後響起。

這日一早，李時珍出門看診，龐憲因先前生了場大病，這兩天身子才康復，於是便留守在藥堂。趁著無人登門看診，龐憲便收拾著門前的雜草。

「李嬸好！我師父出門看診了，您晚些時候再過來吧！」龐憲微笑道。

「哎，真不湊巧，本想著今日早些來，看病的人或許會少點，誰曾想……。」李嬸摸著右手說道。

龐憲剛要低頭除草，無意中瞥見了李嬸被包裹起來的食指，遂問道：「咦，李嬸您的手受傷了嗎？」

「可不是。起初我只是感覺手指麻麻的，本以為是農活做多了，休息不夠。可誰知這指頭漸漸腫脹起來，還時時有刺痛之感。」李嬸一邊說一邊將紗布拿下，指給龐憲看道，「你看看，還有黏黏的東西流出來。」

「李嬸，您這病是蛇頭疔。」龐憲觀察過後，毫不猶豫地說道。

「蛇頭什麼？我這是中了蛇毒？我不記得自己被毒蛇咬過啊？」李嬸驚嚇又疑惑地說道。

「它雖然叫蛇頭疔，但與蛇毒毫無關係。這蛇頭疔是一種感染性的病症，它常發生於手指的末端，腫脹時手指形狀像蛇頭一樣，吶，就是您手指所患的這種。」龐憲耐心解釋道，「我先前跟隨師父出外診，便遇到過一位這樣的病人，您與她的症狀完全一致。我敢肯定，不會錯的。」

「那你可還記得治療方法？」李嬸有些激動，抓住龐憲的手道，「我這手真是要疼死了，憲兒你可得救救我！」

「記得，您隨我來吧！」龐憲將李嬸帶至藥櫃處，取了兩種草藥搗爛後敷在她的患處。沒一會兒，李嬸臉上緊鎖的眉頭舒展開來，她驚奇地說：「這藥真神了，疼痛減輕了不少。」

「我把藥方寫給您，您回去之後按藥方敷藥就行了。明天再來複診，您的症狀雖與先前的病人一樣，但我知識尚淺薄。雖然沿用了師父先前的藥方，但還是明日讓我師父再看看比較穩妥。」龐憲說道。

送走李嬸，龐憲繼續整理門前的雜草。傍晚時分，李時珍回到了家中。

「師父，今日李嬸來找您瞧病，我看李嬸疼痛難耐的樣子，便給她開了藥方。」龐憲如實說道，「師父，李嬸這病是蛇頭疔，我敢保證，肯定錯不了。我按照您先前開過的方子，四兩水蓼葉加上等量的芋樹柄，搗爛後敷在李嬸的患處。」龐憲急忙解釋道，隨後又補充了一句，「李嬸明天會再來找您瞧病的！」

李時珍微微笑了笑：「怎麼一口氣解釋了這麼多，是怕為師責怪你嗎？憲兒現在長大了，都能學以致用了，為師高興還來不及呢。」

「真的嗎？師父不生氣？真是太好了！我還溫習了好多遍水蓼的特徵和藥性呢！」龐憲如釋重負地說道。

「是嗎，那你說給為師聽聽，順便考察一下你有沒有記錯。」李時珍好整以暇地看著徒弟。

「水蓼是一年生的草本植物。莖上具有較多分枝，但不具毛，且莖部直立生長。葉片有橢圓狀披針形和披針形之分，全緣生於邊緣處，且上下均無毛，葉柄較短，且具托葉。水蓼的花開於五到九月，且具穗狀總狀花序，花朵多生於葉腋處或者頂端，花朵生長時略下垂；苞片為漏斗狀。水蓼的瘦果為黑褐色卵形。」龐憲詳細地說道。

看師父並沒有反應，龐憲吞了口口水繼續道：「水蓼有祛風止癢、散瘀、解毒、化濕止血之效，它能治療泄瀉、痢疾、崩漏、痛經、便血、外傷出血、濕疹、風疹、毒蛇咬傷、咽喉腫痛、血滯閉經、風濕痹痛等症。它性平，味辛且苦，能歸於脾經、胃經以及大腸經。」

李時珍緩緩點點頭：「不錯，完全正確。」

「師父，先吃晚飯吧。您今日勞累了一天，要早些休息才好。」龐憲關心地說道。

「為師稍稍歇會兒便來。」李時珍應道。

排膿生肌的解暑藥

毛蓼

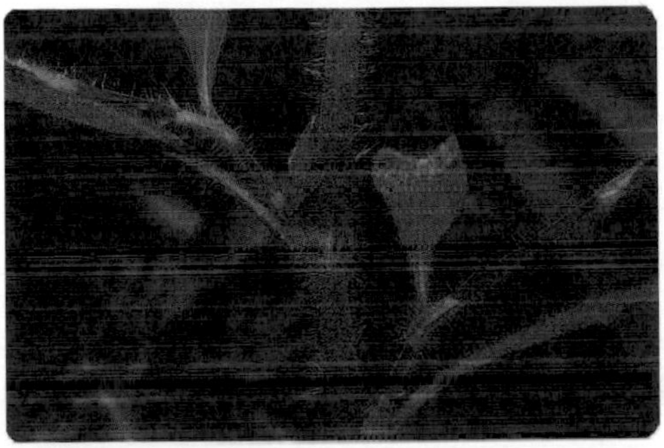

「師父，我們今日上山採些草藥吧，藥櫃裡又有一批草藥用完了。」龐憲來到李時珍身邊，說道。

「你將藥筐以及鐮刀取來，我們這就上山。」李時珍說著，放下了手中的書。

一路上，龐憲只是默默跟隨師父的腳步，沒有說一句話。李時珍早已習慣此情此景。每到上山時，龐憲便安靜得像換了個人似的。李時珍專心地尋找著草藥，並未過多在意他的小徒弟。

下了山，師徒倆決定去湖對面的山上去看看。來到湖邊，碰巧遇見老龐。

「李大夫，坐我的船吧！」老龐熱情地說道。

龐憲見了老龐，也只是淡淡喊了聲「爹爹」，全不見往日的興奮、欣喜之情。

「怎麼了憲兒？」老龐開口問道。

「沒什麼，就是有點頭暈。」龐憲一邊擦著頭上的汗水一邊小聲回應道。

「頭暈？是不是暈船了？」老龐關切地問道。

李時珍立刻為龐憲把了脈，隨即道：「他中暑了。」話還沒說完，只見龐憲面色蒼白，並開始作嘔，甚至出現昏厥的情況。

「龐大哥，加快速度上岸。」李時珍大聲喊道。

老龐看在眼裡，急在心裡，只得不停加快速度划船。李時珍則不停地向龐憲身上潑著冷水，並不時為他搧著風。

到了對岸，李時珍讓老龐撿些木柴生火，並找出船上的鐵缽。一切準備就緒，李時珍將草藥放入缽內煎好餵龐憲喝下。不一會兒，龐憲緩緩睜開了雙眼。

「你醒了，可嚇死爹爹了。」老龐終於鬆了口氣。

「我……發生什麼事了？我暈倒了？」龐憲有氣無力地問道。

「你中暑了。」李時珍端了碗清水給龐憲。

「中暑？我記得我感到一陣頭暈、噁心，而且一直不停流汗，再後來心跳加快，突然一陣耳鳴，我就什麼也不知道了。」龐憲說著，看向缽內，問道，「師父，您給我喝的是什麼藥啊？」中暑症狀剛剛緩解，對草藥極度熱愛的龐憲就打起精神向師父請教問題了。

「是毛蓼與黃精葉。」李時珍回應道。

「毛蓼？我還是第一次聽說這味草藥。」龐憲皺著眉頭說道。

「你的身體剛剛恢復，先好好休息一下吧。」老龐在一旁說道。

「不嘛，我想聽。而且我的身體已經沒什麼大礙了，爹爹您就放心吧！」龐憲堅持道。

「毛蓼是一年生的草本植物。它具有直立生長的莖。其葉片為互生，並具有較短葉柄；其托葉為膜質的鞘筒狀，並具長柔毛；葉片為披針形，兩面均具毛，緣毛生於其葉緣處；它還具有清晰的葉脈。毛蓼的花開於四到八月，花期較長，花朵生於葉腋處或頂端，並形成聚散花序；

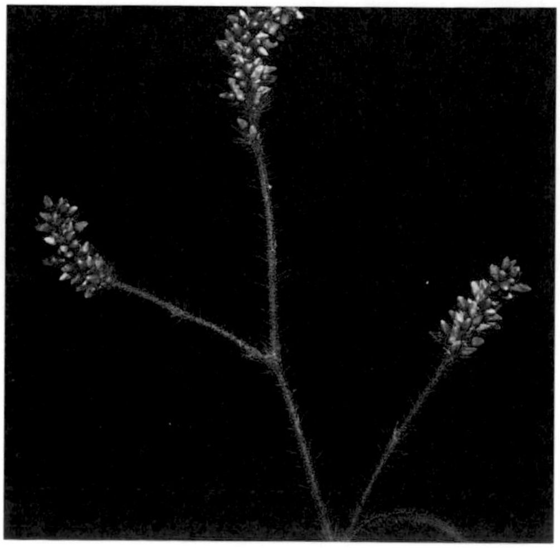

苞片為膜質，並生有緣毛。毛蓼的瘦果為黑褐色的三棱形，其上布滿光澤。」李時珍詳細地為徒弟解說道。

「那藥性呢？它的藥性如何呢？」龐憲的精神頭比先前又足了不少。

李時珍摸摸徒弟的額頭，感覺沒有發熱發汗了，遂點點頭，繼續道：「毛蓼內服可治療久瘧、痢疾、外感發熱、泄瀉、風濕痹痛、痲疹等症，外用還可治療蛇蟲咬傷、跌打損傷、高燒不退之症，這皆是因其有排膿生肌、清熱活血、解毒、透疹之效。此外，毛蓼能以全草入藥，其性溫，味辛，能歸於脾經以及肺經。毛蓼不僅可以單方入藥，它與馬蘭、酸雞泡、苦蒿蒿、野煙頭、馬蹄草等藥材相配伍，還可治療羊毛疔、爛水瘡等症。」

龐憲聽後，立刻起身，穿好鞋子便向不遠處跑去。

「憲兒，你去哪啊？」老龐也跟著跑了過去。

「毛蓼這味藥可真是寶貝，我得多採些回去。」龐憲一邊說，手裡一邊採摘著草藥，「萬一我一會兒又中暑了，還有藥可以救命！」

老龐看著兒子這般癡迷於醫術，也不知該說什麼，只好站在他身後，默默注視著，以防他發生危險。

「爹爹，我已經沒事了，不要擔心了。您快回去吧，不然可就沒生意做了。」龐憲督促著老龐快些離開。

「那我走了，你好好聽李大夫的話，聽見了沒？還有，要好好照顧自己。」老龐不放心地囑咐道。

「知道啦、知道啦。」龐憲揮揮手道。

治療痢疾的聖藥

火炭母草

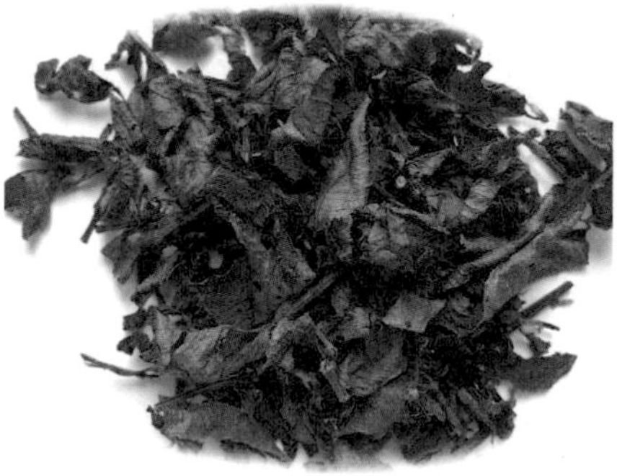

太陽逐漸升至高空，陽光從樹葉的縫隙間懶洋洋地灑下，李時珍與龐憲走在山間的石子路上。斑駁的樹影映襯於山間，這番景象好不愜意，龐憲忍不住哼起了歌謠。

「遇見什麼事了，這麼開心？」李時珍好奇問道。

「採了這麼大一筐的毛蓼，我當然高興啊。」

「你呀你！」李時珍笑著搖了搖頭。

「咦，師父您快看那兒！我沒記錯的話，那可是火炭母草？」龐憲手指著一叢植物，不確定地看向李時珍。

「對，沒錯。」李時珍肯定道。

「我記得有一年建元因腸炎而拉痢疾，您便用了火炭母草這味草藥。不過詳細的藥方我記不起來了。」龐憲不自覺地皺起了眉頭。

「我是將三錢半火炭母草與等量小鳳尾以及布渣葉一同煎水給建元喝的。」李時珍補充道。

「對！沒錯！那時我便特意學習了火炭母草這味藥材。」龐憲興奮地說道。

「哦？那你給為師講講吧？」李時珍眉問道。

「咳咳。」龐憲清了清嗓子，說道，「首先，這火炭母草是一種多年生的草本植物，並具有木質的基部以及較為粗壯的根狀莖。其莖部具毛且直立向上生長，其上具有縱向分布的棱，且分枝較多。它的葉片有長卵形和卵形兩種，全緣生於邊緣處，且不具毛，葉柄較短。火炭母花於七到九月開放，花朵生於葉腋處或頂端，且聚集為圓錐狀頭狀花序；苞片為寬卵形。其瘦果也為黑色的寬卵形，但是並無光澤。」龐憲一邊採摘火炭母草一邊繼續說道，「其次，火炭母草除了可以治療痢疾外，它與金海沙、雞骨草、白雞冠花等草藥相配伍時，還可治療赤白痢、白喉、婦女帶下以及濕熱黃疸之症……。」正說著，龐憲突然停頓，看來是不記得後面的內容了。

「火炭母草以地上部分入藥，它性涼，味辛且苦。火炭母草有清熱解毒、涼血利濕、舒筋活血以及明目之效，內用可治療泄瀉、肺熱咳嗽、百日咳、癰腫、濕疹、眩暈耳鳴、咽喉腫痛之症，外用可治療跌打損傷。」李時珍幫徒弟補充道。

「對對對！完全正確。」龐憲連忙點頭，又想起來道，「《本草圖經》中說它可『去皮膚風熱，流注骨節，癰腫疼痛』。多採一些回去，以備不時之需！」龐憲說著，七手八腳地採摘起來。

「慢點兒，不用著急，你看看，慌亂成什麼樣子了。」李時珍苦笑著搖搖頭，上前來幫忙。

「師父，您又偷著樂什麼呢？」龐憲歪著頭不解。

「你看看你這副模樣，渾身髒兮兮的……。」

龐憲低頭看了看自己的衣服，不僅衣角褶皺，上面更是沾滿大片泥土。龐憲不由得用手蹭了蹭鼻子，不蹭倒好，這一蹭，反倒將手上的灰塵給蹭了上去，活生生多出一撇小鬍子來，這模樣更是令李時珍大笑不止。

「師父，您就知道嘲笑徒兒！」龐憲嘟著小嘴說道。

「一會兒找處乾淨的地方，給你好好洗洗。」李時珍笑道。

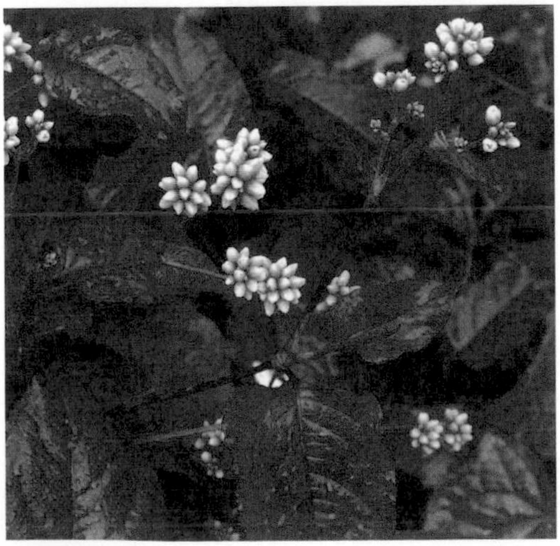

利尿、解毒、消膿腫之藥

三白草

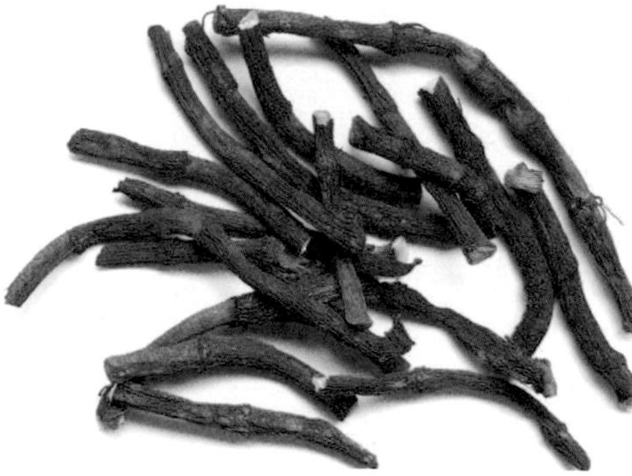

「三白草……三白草……在哪裡啊……。」龐憲對應著本子所做的記錄，尋找著藥櫃裡所缺少的藥材。

「奇怪，怎麼一直未見到三白草？」龐憲自言自語的說著。

「等一下。」李時珍向龐憲喊道，「這麼快就不記得三白草的特徵了？」

「我才沒有忘記呢！」龐憲立刻反駁道。

「三白草是一種濕生草本。其莖粗壯，其上長有縱向生出的棱以及溝槽，下半部分緊貼於地面，且上部為綠色。葉片為闊卵形至卵狀披針形，且為紙質，上下均不具毛，較小葉生於上部，形狀近似花瓣狀；葉脈最多可生出七條，並且具清晰的網狀脈絡；葉柄較短且無毛。三白草的花開於四到六月，且為白色花序；花梗較長，其上無毛；苞片為近匙形，並緊密附著在花梗處。三白草的果為近球形，外表具有突起。師父您看，徒兒一點也沒忘記！」龐憲噘著小嘴道。

「明明記得這草藥的外形特徵，卻找不到它，可見你還是不夠用心啊。」李時珍無奈地搖頭道。

「我……」龐憲剛要開口說什麼，便聽見身旁傳來一陣說話聲。

「妙兒快過來，我找到三白草了。」

「感謝上蒼，我的病可有救了。」

龐憲看向斜上方的位置，兩位說話的姑娘身旁，生長的正是一簇簇的三白草。龐憲不由得撇了撇嘴，這下可丟人了，龐憲暗自想著。

「師父，我們也去採一些吧。」龐憲小聲向李時珍說道。

李時珍微笑著點了點頭。

「奶奶跟我說，將新鮮的三白草葉子，搗爛後敷在患病處，每日敷兩次，很快就可以痊癒的。」藍衣女子說道。

「姐姐可是生了什麼病嗎？」龐憲好奇地問道。

兩位姑娘先是一愣，繼而你看我我看你，兩人都不說話了。

「冒犯了，這是隨我學醫的徒兒。他不過是對病症好奇，一時魯莽，還請姑娘不要介意。」李時珍趕緊為龐憲緩頰。

「沒關係的。」叫作妙兒的姑娘開口道，「其實我也不知道我這是什麼病，只是臉上生了許多膿瘡，又紅又腫，有時還會疼痛，聽說三白草可以治療此症，我們才來此採藥的。」說著妙兒將臉上的面紗揭開，只見她的臉上生有大片的紅、紫色膿腫，有的已有黃色膿水流出。要不是生了病，想必是位美麗的姑娘。

「在下是位郎中，可否為姑娘診上一脈？」李時珍開口道。

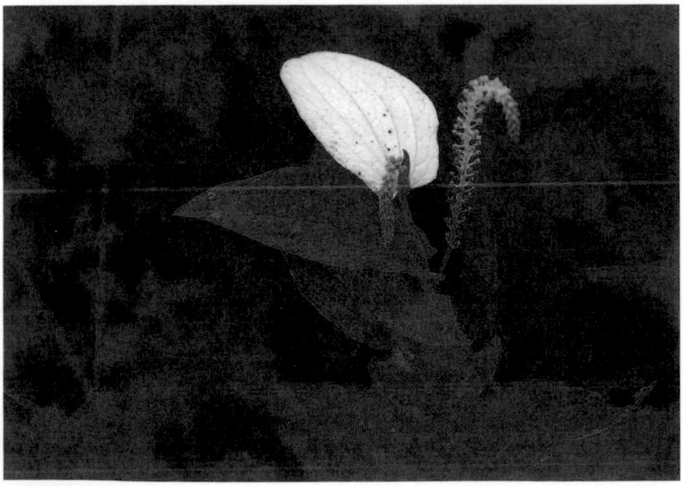

「真的嗎？您是位大夫？那真是太好了！」藍衣女子開口道。

李時珍為那妙兒診脈過後，眉頭微微皺起，告訴她道：「你的病為疔瘡。起初為皮膚不潔生出帶有白尖的痘，後又因手或針等外物將其擠壓弄破，進而引發火毒侵襲，而邪熱藏匿於皮膚，遂出現疔瘡腫毒之症。此病不可輕視，毒熱會四下流竄於經脈，若攻於臟腑，情況則會更加危急，甚至傷及性命。」

「大……大夫，我這病可還有法子救治？」妙兒頓時眼淚汪汪地詢問道。

「按照剛才那位姑娘所說的藥方便可治癒，但不可再拖下去了。」李時珍囑咐道。

「今日幸好遇見了您，否則我被這病症拿去了性命恐怕也全然不知。您的救命之恩，我無以為報……。」妙兒含淚說道。

二人作別李時珍後，便匆匆下山了。

「生得如此好看的姐姐，竟害了這樣的病，真是有點可惜……。」龐憲不自覺地感慨道。

「三白草的藥性可還記得？」李時珍敲敲小徒弟的頭，問道。

「哎呀，師父，您可真掃興。」龐憲小眼珠轉來轉去的。

「看來你這是在埋怨師父了？」李時珍假裝生氣地說道。

「不敢不敢。」龐憲立刻露出諂媚的笑容，道，「我背就是了。三白草以乾燥的地上部位入藥，其性寒，味辛、甘，能歸於肺經以及膀胱經。它有清熱解毒、利尿消腫的效果，對於患有水腫、濕疹、瘡瘍腫毒、小便不利、淋漓澀痛之症之人，有極好的療效。不過脾胃虛寒之人可千萬不能用。」

「這還差不多，摘完三白草我們便繼續趕路吧。」李時珍囑咐道。

「是，師父。」龐憲喊道。

化痰止咳的特效藥

虎杖

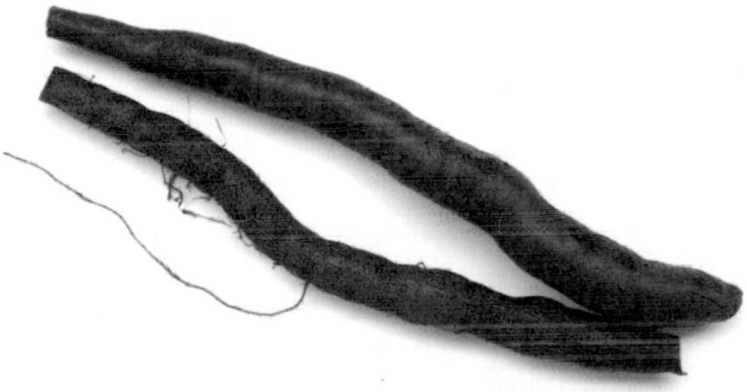

「師父，師父……您等等我啊！」龐憲揹著一竹筐草藥跟在李時珍身後，並不時哀號道，「師父，我……我不走了，我走不動了。我要休息一會兒，打死我我也不走了……」，龐憲一屁股坐在了地上。

「前面有一處小溪，溪旁還有樹蔭可以乘涼。我們再走幾步，到那裡去休息，順便吃午飯吧！」李時珍鼓勵徒弟道。

「午飯！」一聽到吃，龐憲立刻來了精神，「您這麼一說，我倒真覺得餓了。」龐憲摸了摸自己的肚子？立即站了起來，向前方跑去。

「你這孩子，不是累到走不動了？怎麼還這麼能跑……。」李時珍也快走兩步追了上去。

「師父您快點，這邊風景又好，又涼快。」龐憲邊跑邊回頭看李時珍，不時催促著。

「師父，您猜我看見什麼了！」過了一會兒，龐憲在樹叢的另一邊喊道，「師父，您快過來！」

待李時珍氣喘吁吁地趕到，龐憲早已盤著腿坐在一塊大石頭上等他。

「你這個……小傢伙，跑得倒是快……。」李時珍也累得一屁股坐在地上。

「師父，您太慢了，我都把虎杖採摘完了。」龐憲咬著一根狗尾草，悠閒地說道。

「虎杖，你什麼時候認識了虎杖這味藥材？」李時珍問道。

「這是祕密！」龐憲得意地說道。

「既然如此，說說虎杖的特徵讓為師聽聽。」李時珍頗帶懷疑地說。

龐憲立刻回答道：「虎杖為多年生的草本植物，且具有橫向生長的根狀莖。其莖內空且外無毛，粗壯且直立生長，有縱向棱生於其上，表面具有凸起。其葉片有卵狀橢圓形以及寬卵形之分，革質，全緣生於邊緣，上下面均無毛，凸起也生於葉脈處，托葉為褐色鞘膜質，無毛且較早脫落。虎杖的花開於八到九月，花開於葉腋處，並形成圓錐狀花序；花梗較短；花被為淡綠色。虎杖的蒴果為卵形，且有黑褐色的光澤。」

「還算過關。」李時珍略點了點頭，「我猜，虎杖的藥性你肯定不知道。」李時珍挑了挑眉說道。

「師父，您可別小瞧我，我可是深藏不露的！」龐憲做了個鬼臉。

「哦？那你再說說看。」李時珍看著小徒弟笑著說。

龐憲吐了吐舌頭，調皮道：「那您聽我慢慢說。虎杖以乾燥的根、根莖入藥。其性微寒，味微苦，能歸於肺經、膽經以及肝經。虎杖有清熱解毒、散瘀止痛、化痰止咳、利濕退黃之效，患有淋濁、風濕痹痛、癰腫瘡毒、時疫流毒、跌打損傷、肺熱咳嗽以及濕熱黃疸等病之人，多

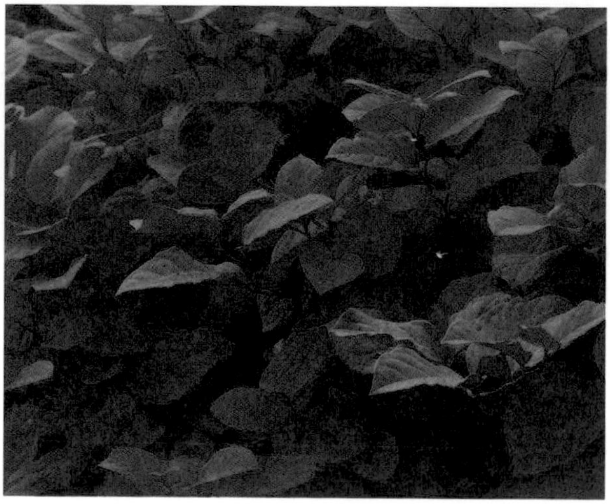

以虎杖來治療。此外，虎杖與牛膝、土瓜根、沒藥、凌霄花等藥材相配伍，可治療月經不通、宿血、月水不利之症。但是此藥使用也有禁忌，懷有身孕之人不可用。」

李時珍贊同地點了點頭，還未開口，龐憲卻先開口道：「師父，您知道我為什麼對虎杖的記憶如此清楚嗎？先前我眼睛疼，正在敷藥時，有一男子來看病。我雖然看不見，但是您說的話我全都記在心裡了。那男子從高處摔落，導致小腿骨折，而傷處常有瘀血聚集不散，您給出的方子裡便有虎杖這味藥材。我還記得您用了二兩虎杖與一兩赤芍藥，將其搗羅為散，讓那男子每次以溫酒服用三錢匕。幾日後，那男子便登門來道謝了。還有一次，我娘親告訴我，我的一個遠房姐姐，遲遲未來月事，於是找了個鈴醫為她瞧病。那鈴醫醫術不精，將我姐姐診斷為血瘀閉經之症，我姐姐喝了帶有虎杖的湯藥，導致流產。原來我姐姐那時已有身孕，是萬萬不可服用虎杖的。」龐憲說著，聲音有些哽咽，眼神裡充滿了悲傷與恨意，咬牙道，「所以從那時起，我便告訴自己，一定要學好醫術，絕不能成為害人的庸醫！」

李時珍走到龐憲身前，抱了抱這個個子不高、皮膚略黑的少年，他好像又長高了一些……。

通淋利尿的藥材

萹蓄

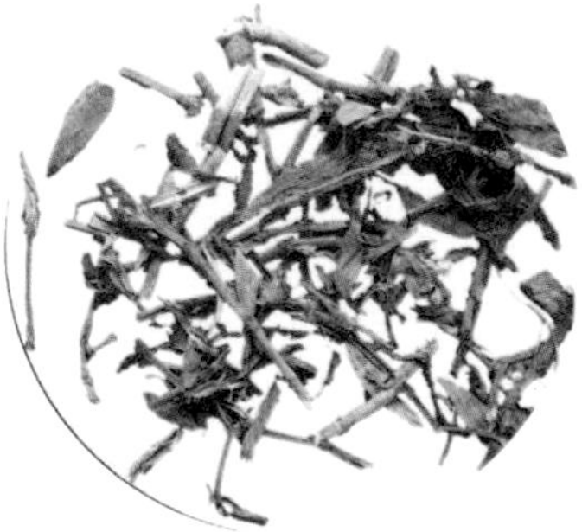

龐憲到底還是個孩子，這小孩的脾氣可不是大人能摸透的。剛剛還沉浸在悲傷之中的龐憲，一吃起來似乎便已將先前之事拋在腦後。李時珍本想好好安慰一下這孩子，但目前看來，怕是可以省下了……。

「師父，師母做的餅可真好吃！比我娘親做的好吃多了！」龐憲一手抓著餅，一手拿著水壺，嘴裡咀嚼著食物，還不時讚美幾句。

「好吃就多吃點。你正是長身體的時候，可不能缺了營養。」李時珍回道。

「咦，是李大夫嗎？」一個響亮且尖細的聲音在二人身後響起。

師徒倆回過頭去，原來是張大嬸。張大嬸是縣裡出了名的熱心腸，誰家遇著點困難，只要她能幫的上她都會去幫，因此也得了個好人緣。

「真是巧了！我今日去藥堂找您瞧病，誰料藥堂關著門，我便想自個上山來找找草藥，沒想到在這遇見你們了！」張大嬸激動地說道。

「張大嬸，您生了什麼病？哪裡不舒服嗎？」龐憲連忙問道。

「不是我，是我家小孫子。他日日鬧肚子疼，臉色也鐵青，有時鬧得厲害了連飯也吃不下。李大夫，我這小孫子是不是肚子裡有蟲啊？」張大嬸皺著眉頭問道。

李時珍思忖片刻後道：「應該是蛔蟲病。治療此病需取十斤萹蓄，細判過後，加入一石水，煎濃湯讓孩子空腹服下，蟲自下，病癒。」

「果然如此！那這萹蓄長什麼樣呢？」張大嬸急忙問道。

「我知道！我知道！」龐憲舉著手大聲喊道，「萹蓄是一年生的草本植物。其莖有些匍匐生長，有些斜向上生長，基部具有較多分枝，表面長有清晰的縱向溝紋以及節。葉片為披針形至橢圓形，互生具較短的葉柄，上下面不具毛但具全緣。萹蓄的花開於六到八月，花朵於葉腋處簇生，最多可開至十朵；花梗較短；苞片全為透明膜質；結果後，花被邊緣由綠色變為粉紅色。萹蓄的瘦果藏於花被內，外形為卵形，顏色較黑。」

「憲兒現在可真是不得了，什麼藥草都知道，分明是個小郎中了。你看我這個老糊塗，你說了這麼多我也沒記住多少，我怕是找不著萹蓄這味草藥。」張大嬸有些侷促地說道。

「不要緊的，我一會兒採了萹蓄給您送家裡去！」龐憲笑著說道。

「那可真是太感謝你們了！」張大嬸不住地道謝。

「沒什麼的，舉手之勞而已。張大娘您快回去照顧孫子吧，草藥的事交給我！」龐憲再次說道。

「那是再好不過了，那我這就下山……。」張大嬸欣喜地下山了。

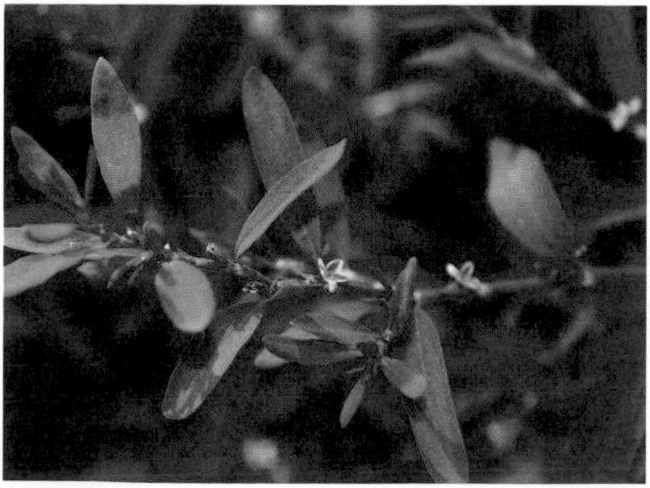

待張大嬸走後，李時珍開口道：「憲兒幾時這般乖巧懂事了？」

「師父，您就拿我尋開心吧！」龐憲決定趕快吃完手裡的餅。

「那這萹蓄的藥性……。」李時珍看向徒弟。

「師父，我知道您要說什麼。」龐憲喝了口水，從善如流地回答道，「萹蓄以全草入藥，它性微寒，味苦，能歸於膀胱經。萹蓄可以治療小便短赤、蟲積腹痛、熱黃疸疾、肛部濕癢以及皮膚濕疹之症，因其有利尿通淋、殺蟲止癢之效。萹蓄與燈芯百莖、滑石、大黃、車前子、瞿麥、木通等藥材同用時，亦能治療小便不通、熱淋澀痛、心經邪熱之症。《本草求真》一書中曰，『功專利水清熱。除濕殺蟲。是以小兒病。女子陰蝕浸淫瘙癢疽痔諸病。無不借此以為主治耳』。」

「看來真是難不倒你了！」李時珍微笑道。

「我早就說了，我可是深藏不露呢！」龐憲吃得越起勁了。

「吃完之後我們可要繼續趕路了，不然天黑才能回去了。」李時珍道。

祛風止癢的「扎人球」

蒺藜

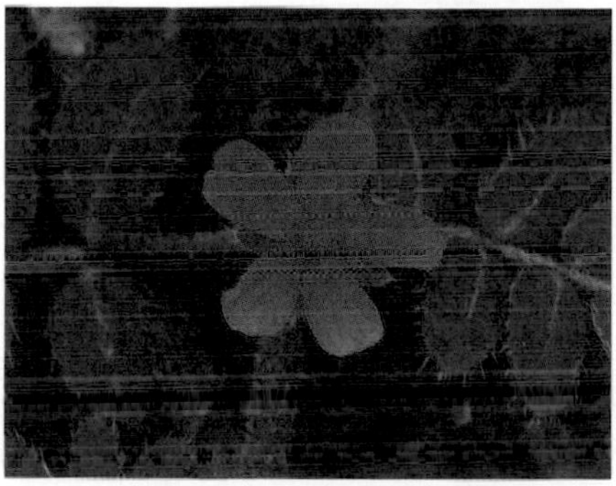

「憲兒，你慢點走！」李時珍在龐憲身後不停叮囑著，「前面有個土坡，小心一點！」

「哎呀，師父您放心吧。您總是不停嘮嘮叨叨的，我耳朵都要起繭子了！」龐憲嘟嘟囔囔地說道。

「啊！」突然龐憲腳下一滑，整個人失去了重心，一路順著土坡滾了下去。

「憲兒，憲兒……你怎麼樣？」李時珍趕快跑了過去。

「哎喲，師父……。」只見龐憲躺在地上痛苦地叫著。

「來，快起來，有沒有哪裡受傷？」李時珍小心攙扶起龐憲。

「哎哎哎……師父、師父……屁股、屁股……我屁股疼……。」龐憲邊起身邊叫喊著。

「扎到東西了。」李時珍將龐憲屁股上的幾顆物體取下，並拿給龐憲看。

「可扎死我了。」龐憲揉著屁股說道：「師父，有沒有止痛膏啊？我屁股疼。」龐憲不開心地噘起了小嘴。

「你啊，方才就叫你慢點跑，要看清腳下的路，你卻嫌棄為師囉嗦。現在可好，摔了一跤，心裡可是舒服了？」李時珍責備道。

「師父，我都摔得這麼慘了，您就別責備我了。」龐憲嘟著小嘴，撒嬌道。他看了看師父手裡的東西，一把抓起來扔到地上，喊著：「都怪這破玩意，可扎死我了……。」說著便用腳使勁將扎了他的物體碾碎。

「發洩完了可不准再破壞草藥了。」過了一會兒，李時珍說道。

「啊？草藥？剛才扎我屁股這東西是草藥？」龐憲的小眼珠瞪得圓溜溜的。

「對，這種草藥叫蒺藜。」李時珍告訴徒弟道。

「師父……」龐憲二話不說撿起地上的幾顆已被自己碾破了的蒺藜，邊觀察邊伸出手去拉李時珍。

拗不過龐憲，李時珍便解釋道：「蒺藜是一年生的草本植物。它的莖無毛且平向生長。葉片為偶數羽狀複葉；其小葉有斜短圓形以及矩圓形之分，互生且具全緣。它的花開於五到八月，花朵生於葉腋處，花色為黃色，花朵生有五瓣；花梗較短；花萼五枚。蒺藜的果具被毛或無毛。」

「那藥性呢？這『扎人』的草藥能治什麼病呢？」龐憲再次追問道。

李時珍無奈地搖搖頭，認真講解道：「蒺藜性微溫，味苦、辛，能歸於肝經。蒺藜有活血明目、祛風止癢、平肝解鬱的功效，對於患有胸脅脹痛、風疹瘙癢、乳閉乳癰、頭暈目眩之人極為有效。當蒺藜與胡麻仁、金銀花、小茴香、沒藥、當歸等藥材相配伍時，還能治療身體風癢、全身浮腫、氣腫痛以及翳障不明之症。但是蒺藜有小毒，使用時一定要注意藥量。」

「這麼說來，陳爺爺的胸痹之症也可以用蒺藜來治療了？」龐憲立刻想到了先前來看病的陳爺爺，「我記得您說過，陳爺爺上了年紀，身體虛弱，腎氣不足，再加之精血漸少，遂無法

治療胸痹之症的蒺藜藥方

對症：腎陰虧虛引起的胸痹之症。

藥材：蒺藜一斤。

用法：將蒺藜，連刺炒熟後研磨為末，每日早、中、晚各以白湯調和四錢服用。

帶動陽氣，使氣運行，進而引起腎陰虧虛，因五臟得不到好的補給，於是出現胸痹之症，胸痹之症的病機正是心脈閉阻。那師父，蒺藜可以治療陳爺爺的病嗎？」龐憲急切地問道。

「想不到憲兒已經可以舉一反三了！你說得沒錯，其藥方為，取一斤蒺藜，連刺炒熟後研磨為末，每日早、中、晚各以白湯調和四錢服用。」李時珍頗欣慰地說道。

「雖然我還是不太喜歡這『扎人』的草藥，不過看在它有如此多功效的份上，我就採摘一些吧！」龐憲興高采烈地採著蒺藜。

「屁股還疼不疼？」李時珍關切地問道。

「其實本來不疼了，但是您一問，突然又疼了起來。」龐憲說著又揉了揉。

「你啊你！除了屁股疼，還有其他哪裡受傷嗎？」李時珍繼續問道。

「唔……好像沒有了！」龐憲笑道。

疏風、止血的涼藥

穀精草

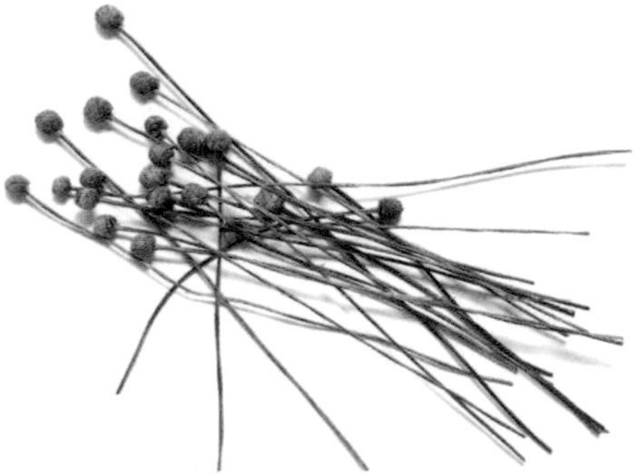

龐憲繼續跟著李時珍採摘草藥。雖然剛剛摔了一跤，但絲毫不影響龐憲學習藥理知識的勁頭。看他這架勢，估計早就將跌倒的事情拋在腦後了。

「怎麼還流鼻涕了」，龐憲走著走著，只覺鼻腔一熱，一股暖暖的液體流了出來，「啊！是血！」龐憲看著手上的鮮血不禁大叫道，為了防止血液流出，龐憲下意識地將頭仰了起來。

李時珍趕忙呵斥道：「身體前傾，不要仰頭。」

龐憲按照李時珍的話身體向前。「你的頭向後仰起會導致血液流進口腔內，若是有血液被吸進肺部，是很危險的事情。」李時珍解釋道。

不一會兒，龐憲的鼻血便止住了，他又像之前一樣蹦蹦跳跳起來。

「師父，您說我怎麼還流鼻血了呢？肯定是方才滾下土坡，撞到了鼻子……。」龐憲摸著自己紅紅的鼻頭說道。

「師父，您快看，前面那一片小花真好看！是接骨木！」看到路旁的野花，龐憲興奮地喊道。

話未畢，他便挨了李時珍一掌，「哎喲，師父您打我做什麼？」

「說話之前想也不想，想到什麼就說什麼，這可不是個好習慣。你走近看看，那到底是什麼？」李時珍教育道。

龐憲撓著頭，蹲在地上看來看去，嘀咕道：「這樣仔細一看，確實不是接骨木，估計就是個普通野花吧！」龐憲剛要起身，便被李時珍一把按住。

「師父，您就不能對病人溫柔點嗎！」龐憲瞪著眼睛大叫起來。

「這可不是野花，這是穀精草，是一種草藥。」李時珍不理徒弟的暴躁，面無表情說道。

一聽到草藥二字，龐憲二話不說，連根拔起草藥就往自己的竹筐裡扔。

「夠了夠了。你把草藥全都採了回去，讓其他人怎麼辦？」李時珍見徒弟莽撞的樣子，直搖頭。

「那好吧。那您給我講講這穀精草是何物吧！」龐憲立刻露出討好的笑容。

「好好，給你講。這穀精草是一年生的草本植物。其具有較多細軟且濃密的鬚根，但不具莖。基生葉片為線狀披針形，仔細觀察，能看到葉片上具有透明的方格，這是縱脈與橫脈交叉形成的。穀精草於七到十二月開花，花期較長，花為頭狀花序；

止鼻血的穀精草藥方

對症：氣血上逆所導致的流鼻血。
藥材：穀精草適量。
用法：將穀精草搗為末，將二錢粉末加入熱湯內服下即可。

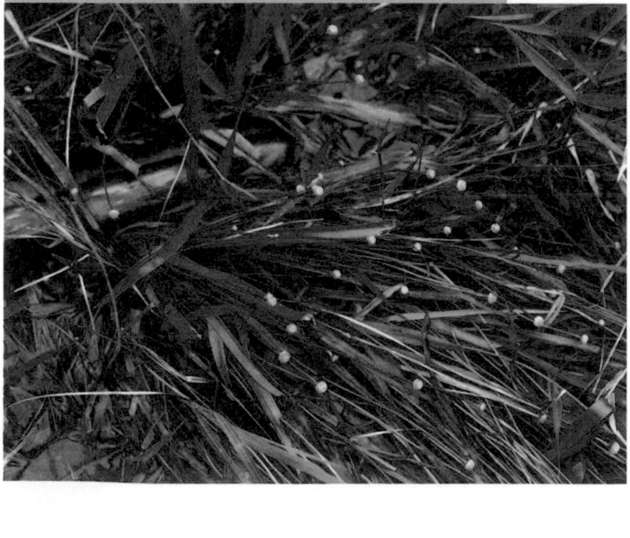

苞片為倒卵形。穀精草的蒴果是三棱狀的球形。其種子則是長橢圓形，表面生有茸毛。」李時珍不慌不忙地說道。

「那它的藥性呢？這穀精草可以治療哪些病症呢？」龐憲追問道。

「穀精草以乾燥的頭狀花序入藥，其性平，味甘、辛，歸於肺、肝二經，它有疏風散熱、明目退翳之效。穀精草單方入藥可治療偏正頭痛、風熱目赤、風熱頭痛、腫痛羞明之症。而它與銅綠、赤芍、龍膽草、麝香、生地、紅花、茯苓、甘草、牛蒡子、木通、防風等藥材相配伍，還可以治療腦風頭痛、牙齒風疳、目赤翳障之症，它與羊肝、豬肝等一同入藥，還可治療小兒手足掌心熱、晚間突不見物之症……。」李時珍詳細地講解道。

龐憲突然間站立起來，像先前那樣身體前傾著。

「又流鼻血了？」李時珍趕忙為龐憲診脈。

「師父，我的鼻子是不是撞的太厲害了？怎麼一直流血？」龐憲邊擦著鼻血邊說道。

「你這是氣血上逆所致。鼻開竅於肺，肺火較旺，因而導致鼻衄之症。將穀精草搗為末，將二錢粉末加入熱麵湯內服下即可。回去之後，讓師母為你煮碗湯麵吃了，很快便會痊癒。」李時珍安慰徒弟道。

「師父，我覺得今日大概是不宜出行。我先是中了暑，然後摔了一跤，現在又不斷流鼻血……，這悲慘的一天快快結束吧！」龐憲無奈地說道。

經龐憲這麼一說，李時珍想了想這一天裡發生的事，也不自覺地笑了出來，對徒弟道：「那我們快些趕路，早點回家吧！」

清熱利濕的聖藥

海金沙

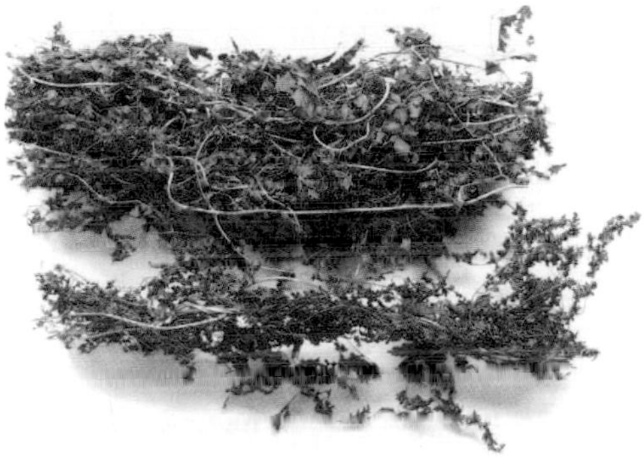

忙了一天，李時珍與龐憲的藥筐裡盛滿了草藥，揹著沉重的藥筐，龐憲的小身子越發彎曲了。

「先在這裡休息一會吧！」李時珍提議道。

「師父，您終於想休息了……」龐憲苦著臉說道，「我這腿都要失去知覺了。」

「怎麼體力還是如此差，每每上山採藥都要哀號一番。」李時珍擼起袖子，邊整理著藥筐裡的草藥邊說道。

「師父，我今日可是生了病，我還是個病人呢！」龐憲抱著胳膊說道。

「為師也知道，讓你小小年紀便跟著為師東奔西走，風餐露宿，真是苦了你了。」李時珍說著，嘆了口氣。

龐憲一聽師父這樣說，哪還敢抱怨，忙站起來道：「師父，我不累，我一點兒也不累了，真的！我們繼續趕路吧。」

李時珍卻仍坐在地上不動，表情深遠地看著龐憲，也不說話。

這下可把龐憲急壞了，以為師父真的生氣了。他連連認錯道：「師父，我真的錯了。我以後再也不抱怨了。」

李時珍撫摸著徒弟的頭，想了想，說道：「剛才你中暑昏倒，你父親急得如同熱鍋上的螞蟻，卻因為我在場，他不便說什麼。我卻知道，他是十分心疼你的。」

龐憲想起父母，也有些傷感，說道：「憲兒跟師父在一起學醫術，學本事，長大了可以治病救人，爹娘一定會開心的。」

李時珍見徒弟這樣懂事，心中很是欣慰，便道：「採完藥回去，過兩月你便回家看看父母吧。與家人團聚一番，好叫他們放心。」

龐憲點點頭，答應道：「是，師父。」

師徒倆坐著說了會兒話，直到李時珍發現徒弟背後的一叢草有些特別，讓他拔給自己看。

「沒錯，就是它。」李時珍喃喃自語道。

龐憲見師父拿著一把草自言自語，忙湊過去，好奇地問道：「師父，這是什麼草啊？」

李時珍道：「這是海金沙。」

龐憲更加好奇：「這麼說是一味草藥了？師父，您快給我講講這味草藥吧。」

「這海金沙是一種多年生的草質藤本，最高可長至五米。其根狀莖橫向生長，具毛且生於節上，節為黑褐色。鬚狀根同樣為黑褐色，質地較硬，並具被毛。對生葉較多，且生於短枝的兩邊，呈紙質且具短毛。營養葉為二回羽狀，細鈍齒雜亂生於邊緣，孢子葉為亂狀三角形。海

利濕的海金沙藥方

對症：脾胃病變，肚子脹大，還有喘病，嚴重起來甚至無法躺下。

藥材：海金沙一兩，白朮二錢，甘草五分以及黑醜（牽牛）一錢五分。

用法：將所有藥材一同煎水服用即可。

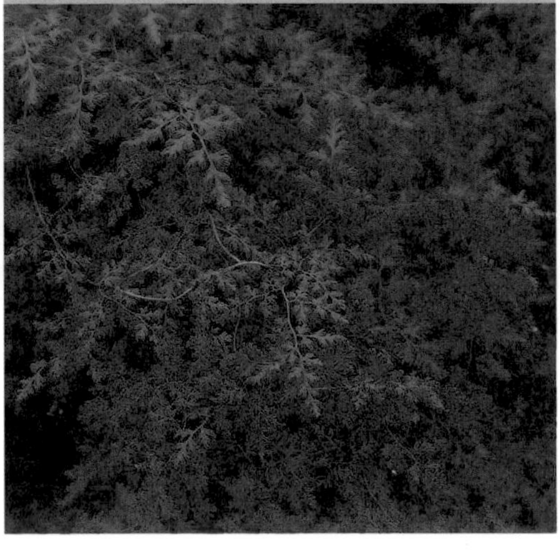

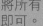

金沙具孢子囊穗，外表為黑褐色。」李時珍緩緩道來。

「海金沙有哪些藥性呢？適用於什麼病症呢？」龐憲追問道。

「乾燥的成熟孢子是海金沙的入藥部位，其性寒，味甘且鹹，能歸於膀胱經以及小腸經，它有清熱利濕、通淋止痛之效，對於石淋、血淋、尿道澀痛、熱淋以及膏淋之症有很好的療效。海金沙多方入藥時，比如與石葦、豬苓、澤瀉、肉桂、白朮、芍藥、蠟面茶、甘草、滑石等相配伍時，可治療諸淋之症、小便出血以及小便不通。」李時珍解釋道。

過了一會兒，李時珍問徒弟道：「你可還記得臨縣有一位肚大如船的漁夫？」

龐憲立刻點頭道：「記得！我記得那人不僅肚子大，還有喘病，嚴重起來甚至無法躺下。」

「沒錯，那人之病為脾胃腫滿，即脾胃病變。脾胃為氣血生化之源頭，是後天之本，當脾胃出了問題，便會影響水谷以及水液運化，遂出現以上問題。治療此病之方為一兩海金沙，二錢白朮，五分甘草以及一錢五分黑醜（牽牛），一同煎水服用即可。」李時珍道。

「嗯！徒兒全都記住了！」龐憲笑道。

「那咱們採些海金沙便回家吧！」李時珍道。

聽到師父的吩咐，龐憲立刻拿出工具幹起活兒來。

利濕消腫的酸甜「果子」

水楊梅

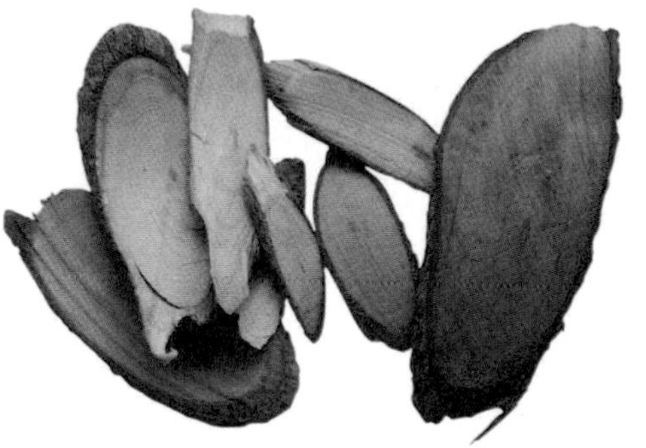

「師父……您快看啊！這植物怎麼長得如此新奇！有點怪異又有點好看！」龐憲撅著小屁股俯身看向地面的一簇植物。

「這是水楊梅。」李時珍回應道。

「楊梅？好吃嗎？」龐憲說著便將樹上的果子一把摘了下來。

「是水楊梅，一種草藥。」李時珍糾正道。

「啊？這居然是草藥？」龐憲一臉驚訝。

「水楊梅是一種落葉小灌木，最高可長至三米。它具有小枝，其上具赤褐色的毛；頂端生出的芽不易被發現。對生葉有卵狀橢圓形與卵狀披針形之分，無柄且為薄革質，並具有全緣。水楊梅的花開在五到十二月，花期較長，花朵單生於頂端或葉腋處，並形成頭狀花序；小苞片有線狀棒形與線形之分；花冠較短，且呈紫紅色。其蒴果為長卵狀楔形。」李時珍見到龐憲的反應，便知他早已將水楊梅忘了，於是重新為他講述了一遍。

「這水楊梅能治什麼病呢？藥性如何呢？」龐憲繼續問道。

「水楊梅以其地上部分入藥，其性涼，味苦且澀，能歸於大腸經、胃經以及脾經。它具有清熱解毒、利濕消腫之效，對於疳積、濕熱泄瀉、風火牙痛、痢疾、跌打損傷以及外傷出血等有極好的療效。水楊梅可多方入藥，若與三角泡、苦地膽等藥材相配伍時，可治療牙根腫痛、濕疹等症。」

「聽您這樣一說，我總感覺水楊梅這三個字在哪裡聽過……」龐憲皺著眉頭思忖著。

「現在想起來了？」李時珍反問道。

「難道我以前便學習過水楊梅這味藥材？」龐憲喃喃道，突然，他叫出聲來，「啊！對了！有一次您外出看診遲遲未歸，有一位老婆婆來藥堂看診，她的手肘以及膝蓋處擦傷，不停流血。那時我剛跟隨您學醫，連藥草都不認識，更別說看診了。剛巧門外有一鈴醫經過，老婆婆便找那人瞧了病。那鈴醫便是將新鮮的水楊梅的葉子搗爛後，敷在老婆婆的傷口處，不一會兒，血就停止了。而且老婆婆說，疼痛之感也減輕了不少。」龐憲一邊回憶著，一邊向李時珍描述那時的經過。

「哦，原來藥堂裡還發生過這種事。」李時珍笑道。

「我那時本來打算告訴您的，而且一直想向您請教水楊梅這味草藥。可是您回來之後，又忙著看診，我便將此事忘了。」龐憲撓著腦袋瓜說道。

「那你還記不記得，有一年中秋過後，有一少年上門看診，他牙齦時常出血，並且牙齦肥大，顏色深紅？」

龐憲歪著頭想了一會兒，隨即露出笑臉，道：「記得！那少年有牙根腫痛之症，您便是將水楊梅的葉花搗爛，敷在他的牙根處。幾日之後，那少年的病就好了。」龐憲拍了拍自己的腦門，「我可真是糊塗，遇見兩次的草藥也會忘記！」

「這次記住便好！」李時珍輕聲說道，「時候不早了，我們趕快下山吧，不然連渡船都沒有了。」

「嗯！我現在感覺精力滿滿，可以出發啦！」龐憲歡快地說道。

解毒利濕的「蜈蚣草」

倒地蜈蚣草

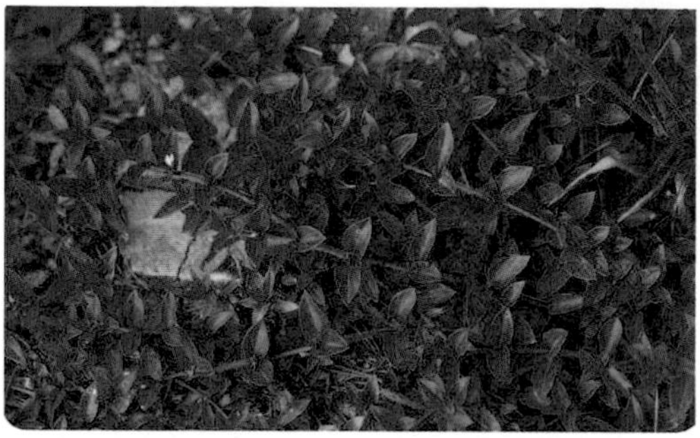

「終於到縣城了！」龐憲拖著疲憊的身子，艱難地行走著。

「走不動了？還是為師揹著你吧！」李時珍看龐憲有氣無力的樣子，再加之今日不斷受難，對這徒弟也是心疼不已。

「不用了師父，我還能走。馬上就到家了，不用擔心，我可以的。」龐憲臉上擠出一抹笑容。

「回家之後，讓師母為你煮碗熱麵湯，與二錢穀精草一同服下，你這流鼻血之症便可痊癒。還有，今日就不要熬夜看書了，早些休息，身體為重。」李時珍叮嚀道。

「知道啦！」龐憲回應道。

「李大夫啊，您可回來了！」突然有一個人影從門口竄出來。

「哎呀，嚇死我了！」龐憲驚叫道。

「實在抱歉啊，我是來找李大夫瞧病的。等了一天，終於等到你們了，方才略有魯莽，還請見諒。」那人說道。

「今日我與徒兒上山採藥，時間耽擱得久了些。兄台快請進。」李時珍將那人請進屋裡。

進了屋內，光線明亮起來，龐憲這才看清那人長相。大約二十歲出頭，身形健壯，相貌堂堂，身上雖沾有大片泥土，倒也沒有污濁邋遢之感，一隻手扶著手臂，想必是受了皮外之傷。

「李大夫，我傍晚跟隨家父上山捕蛇，不料被蛇咬了。本以為是無毒之蛇，但不適之感加重，怕是中了蛇毒，煩請您給看看。」說著，男子便擼起了袖子。

只見男子手臂有兩處齒痕，且呈倒八字形，齒痕顏色較深。

「有什麼感覺？」李時珍一邊檢查男子傷口，一邊問道。

「剛剛被咬之時，是麻麻的感覺，隨後又麻又痛之感逐漸加劇。」男子答道。

「傷口處出血較少，同時有血泡以及青紫瘀斑出現。」李時珍檢查完傷口，隨即為其診脈。

「大夫，這毒嚴重嗎？」男子眉頭緊鎖，問道。

「按我開的藥方服用，應是無甚大礙。」說完，李時珍看向龐憲道，「憲兒，將四兩倒地蜈蚣草搗出汁。」

片刻後，龐憲將搗好的藥汁拿過來，讓男子服下，又將搗爛如泥的倒地蜈蚣草敷在傷口處。

「三日後回來複診。」李時珍輕聲道。

男子謝別李時珍，便離開了。

「師父，倒地蜈蚣草除了有治蛇毒之效，還有什麼藥效呢？我先前一直看到藥櫃裡有這味藥材，但總是忘記向您請教。」龐憲抓著腦袋說道。

「倒地蜈蚣草以全草入藥，其性涼，味甘，能歸於膽經、肝經以及小腸經，它有清熱解毒、退黃利濕之效，它除了能治療蛇毒，還能治療小便不利、肝炎以及臃腫瘡瘍之症。倒地蜈蚣草單方入藥時，還可治療水熱燙傷、喉頭腫痛以及發背、對口等癰。」李時珍解答道。

「那它的外形特徵又是怎樣的呢？」龐憲急切地追問。

李時珍繼續說道：「倒地蜈蚣草為多年生的肉質草本，且整株植物不具毛。其根為纖維狀，根極易生長在近地面處。葉片形狀為倒披針形，且具全緣。其花開於五到七月，花朵生於頂端，形狀較小，且為聚散花序；萼片為寬披針形；黃色花瓣五片。倒地蜈蚣草的蓇葖果內長有種子，其種子不僅細小且為卵圓形，外表具有突起。」

「可是師父，既然這倒地蜈蚣草有治蛇毒之效，為何先前我們遇到的那個小女孩卻不能用呢？」龐憲所指的女孩是他們上次為馬老爺看病時，在路邊遇到的，她同樣中了蛇毒。

「那個小女孩脾胃虛弱，因而不能用倒地蜈蚣草。現在你可明白了？」李時珍說道。

「嗯！徒兒不僅明白，而且全部記住了。」龐憲笑道。

「先吃飯吧，吃過飯後好好睡上一覺，這些草藥明日一早再整理也不遲。」李時珍欣慰地說道。

「是，徒兒遵命！」龐憲應道。

利尿消腫又可解疔瘡之毒

半邊蓮

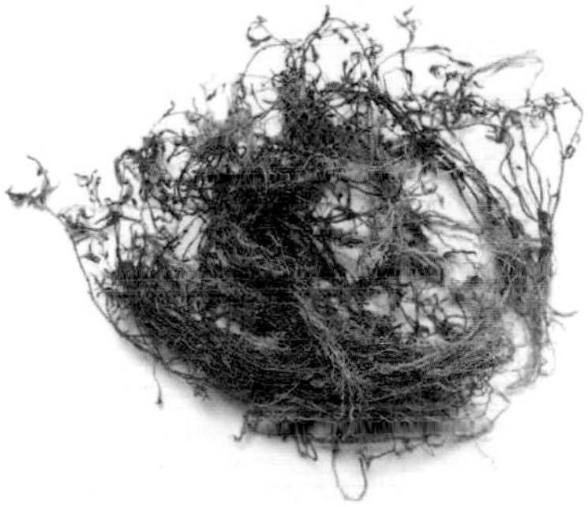

「李大夫，李大夫……。」門外傳來一陣腳步聲以及嘈雜的吵鬧聲。

「李大夫，求您救救我女兒吧！」只見一位女子抱著一個十多歲的女孩，身後還跟著一位男子。女孩臉色蒼白，半瞇著眼睛，並不時發出幾聲呻吟。

龐憲隨李時珍一同趕來，幫著將女孩安置在廂房內。

「都說了早點帶她來看病，你非不聽。現在好了吧，女兒現在病得這樣嚴重，都是你害的……。」女子大聲哭喊著。

「你還有臉說我，當初要不是你帶她出去遊玩，也不會惹得一身病症！」男子憤怒地指責著。

「二位可否安靜一些？我師父正在診病。」龐憲提醒道。

「聽見沒有，你給我安靜點！」男子再次大喊道。

「明明是你在大聲說話，你還好意思說我？你這個人簡直不可理喻……。」女子終於止不住地大哭起來。

「麻煩二位出去等候！」龐憲提高了嗓音說道，並用嚴厲的目光注視著二人。

二人走後，屋內安靜了許多，女孩重重喘著粗氣，臉色也由慘白變為紅色，但這並不是病情好轉之相，而是生病時才有的潮紅。

「你現在感覺怎麼樣？」李時珍輕聲問女孩道。

女孩昏昏沉沉地說道：「頭……頭疼，胃裡一陣噁心，很想吐……渾身沒有力氣，四肢酸疼……。」女孩斷斷續續地形容著，並掙扎著抬起手臂給李時珍看。女孩的手臂又紅又腫，摸起來很硬，並有黃色的膿水流出。

李時珍把脈過後，命龐憲將一把鮮半邊蓮葉與鹽粒一同搗碎，將其敷於女孩的患病部位。片刻後，便有黃水流出。隨後，龐憲又拿了沾水的手帕為女孩降溫。

「師父，她生的病可是疔瘡？」龐憲問道。

李時珍點點頭：「對。只不過這疔瘡生於四肢，也被稱為『疔瘡走黃』。」

龐憲抓住機會問道：「那這半邊蓮本來是哪種草藥呢？又有什麼藥性呢？」

「半邊蓮以乾燥的全草入藥，其性平，味辛，能歸於心經、小腸經以及肺經。它有清熱解毒以及利尿消腫之效，常用來治療泄瀉、痢疾、面足浮腫、蛇蟲叮咬、濕熱黃疸、濕疹、濕瘡以及癰腫疔瘡。半邊蓮多方入藥時，尤其與雄黃、白茅根、大黃、金錢草、砂仁、神曲、麥芽、虎杖、白花蛇舌草等相配伍，可治療寒韻氣喘、蜇傷、大腹水腫以及小便不利之症。再說它的外形，半邊蓮為多年生的草本植物。其莖纖細，且匍匐生長，根生於節處。互生葉片為橢圓狀披針形，具鋸齒或全緣。花開於五到十月，花期較長，通常開一朵花，並長於分枝的葉腋處；花萼為倒長錐狀；花冠有粉色與白色兩種。其蒴果為倒錐形，且種子為肉色橢圓形。」李時珍詳細地告訴徒

弟道。

龐憲若有所思地點著頭，手上也沒停止為女孩更換帕子。

「那這半邊蓮的使用有禁忌嗎？」龐憲繼續問道。

「虛證水腫之人萬萬不可用，一定要謹記！」李時珍叮囑道。

「水……渴……。」女孩緩緩睜開眼睛，虛弱地說道。

「給，慢點喝。」龐憲輕輕地將女孩扶起，餵她喝水。

「感覺怎麼樣？」李時珍輕聲問道。

女孩眨了眨眼睛，點點頭，開口道：「好多了，謝謝你們。」

「你這身子還很虛弱，今日便在這裡住上一晚吧。外面天色陰沉，怕是有雨之兆。我同你父母說好，讓他們明日來接你。」李時珍說道。

女孩點了點頭，肚子卻不經意發出了叫聲。

「餓了吧？我去給你找點吃的，先墊墊肚子。」龐憲笑著起身說道。

「宜清淡之物。」李時珍急忙囑咐道。

「我早就想到啦，師父！」龐憲笑著回應道。

解毒消腫的草藥

紫花地丁

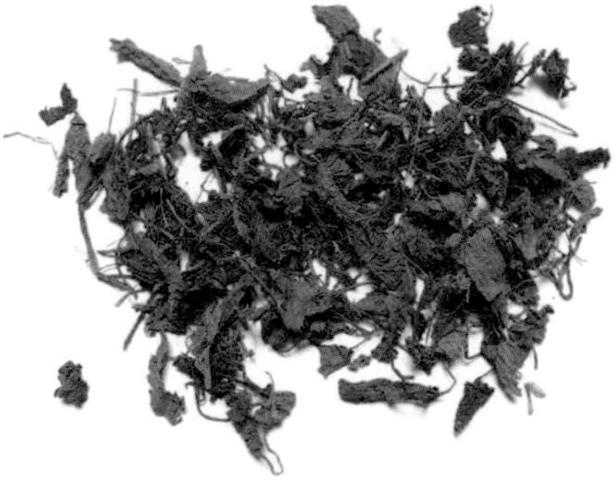

這天吃過早飯，龐憲便早早來到院子裡整理草藥，將草藥擇洗乾淨後，又一個個擺至竹篩內晾曬。全部忙完後，龐憲滿頭大汗地坐在地上。

「吃塊西瓜解解渴吧！」李時珍端著一盤西瓜過來。

「師父，這株草藥是什麼？我從未見過。」龐憲指著身旁一株植物問道。

「這是紫花地丁，它有清熱涼血，解毒消腫之效。」李時珍回應道。

「哦，那它有何藥性呢？」龐憲啃了口西瓜，問道。

「紫花地丁以全草入藥，其性寒，味辛且苦，能歸於心經以及肝經，對於治療蛇毒咬傷、疔瘡腫毒、丹毒以及癰疽發背之症極為有效。紫花地丁與蒲公英、金銀花、野菊花、紫背天葵子、黃花地丁相配伍時，還能治療各種疔毒，且以紫花地丁為君藥。」李時珍回答道。

龐憲連忙又道：「那它的外形特徵有哪些呢？現在這個樣子看來，徒兒不太能認得出紫花地丁。」

「紫花地丁是一種多年生的草本植物，且不具有地上莖。它具有短且直的淡褐色根狀莖，其上生有較多節以及細跟。基生葉為蓮座狀，並有三角狀卵形、狹卵形、狹卵披針形、長圓形以及長圓狀卵形之分，並有圓齒生於邊緣；葉柄較長；托葉為淡綠色或白色膜質。紫花地丁開花於四到九月，多為淡紫色或紫色，有長圓狀倒卵形和倒卵形之分；萼片有卵狀披針形和披針形之分，並有白邊生長於邊緣。其蒴果為長圓形，且表面不具毛，種子則為淡黃色的卵球形……。」

李時珍詳細地解釋道。

正說著，便有人來藥堂看診。

「龐憲！」一個跟龐憲差不多年紀的小女孩喊道。

「咦？你是小花？」龐憲猶豫片刻，隨即認出了面前的小女孩。

女孩用力點了點頭。

「你們可是認識？憲兒，這是你新交的朋友嗎？」李時珍疑惑道。龐憲跟隨李時珍看診以來，結交了不少朋友，有些就連李時珍也不認識。眼前的小姑娘李時珍就從未見過，也從未聽龐憲提起過。

「我曾在私塾讀過兩年書，她是我同學的妹妹。」龐憲解釋道。

李時珍點了點頭，道：「快請進吧！」

二人坐下後，小花身旁的老婦開口道，「我們家小花近來總是咳嗽，還時常頭痛，有幾次甚至因為嗓子疼而吃不下飯。」

李時珍聽後，立刻為小花把脈，又讓她張了張嘴：「舌頭偏紅，苔薄白，脈浮數，咽喉有些紅腫。咽唾液時可有疼痛以及發熱之感？」

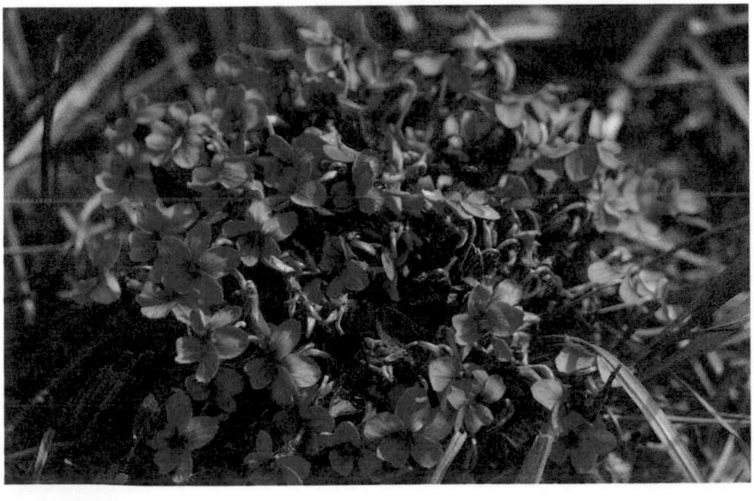

小花重重點了點頭。

「痰是什麼顏色？」李時珍繼續問道。

「黃色的。」小花低聲回答。

「這是喉痹之症，由風熱外侵引起，遂肺氣虛弱，衛外不固，也便是常說的肺衛不固證，不過並不是什麼大病。」李時珍轉身面向龐憲，道，「憲兒，去取些紫花地丁葉來。」

待龐憲將藥草取來，李時珍將其研磨過後放入碗內，用毛筆蘸入小花的咽喉，隨後命小花將其吐出。不一會，小花咽喉內的灼熱之感便減輕了許多。

「回去之後按此方法用藥，病好即停。」李時珍將藥方遞給小花姥姥，說道。

小花姥姥跟李時珍去取藥時，只剩龐憲與小花二人。

「原來你不讀私塾，是來跟隨李大夫學醫。」小花道。

「師父當年救了我的命，我父母便將我送過來跟隨師父學習。對了，你這病還需多多靜養。」龐憲關心地說。

「嗯，知道啦。」小花點頭道，隨即笑道，「你現在可真像個小郎中。」

「嘿嘿，真的嗎？聽你這樣說我真開心，不過我學識尚淺，要更加刻苦努力才行。」龐憲道。

「你一定會成為一名出色的大夫的！」小花笑道。

隨後，小花與姥姥告別了李時珍二人，便離開了。

活血除濕止頭痛之藥

鬼針草

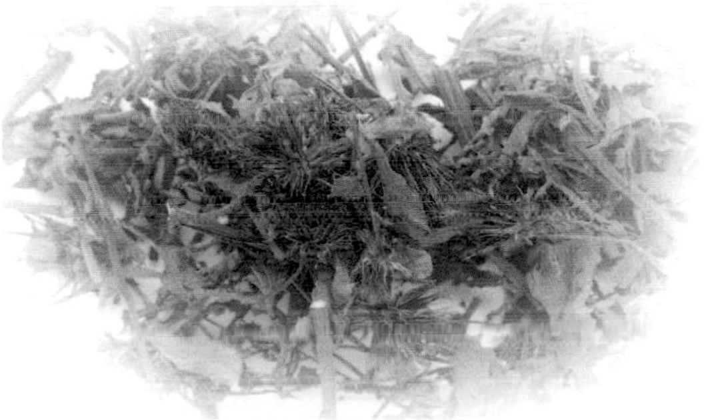

這日難得空閒，龐憲本想去看看小花的病情是否有所好轉，出門時，恰巧遇見了一位前來化緣的老僧人。

龐憲雙手合十，身體微微前傾道，「老師父好！」

龐憲本就心地善良，常跟隨師父外出，也見過一些僧人。加之師父也喜歡研究佛法，龐憲聽得多了，對佛門之人也都心存敬畏之心。

「阿彌陀佛，小施主這是要出門嗎？」老僧人問道。

「是的，我去看看先前的病人。」龐憲微笑回應道。

「可否打擾你一會兒？老衲想化些齋。」老僧人恭敬地說道。

「當然可以！您請進！」龐憲說著便將老僧人引進門，「您先請坐，我去去就來。」說著，拿起老僧人的圓缽向堂前跑去。

片刻，龐憲滿頭大汗地小跑回來：「老師父，讓您久等了，給您！」老僧人沒有回答。

「老師父？您還好嗎？」龐憲這才發覺老師父皺著眉頭，不住地用手捂著頭。

「您稍等，我去請我師父。」龐憲撒腿便向書房跑去，邊跑嘴裡邊喊著，「師父……。」

「發生什麼事了？慌慌張張的……」。李時珍放下手中的書問道。

「一位老師父……身子不舒服……」。龐憲大喘著粗氣說道。

聽到有人生病，李時珍立刻跟著龐憲前來那為老僧瞧病。

「老師父，您哪裡不舒服？可是頭痛？」李時珍見其模樣，便猜測與頭痛之症有關。

「哎，老毛病了，時常右側顳部疼痛。」老僧人臉上的表情依舊緊繃著，看起來極為不舒服。

李時珍立即為其把脈，問道：「您可是還有噁心想吐、懼怕響聲之感？」

老僧人點了點頭。

「此外，是否還很容易感到疲勞？」李時珍繼續問道。

「是的。其他症狀倒是還好，只是這裡一疼起來，簡直無法度日。」老僧人再次指向自己的顳部以及眼眶周圍。

「您這症狀為偏頭痛，您先在此稍作休息。我讓徒兒去為您煎藥。」說著，李時珍便吩咐道，「憲兒，去藥櫃取一兩鬼針草以及三枚大棗，我去藥堂燒火。」

沒一會，龐憲便將草藥取回來，李時珍將藥放入罐中煎熬。

「師父，這鬼針草還有治偏頭痛之效嗎？」龐憲問道。

化解偏頭痛的鬼針草藥方

對症：顳部局部疼痛，痛時疼痛難耐、想吐、懼怕響聲，易感到疲憊。
藥材：鬼針草一兩，大棗三枚。
用法：藥材與水一同煎服。

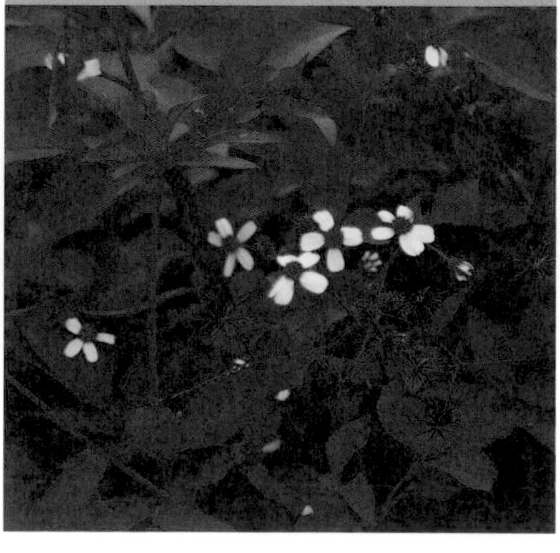

「當然。」李時珍應道。

「看來我記藥性時，的確太不認真了。我都不記得鬼針草還有如此功效。」龐憲撓撓頭道。

「哦？那你是如何記憶的？說予為師聽聽！」李時珍命令道。

「鬼針草能治療泄瀉、痢疾、疔瘡腫毒、蛇蟲叮咬、黃疸、咽喉腫痛以及跌打損傷之症，因其有清熱解毒、活血消腫以及祛風除濕之效。再者，鬼針草性微寒，味苦，能歸於肝經、脾經以及腎經。對了，它還能全草入藥。」龐憲答道。

「你說得沒錯。那它的外形特徵你還記得嗎？」李時珍追問道。

「記得記得！鬼針草屬一年生的草本植物。莖生葉為對生。葉柄較長。葉片羽狀分裂後有三角形以及鞭狀披針形之分，同時有鈍齒或細齒生於其邊緣處，上下具較短的毛。鬼針草的花開於八到九月，且為頭狀花序；花梗較長；苞片為條狀的橢圓形。其蒴果為條形，其上長有短毛。」龐憲忙道。

李時珍點了點頭，補充道：「鬼針草多方入藥，與柞木葉、青松針、當歸、川芎、丹參、蒲公英以及筋骨草相配伍時，還可治療急性腎炎、感冒發熱以及肝炎等症。」

說罷，李時珍將煎好的湯藥盛了出來。

「師父，我來吧！」龐憲將湯藥端至老僧人身前。

一個時辰後，老僧人的氣色恢復了許多，頭也沒有那麼疼了。

「今日可多虧了您，不然我定是還要受這病痛的折磨。您可真是行醫救人的活菩薩，阿彌陀佛！」老僧人感激道。

「哪裡哪裡，這不過是舉手之勞而已。」李時珍謙虛道。

「老衲四處化齋，身上只有這僅剩的一文錢，煩請李大夫收下。」老僧人道。

「老師父，您把錢收好。今日看病不要錢，藥材也是送給您的。」李時珍微笑道。

老僧人再次謝過李時珍後，便繼續上路了。

毒草

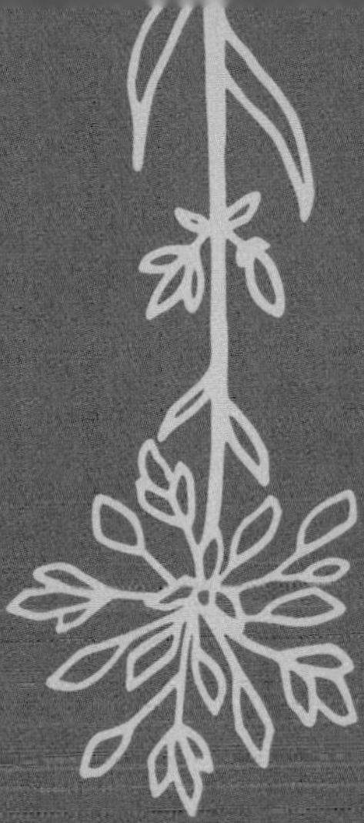

蕘花
醉魚草
石龍芮
蕁麻
海芋
鉤吻

大黃
商陸
狼毒
大戟
澤漆
甘遂
續隨子
莨菪
雲實
蓖麻
常山、蜀漆
藜蘆
附子
天雄
烏頭
白附子
天南星
蒟蒻
半夏
蚤休
鬼臼
射干
鳶尾
玉簪
鳳仙
曼陀羅花
羊躑躅
芫花

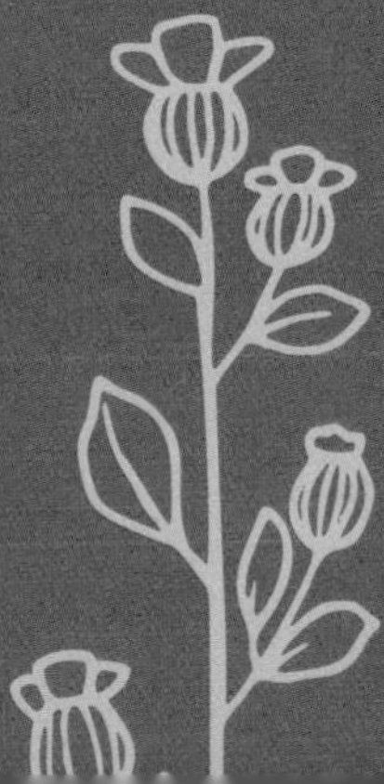

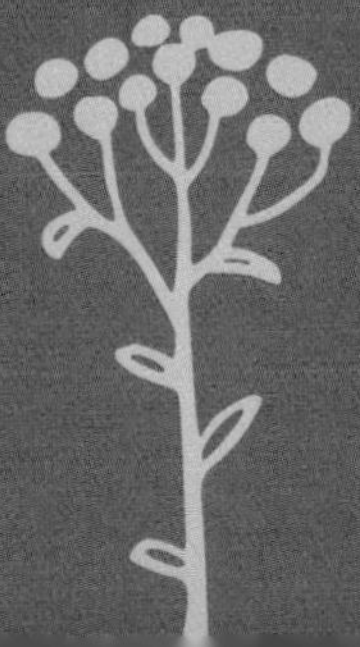

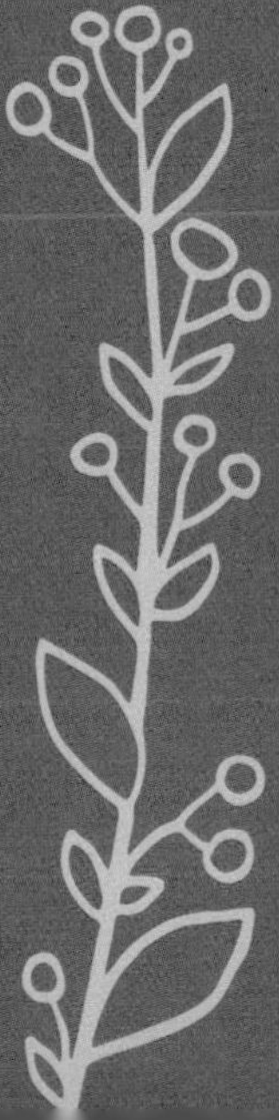

涼血解毒的血分藥

大黃

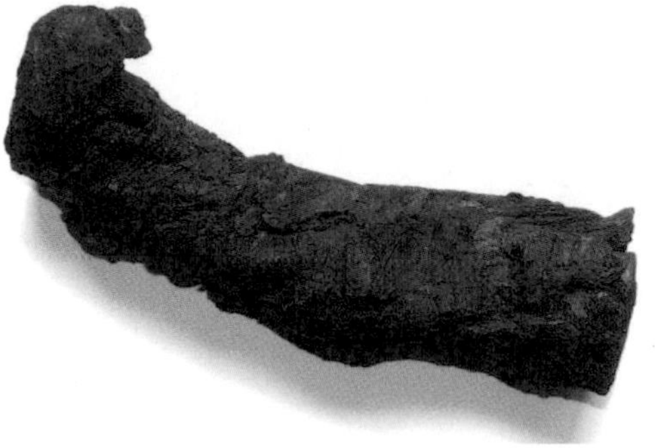

今日難得空閒，李時珍看了一會書，便來藥櫃處檢查草藥。雖然已經將整理草藥一事交與龐憲打理，但自從上次發生草藥放錯一事，李時珍便更加小心地檢查起來。用藥可不是小事情，若是因為草藥放錯了位置而給病人抓錯了藥，那後果就不堪設想了。

「憲兒，你到藥堂來。」李時珍大聲喚著龐憲。

「怎麼啦，師父？」龐憲一路小跑著過來。

「你怎麼將這大黃全部放在一起了？」李時珍指著藥櫃責問道。

龐憲立刻有些摸不著頭腦，瞪圓了眼睛問道：「師父，我沒明白您的意思。大黃不放一起，難道要分開放？」

李時珍見龐憲這一頭霧水的模樣，隨即抓了一把大黃道：「你過來。」

師徒倆走到案几前坐下，李時珍將大黃分成了四堆，並依次為龐憲解釋道：「離你最近的是生大黃，這是酒大黃，這是熟大黃，最後這個是大黃炭。它們因為炮製方法不同，作用和使用方法也各有不同。」

「生大黃我是認識的，但沒想到大黃還分這麼多種……」龐憲的小腦袋立刻低垂下來，認錯道，「師父，對不起，徒兒又做錯事了。徒兒太馬虎了，沒仔細辨認藥材就將它們歸置進了藥櫃……。」

李時珍寬慰道：「沒關係的。」

隨後便為徒弟細緻講解道，「拿這酒大黃來說，大黃片沾過黃酒後用小火將其微燜，取出來再曬乾而成。再就是這熟大黃，是將沾上黃酒的大黃片放進罐子裡或蒸籠內，隨後將其放入有水的鍋中隔著水蒸熟，取出來曬乾而成。最後這大黃炭，是將大黃片用大火炒至焦褐色，淋上少許清水後曬乾而成的。」

「原來如此。這回徒兒全明白了，再也不會放錯了！」龐憲認真說道。

「既然你說認識大黃，那就說說它的藥性吧！」李時珍有意考查道。

「大黃性寒，味苦，能歸於脾經、肝經、胃經以及大腸經。書中寫道，『足太陰，手、足陽明，手、足厥陰五經血分藥』。它有涼血解毒，瀉熱通腸以及祛瘀通經之效……唔……。」龐憲說著便支支吾吾地，完全想不起來了。

「濕熱便祕、濕熱黃疸、目赤腫痛、閉經、咽喉腫痛、跌打損傷、血熱吐血之症等都可以用生大黃來治療。」李時珍補充道，「酒大黃常用來治療牙齒牙齦腫痛以及目赤、咽腫；熟大黃多用來治療火毒瘡瘍；而大黃炭則多用於治療因血熱所引起出瘀血之症。」

龐憲認真地點了點頭，嘴裡重複李時珍的話。

「師父，我知道大黃的外形特徵！」龐憲自告奮勇道，想要彌補自己忘記大黃藥性一事。

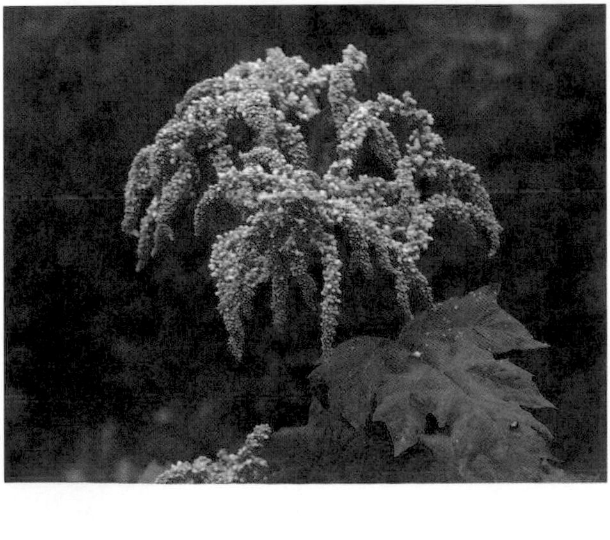

「那你說說吧！」李時珍微笑道。

龐憲自信地說道：「大黃為高大的草本植物，並且為多年生。它具有粗且壯的根莖。其莖直立向上生長，莖上不具毛。基部有葉片生出，且形狀較大，並具長柄，它有近圓形以及寬心形之分；莖部生出的葉片形狀較小，具短柄。大黃在六到七月開花，花朵生於頂端且為大圓錐花序；花梗較細長；花朵為紫紅色。大黃的瘦果為暗褐色，且具三條棱……」龐憲說著停了下來，歪著頭思考了一瞬，才又繼續說道，「這大黃雖是瀉下通便的良藥，但是它不可過量使用，更不能長期服用。對於一些體內有虛寒以及脾胃虛弱之人更是不能用。《本草匯言》一書中明確規定，『凡病在氣分，及胃寒血虛，並妊娠產後，及久病年高之人，並勿輕用大黃』。」

龐憲見師父肯定地看著自己，頓時信心大增，於是繼續說道：「這樣說來，我想起先前您為張大爺治療口瘡糜爛一事。張大爺來看診時，舌尖處長了一片尖針大小的小泡，小泡聚集在一起，看上去是淡黃色的，後來您說那是覆蓋著一層膜狀物……」龐憲繼續回憶道，「小泡邊緣處的皮膚較紅……唔……據張大爺形容，小泡處有灼燒的痛感，並伴有頭暈噁心以及身體乏累的症狀。您便是將等量大黃與枯礬研磨為末，擦在張大爺患病部位。片刻後，您便讓張大爺吐了口唾液；沒過幾天，張大爺的病就痊癒了。當大黃多方入藥時，它還有治療大便燥結，產後因瘀滯引起的腹痛，火熱亢盛，凍瘡以及跌撲傷痕等症，尤其當它與厚朴、芒硝、黃芩、丹皮、牡丹、黃連、甘草、桂心等相配伍時。」

李時珍終於滿意地點了點頭，道：「快去吧，把大黃重新分好，以後不要再犯這種錯誤了。」

龐憲大聲答應：「是，師父！」。

通利二便的「葡萄精」

商陸

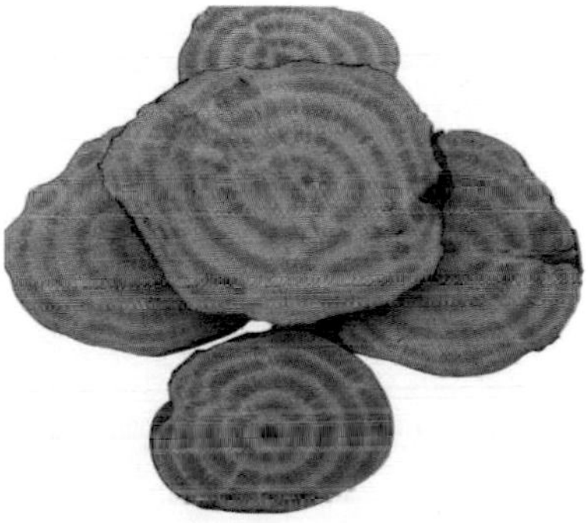

「不得了啦，師父您快來看呀！咱家的葡萄成精啦！」一大早，龐憲就扯著嗓子嚷嚷道。

「來啦，來啦……。」李時珍隨手披了件衣服便匆匆趕來。

「怎麼啦？出什麼事了？」李時珍快步來到園子。

「師父，不得了啦，咱家的葡萄成精了！」龐憲指著一株植物說道。

李時珍先是一愣，隨後大笑起來。龐憲以為李時珍在嘲笑這棵植株，也跟著李時珍嘿嘿傻笑起來。

「師父您看這葡萄，長成這個怪模樣，是不是就跟成精了似的？」龐憲笑道。

李時珍一掌拍在龐憲的小腦袋上：「傻孩子，為師是在笑你啊！」

「啊？笑我？」龐憲臉上的笑容立刻凝固了，接著便是疑惑不解，「我哪裡說錯了嗎？」

「當然錯了！」李時珍笑著說道，「這是商陸，是一種草藥！」

「這是草藥？這怎麼可能是草藥？長相如此怪異！」龐憲不禁吃驚不已。

「這種草藥名叫商陸，它是一種多年生的草本植物，全株不具毛。它的肉質根不僅大且肥厚，外表有淡黃色以及灰褐色之分。其莖為圓柱狀，且直立向上生長，其上長有縱向的溝以及較多分枝。葉片有披針狀橢圓形、長圓形和橢圓形之分，且具凸起的中脈，葉柄不僅較長且粗。商陸在五到八月開花，花朵數量較多，並聚集為總狀花序；花梗較長；花絲為白色。其漿果為扁球形，種子為腎形。就是你眼前所看到的植物！」李時珍詳細地解釋道。

龐憲看看李時珍，又看看商陸，這才若有所思地點了點頭。

「師父，這商陸能幹什麼呢？它有何藥性呢？」既然是草藥，龐憲自然要問個明白。

「商陸以乾燥的根入藥，其性寒，味苦，能歸於肺經、脾經、腎經以及大腸經。它內用有通利二便以及消腫之效，外用則有解毒散結之效。水腫脹滿、大小便不利以及癰腫瘡毒等症常用商陸來治療。」李時珍講解道。

李時珍拉著徒弟坐下，又講道：「先前有人生有水氣腫滿之病，便是服用了商陸豆方之後痊癒的。此人脾腎兩虛，脾虛便不可將水克制，而腎虛則不能令水液良好運作，故水存積於體內，令人腫脹。」

商陸豆方

對症：水氣腫滿之病。
藥材：商陸、赤小豆等量，鯽魚三條。
用法：先將生商陸切成麻豆大小，與等量的赤小豆放入三枚鯽魚肚子裡。鯽魚不必去鱗，只去腸子。用棉布將其包裹好，放入三升水內，直到豆子爛後，取出魚肚內的兩味藥材，令病人空腹以魚湯汁送服。

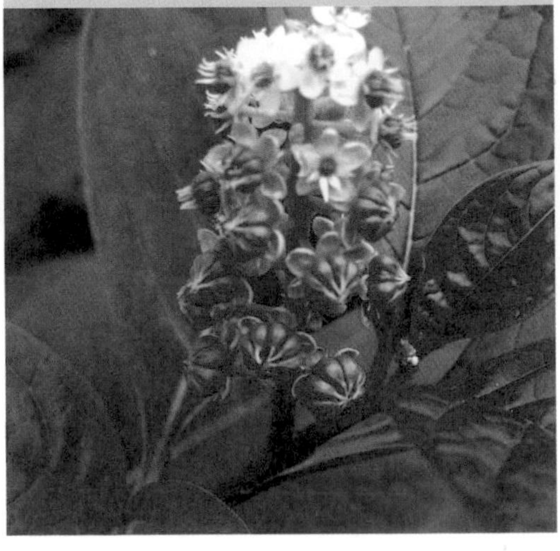

「那師父，這商陸豆方又是如何製成的呢？」龐憲一隻手撐著頭，歪著腦瓜問道。

「先將生商陸切成麻豆大小，與等量的赤小豆放入三枚鯽魚肚子裡。鯽魚不必去鱗，只去腸子。用棉布將其包裹好，放入三升水內，直到豆子爛後，取出魚肚內的兩味藥材，令病人空腹以魚湯汁送服。」李時珍走到藥圃邊，邊說邊打理著植株旁的雜草。

「師父，您什麼時候種的這商陸啊？我怎麼一點也不知道？」龐憲對此很是在意。

「為師每次要種草藥時，你都不知道跑哪瘋去了，你自然不知道這商陸是什麼時候種下的。」李時珍笑道。

「師父這話說的！您要種草藥之前，就不能告訴我一聲嗎？」龐憲撅著小嘴道。

「好好好，為師下次一定提前通知你，行了吧？」李時珍寵溺地看著徒弟道。

「那咱們可說定了！現在我回去把您說的全部記錄在本子上。我怕自己忘了，到時您又要考我可就麻煩了！」龐憲說道。

李時珍無奈地笑道：「你這小鬼靈精！」

瀉水逐引的「毒」草藥

狼毒

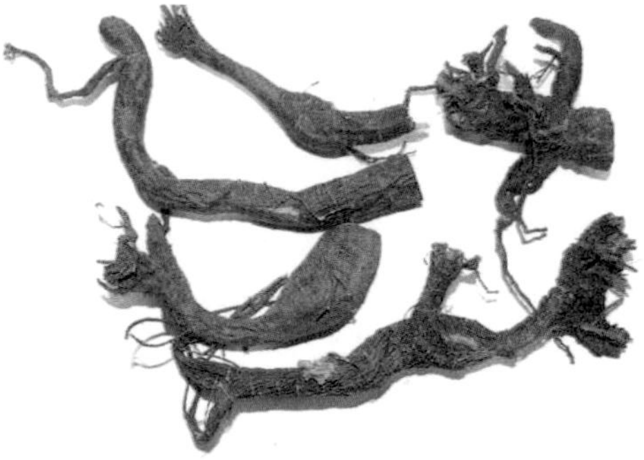

未時，龐憲一溜煙地跑回了家中，偷偷摸摸地行至堂前，彷彿做賊一樣。關上門後，龐憲先是擼起袖管，隨後舀了碗水，清洗著手臂。只見他手臂處有幾處擦傷，其中一處傷勢較為嚴重，正不住地流血。

「到底哪種草藥可以止血？快想起來啊……。」龐憲一邊洗著臉上的灰塵一邊小聲嘟囔著。

「憲兒……憲兒……是你回來了嗎？到書房來……。」李時珍聽見屋外窸窸窣窣的動靜，於是召喚龐憲。

「完了……完了……這下完蛋了！」龐憲只得向書房走去，垂著腦袋，無精打采的。

「師父……。」龐憲的聲音極小。

「上次讓你給衛大爺送的藥你送去了嗎？他……。」李時珍邊說邊抬頭看向龐憲，只見他臉上青一塊，紫一塊，身上沾滿了泥土，手臂背在身後，彷彿在隱瞞著什麼……。

「跟人打架了？」李時珍趕忙放下手中的書，上前為龐憲檢查身體。

龐憲支支吾吾地半天沒說出話，李時珍知道他是怕挨訓。李時珍要檢查龐憲的手臂，可是龐憲一直將手臂背在身後，任李時珍如何勸說也不拿出來。李時珍只得用力扯過他的手臂，只見他手臂受傷最深的一處傷口正在流血。李時珍又看了看龐憲身體的其他地方，見無大礙，懸著的心才稍稍放了下來。

「你坐在這裡等我，不要亂跑。」李時珍嚴肅地說道。龐憲知道師父生氣了，嚇得動也不敢動。

「完蛋了……師父肯定是去找木棍了，我肯定要挨揍了。」龐憲心想。

「把手伸出來。」沒一會兒，李時珍回來了。

龐憲以為師父這就要處罰自己了，忙伸出手，同時閉上眼睛，咬緊牙關，準備接受處罰。可誰知，師父只是將一些搗爛的草藥敷在了自己的傷口處。

「身為郎中，受傷了卻不自醫，真是不合格。」李時珍繃著臉說道。

「徒兒……徒兒看到自己流了好多血，頓時腦子一片空白，什麼也想不起來了。」龐憲滿臉委屈地說著。

「發生什麼事了？與人打架了？」李時珍緊繃的臉這時才緩和了一些。

龐憲點了點頭，解釋道：「我本來與小胖玩得好好的，誰知來了一個大塊頭，他一上來就欺負小胖，我看不過去，便上前指責了他幾句。沒想到這大塊頭二話不說便打了我一拳，我氣不過，於是就跟他打了起來。」龐憲越說越來勁，「我一個人當然打不過他，還好有小胖來幫忙。那架勢，我一記左勾拳，打在了大塊頭……。」說著，龐憲看了眼李時珍，見師父臉黑得如同鍋底，趕緊閉嘴。

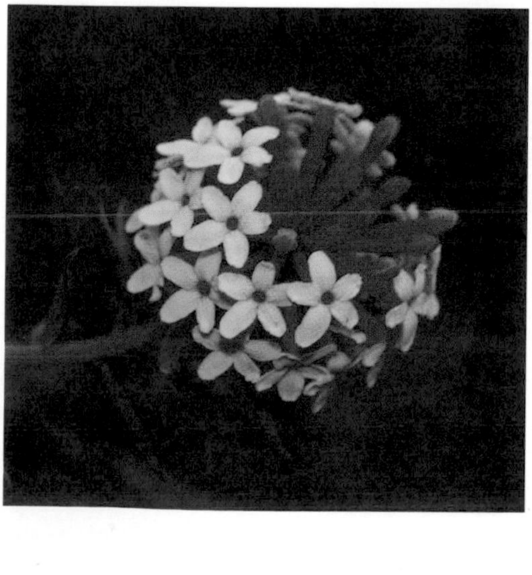

「那結果呢？輸了？」李時珍看龐憲的這番模樣，簡直不知說他什麼好。

「沒有輸！打平了！」龐憲興奮地說道，「那大塊頭欺人太甚，我真是看不過去！」說到此，龐憲仍有些憤憤不平。

龐憲還是個孩子，這氣來得快，去得也快。手上沒那麼疼了，他就立刻想起問師父草藥一事。

「師父，您給我塗的是什麼草藥啊？這味道很陌生。」龐憲好奇地問道。

「狼毒。」李時珍淡淡地說道。

「啊？狼……毒……師父，我本以為您會揍我一頓，可原來，您想到了更殘忍的方法。師父，我錯了！您要早點給我解毒啊！徒兒還想多跟著您學醫術呢……」龐憲說著，一臉的悲痛欲絕。

李時珍被龐憲悲痛的模樣嚇了一跳，但隨即他又大笑起來：「雖然這草藥名叫狼毒，但它並不是從狼身上取下的毒液！」李時珍拍了龐憲後腦勺，說道，「為師怎麼會害你呢？你這孩子盡愛胡思亂想。」

「那這狼毒長什麼樣呢？有什麼藥性呢？」龐憲驚魂未定，吸著鼻涕問道。

「狼毒是一種多年生的草本植物。其根莖不僅粗且壯，木質且外表呈棕色。它的莖為叢生，不具分枝且直立生長，其上不生毛。葉片較為稀疏，形狀有長圓狀披針形和披針形之分，上綠下灰綠，全緣生於邊緣處，且具較平坦的中脈以及較短葉柄。狼毒於四到六月開花，花朵有白色以及黃紫色之分，具有香氣，且花朵生於頂端並形成頭狀花序，但不生花梗。其瘦果為圓錐形。」李時珍解釋道。

「再說狼毒的藥性。狼毒性平，味辛且苦，能歸於肺經。它有泄水逐飲以及消積殺蟲之效，對於心腹疼痛、水腫腹脹、痰食蟲積、疥癬等症有很好的療效。但狼毒有毒性，身體虛弱者以及孕婦不能服用。《本草滙言》一書曰，『脾元不足，真氣日乏者，不可妄施』」李時珍看龐憲聽得認真，繼續說道，「狼毒多方入藥時，還可治療陰疝、一切癩瘡、蟲病、千濕蟲疥等。狼毒還可與附子、防葵一同製作成狼毒丸；它還可與璇覆花、防風、白礬、核桃等相配伍。」

龐憲聽後認真地點點頭，隨即抬頭擔憂道：「師父，狼毒具毒性，我真的不會中毒嗎？」

「為師在你心目中是會亂用藥的庸醫嗎？你這孩子！」李時珍嗔怪道。

消腫散結的入經湯

大戟

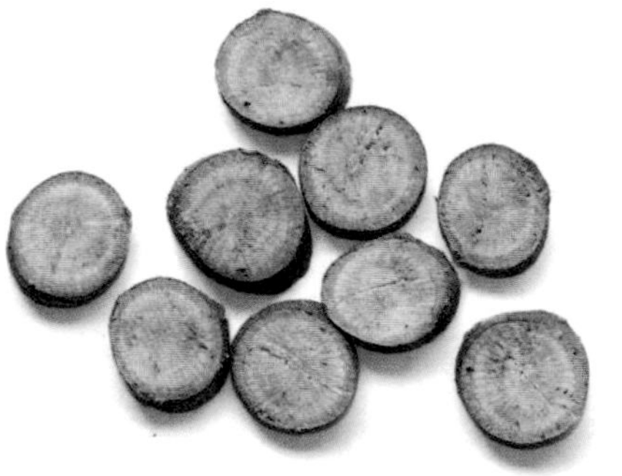

「挖苦菜囉！」龐憲一手提著小鐮刀一手挎著菜籃，頭上包了塊頭巾，模樣就像一個小老太太。

「得多挖一些，夠吃兩天才行。」龐憲邊挖嘴裡邊嘀咕著。

「請問，李大夫在家嗎？」門外有女子的聲音傳來。

「來了，來了……。」龐憲一路小跑到大門口。

「請問小姑……」女子看清龐憲，這才繼續問道，「小兄弟，我想找李大夫瞧病。」

龐憲見女子衣著肥大，肚子高高隆起，估計是位孕婦，於是趕忙上前去攙扶。

「我師父在呢。您先請進，我這便去請我師父。」龐憲小心翼翼地將女子請進客堂內。

沒一會兒，李時珍跟隨龐憲而來。李時珍還未坐定，女子忙說道：「李大夫，近來我這肚子不知怎的，越來越大；而且我總是感覺腹中有水在流動，兩肋猶如針刺一般的疼痛，脾氣也變得暴躁易怒。每每有人見我，總要問上一句幾時生子，可我……」女子哽咽起來，「可我還是個待嫁的姑娘呢。」說完這句，女子忍不住哭出聲來。

龐憲聽後，不由得大吃一驚。他這才發現，這女子雖肚大如鼓，但四肢卻極為消瘦。此外，這女子面色暗沉，從裸露的手腕來看，肌膚晦澀無光澤。

「你的脈澀，舌上有瘀斑，此為水腫腹水之症。此病之因為氣滯血瘀，氣運行不暢，導致血液運轉出現障礙，遂出現血瘀之態。這與你平日裡心緒抑鬱，情志內傷有很大關係。治療此病需用大戟與大棗一同煎煮，熟後，去掉大戟，只吃棗即可。但你這病非一日養成，還需慢慢調理，服藥的同時，還要少憂思，少憂慮為好。」李時珍解釋道。

女子取過草藥，向李時珍道謝過後便離開了。

「師父，大戟是什麼啊？感覺像是把刀的名字。」龐憲開口問道。

「你這一身是什麼打扮？怎麼像個小老太太一般？」李時珍這才注意到龐憲的裝束。

龐憲便想起來自己頭上還包著頭巾，不禁傻笑兩聲：「呵呵……我去園子裡採苦菜，怕汗水流進眼睛裡，索性包了個頭巾。哎呀師父，您快給我講草藥嘛！」龐憲撒嬌道。

「大戟以乾燥的根入藥，其性寒，味苦，能歸於肺經、脾經以及腎經，它有消腫散結以及泄水逐飲之效。胸腹積水、水腫脹滿、氣喘逆咳、大小便不利、癰腫瘡毒以及痰飲積聚等症常用大戟來治療。《本草圖經》一書中說，『治隱疹風及風毒腳腫』。但虛寒飲水者以及孕婦除外。《本草經集注》一書中說，大戟不可與甘草同用。」李時珍耐心地講解道。

「那這大戟長什麼樣子呢？」龐憲雖然學了這麼

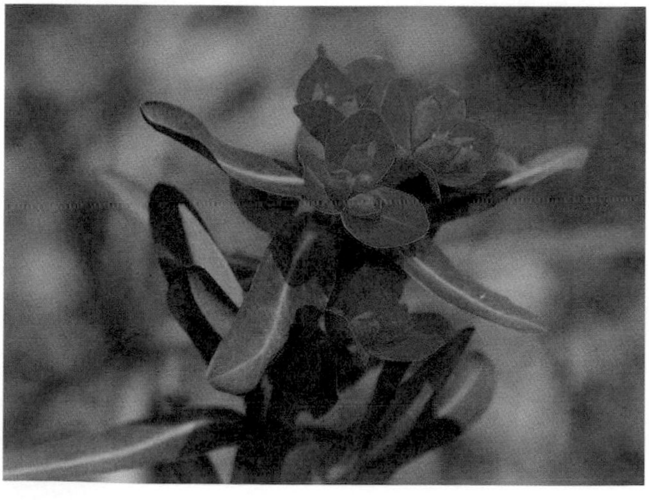

久，可還是有些草藥的植株形態他不認識。

李時珍只好再解說道：「大戟為多年生草本植物，具圓柱狀的根。莖有些單生，有些則具分枝。葉片有橢圓形、披針形和披針狀橢圓形之分，互生，且具全緣以及清晰的主脈，葉片上下面通常不具毛。大戟於五到八月開花，花朵生於頂端，為單生，具四到七枚苞片以及兩枚苞葉。其蒴果為暗褐色的球形。」頓了頓，李時珍又補充道，「大戟還可治療牙痛、腫滿喘息、筋骨痛、黃疸小水不通、牙齒搖痛、周身浮腫、溫瘧寒熱腹脹之症。它還可與乾薑、廣木香、白芥子、茵陳、半夏、柴胡、當歸、白朮等藥材相配伍。」

「明白啦！」說著龐憲向園子裡去跑去。

「你又去做什麼啊？」李時珍伸著脖子詢問道。

「挖苦菜呀！」龐憲大喊回答道。

解毒散結的瘰鬁之湯

澤漆

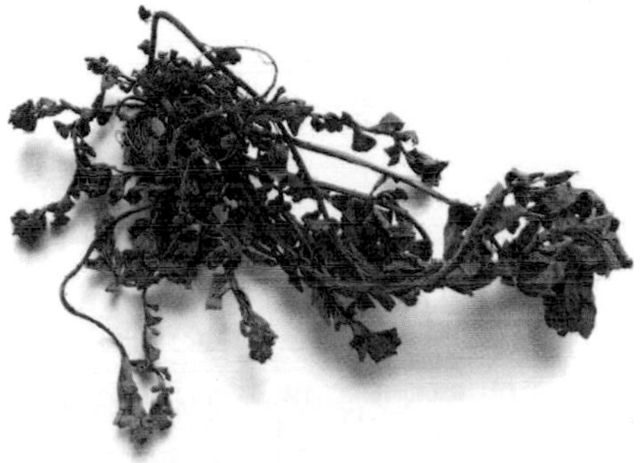

「李爺爺，這裡的草要拔掉嗎？」龐憲詢問道。

這日上午，龐憲照師父的吩咐，為鄰居李爺爺送來幾副藥。看見李爺爺的園子很是荒蕪的樣子，便留下來順便幫他打理一下園子。李爺爺年事已高，做不得粗活重活，又膝下無子，孤身一人。平時龐憲只要有時間，便來陪李爺爺說說話，幫他做做活計。

「不用啦，不用啦。憲兒你快進來，喝點糖水。」李爺爺眯著眼睛招呼著龐憲。

龐憲喝著糖水，無意間瞥見了李爺爺脖子上有暗紅色的腫塊。

「李爺爺，您脖子上這紅紅的地方是怎麼弄的啊？跌倒了嗎？」龐憲關切地問道。

「我也不知道是怎麼回事，很疼的，還碰不得。」李爺爺嘆了口氣說道，「這人啊，一上了年紀，各種病痛就找來了。不要緊的，過幾天就好了。」

「李爺爺，您脖子這裡疼了多久了？」龐憲不放心地追問道。

「最近才開始疼的。起先就是幾個小疙瘩，摸起來硬硬的，什麼感覺也沒有，但是一碰到就會移位。」李爺爺敘說著。

龐憲皺著眉頭，小眼珠不停地轉動，隨後說道：「李爺爺，我突然想起來我還有事，我先走了。您要好好照顧自己啊！」語畢，龐憲飛快地跑了出去。

「有空再來玩啊！」李爺爺望著龐憲的背影喊道。

龐憲回到藥堂，將李爺爺的事情詳細說給李時珍聽。李時珍聽後，心生不安，於是隨龐憲趕來李爺爺家。

「哎喲，怎麼還把您這個大忙人給找來了。」李爺爺見李時珍來了，趕忙下床迎接。

「李叔您坐著就好。」李時珍趕忙制止道，「我聽憲兒說，您脖子上長了塊紅腫之物，我來給您瞧瞧。」

「這孩子！都說了我這沒啥大事，就是有些疼，不要緊，過幾天興許自己就好了。還特意讓您過來一趟，我真是……。」李爺爺不好意思地說道。

「沒關係的，我給您看看病，也耽誤不了多少時間。有病就治療，無病也安心嘛。」李時珍勸導道。

李爺爺這才將手腕伸出來給李時珍診脈。

片刻之後，李時珍緩緩開口道：「您這病是瘰鬁症。此病由風熱引起，氣毒蘊結於體內，致使肝經、腎經的氣血虧損，引發虛火。而瘰鬁有急慢之分，您這病為慢性，是因為您長久氣鬱引起的。幸虧發現及時，且這紅腫還未化出膿水，若是晚些再診治，後果不堪設想。」

李爺爺聽完李時珍的話，面色凝重，好一會方才開口道：「這病可有法子根治？」

「有。取兩捆澤漆，加入兩桶井水，放入鍋內煎成一桶的量，過濾掉渣滓，繼續煎熬成一碗，再與槐枝、大蔥以及花椒一同煎湯後清洗患病部。」李時珍將藥方以及用法用量詳細地說

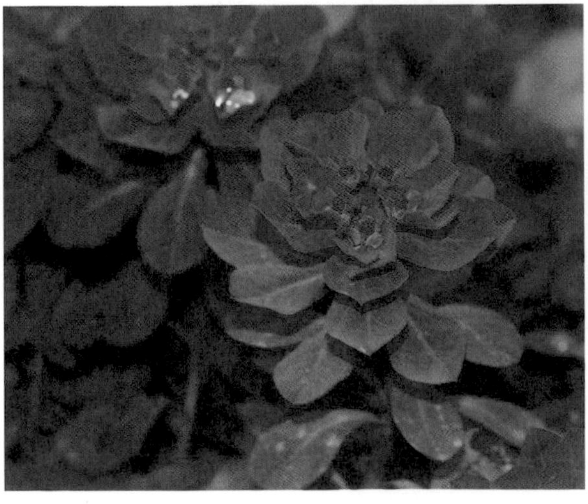

了一遍，並寫在了紙上。

「李爺爺，一會我將湯藥端過來，幫您清洗。」龐憲開口道。

李爺爺千恩萬謝地將李時珍二人送至門口。

「師父，澤漆是種什麼草藥啊？」回去的路上，龐憲問道。

李時珍便為徒弟解釋道：「澤漆是一種草本植物，它有一年生與二年生之分。莖為叢生，通常不具毛，其基部一半為紫紅色一半為淡綠色。葉片有倒卵形和匙形，且為互生，通常不具柄。澤漆每年四到五月開花，花期短，花朵生於頂端且聚集為杯狀聚散花序，苞片杯狀。澤漆的蒴果為球形，其種子為褐色的卵形。」看徒弟聽得認真，李時珍便一口氣說道，「澤漆能以全草入藥，它性微寒，味辛且苦，能歸於肺經、小腸經以及大腸經。水氣腫滿、菌痢、瘰鬁、痰飲喘咳、瘧疾等症常用澤漆來治療，因其有止咳化痰、利水消腫、解毒殺蟲之效。但澤漆具毒，脾胃虛寒之人不可用，當然，此草藥也不可長時間以及過量服用。《本草經集注》中說，『小豆為之使。惡薯蕷』。」

龐憲聽後認真地點了點頭，道：「回到藥堂後，我按照您所說的方法煎湯藥，然後給李爺爺送去。」

瀉水逐腫的「白薯」

甘遂

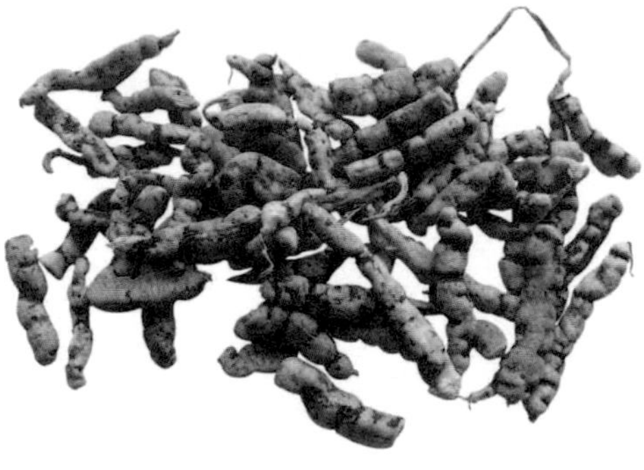

天剛大亮，李時珍便與龐憲收拾好了包袱準備出門看診。由於病人所住之處並不遠，只一天的工夫便能趕回藥堂，師徒倆就沒帶多少東西。

還沒走出多遠，便聽見有人在後面喚「李大夫，李大夫」。師徒倆回過頭去，見正是張虎和他的父親。張虎先一步跑了過來，喘著粗氣說道：「李大夫……請留步。我爹……我爹突然間耳聾了，煩請您給看看。」

李時珍聽後，快步帶著這父子倆折返回藥堂。李時珍為張虎父親診過脈後，隨即命龐憲取了半寸甘遂，用棉花包好後放於張虎父親耳內，又讓他嚼了一些甘草，片刻之後，張虎父親的耳聾便好了。張虎與父親連連對李時珍道謝。送走二人，李時珍與龐憲繼續趕路。

「這大白薯可真是好東西。」龐憲邊走邊說。

「大白薯？你說的是甘遂？」李時珍笑著問道。

「對呀！它那模樣可不就是個大白薯嗎！」龐憲總是喜歡將草藥比擬成吃的，「就因為它看起來像大白薯一樣，我特意做了很多功課呢！」龐憲得意地說道。

李時珍不禁大笑起來：「哦？那你可願與為師說說這『大白薯』的特徵？你可別說它長得跟大白薯一樣。」

龐憲伸出食指，一邊笑一邊搖著手指說道：「甘遂為多年生草本，高二十五到四十公分，全株含白色乳汁。

其莖直立，下部稍木質化，淡紅紫色，下部綠色。甘遂的葉為互生，線狀披針形或披針形，先端鈍，基部寬楔形或近圓形，下部葉淡紅紫色。有杯狀聚傘花序，頂生，稀腋生；總苞鐘狀，先端四裂，有腺體四；花單性，無花被；雄花有雄蕊一枚，雌花有花柱三，每個柱頭兩裂。結出的蒴果為近球形。」

「還有呢？」李時珍微笑道，示意徒弟繼續往下說。

「還有……甘遂性寒，味苦，有毒，能歸肺經、腎經以及大腸經。《本草經疏》一書中說，『甘遂，其味苦，其氣寒而有毒，善逐水。其主大腹者，即世所謂水蠱也』。它有瀉水逐飲、消腫散結的功效，對於水腫脹滿、胸腹積水、痰飲積聚、氣逆咳喘、二便不利、風痰癲癇、癰瘡腫毒等症，都有很好的治療作用。但是，甘遂也有禁忌，孕婦須禁用。因其有毒，生品也不宜內服。」龐憲回答道。

見師父不語，龐憲於是繼續說：「先前有病人出現腿部麻木的症狀，他貼了萬靈膏，並同時內服甘草湯，才得以痊癒。這製作萬靈膏的其中一味藥材便是甘遂。」

「哦，你還曉得萬靈膏？」李時珍挑眉，問道。

「那當然，徒兒我可是長進了不少呢！」龐憲搖頭晃腦地說道。

「那你再說說這萬靈膏是如何製作的吧！」李時珍有意考考龐憲。

「將二兩甘遂，四兩蓖麻子仁，一兩樟腦共同搗成餅，這便是萬靈膏。」龐憲自信說道。

「憲兒現在真是越來越厲害了！」李時珍誇獎道。

「不過，我之前雖了解這甘遂，但卻不知它還可以治療突發性耳聾，今日也算是又長見識啦！」龐憲開心地喊道。

「快點走吧，不然恐怕天黑之前也趕不回來。」李時珍笑了，同時催促道。

消炎殺菌的白癜之藥

續隨子

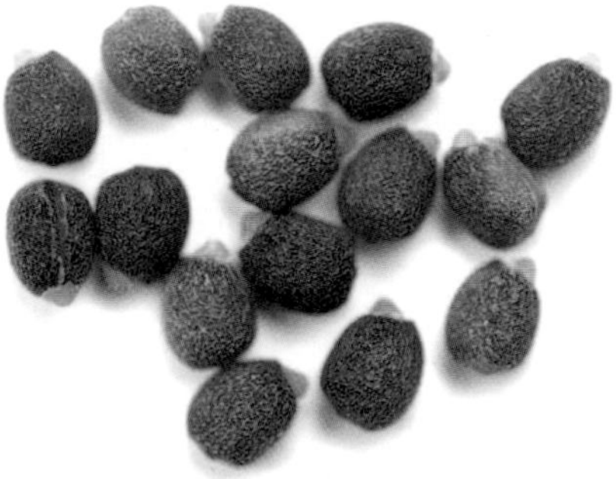

「師父早！」龐憲邊舒展著筋骨，邊向李時珍問好。

「早啊！今天你怎麼起得如此之早？」李時珍取笑道。

「我做了個噩夢，嚇醒了，便再也睡不著了，索性就起來了。」龐憲撇著嘴道。

「哦？是怎麼樣的夢境呢？」李時珍好奇地問道。自從龐憲跟隨李時珍以來，這還是他第一次說自己做噩夢。

「師父，我跟您說，那夢可嚇人了。」龐憲向四周望瞭望，彷彿還有點害怕，悄悄對李時珍說，「夢裡面，一堆『鬼怪』追著我，他們的臉上生有乳白色的斑塊，就像脫了皮一樣，看得我頭皮直發麻。這還不算什麼，最可怕的是，他們嘴裡一直喊著『救救我吧，救救我吧』，還有人抱著我的大腿不放手……，簡直太嚇人了！」龐憲說著，不禁抖了抖，看著師父說，「我記得他們一直跟我說自己得了一種病，白字開頭的……」龐憲隨即搖了搖頭，道，「哎，反正就是個可怕的夢……。」

「你所夢見的人可能得了白癜之症。」李時珍淡淡地說道。

「啊？還真有此病？師父，您不是騙我的吧？」龐憲有些難以置信地問道。

「白癜之症確實如你夢中所見一般，其斑塊處界限分明，斑塊為乳白色或淡粉色，其表面較為光滑且對稱。」李時珍不理徒弟的驚詫，淡然道。

「對對對，沒錯，就是這樣的！若真是這白癜之症，應如何治療呢？」龐憲頓時好奇起來。

「將適量續隨子葉搗爛後，敷在患有白癜之處即可。」李時珍道。

「續隨子？那是什麼？」龐憲更加有興趣地追問道。

李時珍解釋道：「續隨子是二年生草本植物，其植株不具毛。其根較高，並具較多側根。它的莖直立生長，並有分枝生於頂端，顏色為灰綠色。葉片為披針形，且為對生，多集中生長於莖的下部，且具有全緣以及側脈。續隨子的花開在四到七月，單生的花序為近鐘狀，並具兩枚苞葉。其球形的蒴果為三棱狀，其上光滑。它的種子為褐色或灰褐色的卵圓形。」

「那續隨子的藥性又有哪些呢？」龐憲繼續問道。

「續隨子主白癜，蠍螫以及面皯，因其有解毒，祛斑的功效。續隨子通常以葉入藥，性溫，味苦，能歸於肝經。此外，續隨子的種子、莖以及莖中白色的汁液同樣可以入藥，它們有破癥殺蟲、鎮靜、消炎、殺菌、逐水消腫之效，對於蛇蟲咬傷、腹水、婦女閉經等症也極為有效。但續隨子具毒性，因此使用時一定要加倍小心。」

「我明白了！」龐憲隨即笑道：「真是太不可思議了，一個噩夢居然讓我學到了一味新的藥材，這太奇妙了！」龐憲簡直有點不敢相信。

「大千世界，的確無奇不有啊！」李時珍也一同笑了起來。

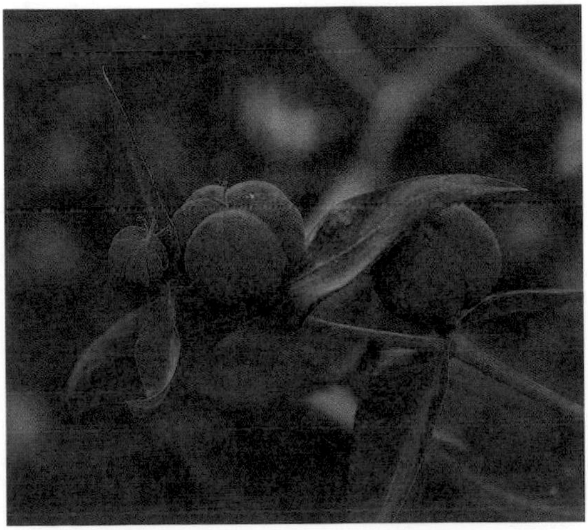

殺蟲、止痢的「毒」之湯

莨菪

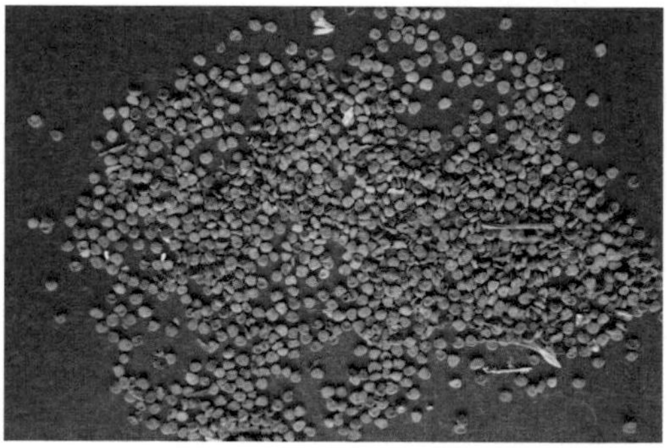

一早，龐憲伸著懶腰，打著哈欠，在院子裡左扭扭，右扭扭，伸伸腿，又撅了撅小屁股。

「拉拉筋，又是美好的一天啊！」龐憲正打算練一套八段錦，這剛擺出起始的動作，便被闖進門來的病人給打斷了。

「小兄弟，請問李大夫在家嗎？」來者是位三十歲左右的青年男子，體格健壯，就是走起路來怪怪的。

「在，您稍等。」龐憲立刻去書房請李時珍。

「李大夫，求您救救我吧！我怕是時日不多了！」見李時珍來了，青年立刻跪了下來，嘴裡不停重複著，「救救我吧，救救我吧，我不想死……。」

「兄台快請起。」李時珍隨即將男子扶了起來，「兄台莫激動，有話慢慢說。我見你容色康健，實非將死之人。」

「近日來，我總是肚子疼。這一疼起來，便攪得我無法入睡。不僅如此，我還時常拉肚子，每次便出之物總是帶有膿血。李大夫，我莫不是要死了吧？我死了倒不要緊，就是可憐了我家裡的妻兒老小，這一家都要靠我一個人養活，我……」男子說著便哽咽住了，一副痛苦不堪的樣子。

李時珍為其把脈過後，隨即微笑道：「你放心吧，沒事的。你這病是赤白痢。你的腸胃較為虛弱，這一冷一熱相交替，遂引發腸功能紊亂，因此得了痢。熱就著血液流入腸內，此為赤；冷入於體內，導致津液凝滯，此為白。因裡急後重，而便不出，遂產於膿……。」

「李大夫，您就說我這病該怎麼治就行了。您說了這麼多，我也聽不大明白」，男子打斷了李時珍的話，滿懷期望地看著他。

李時珍也不氣惱，繼續耐心說道：「你這病需用一兩莨菪加上半兩大黃，將其搗羅為散，每次用米飲調和服下，每次一錢於飯前服用。」

「好好，我明白了，謝謝您啊李大夫。」男子臉上終於露出喜悅之色。待取過藥後，他便離開了。

「師父，這莨菪到底是種什麼樣的草藥啊？能治療哪些病呢？」龐憲歪著腦瓜，一手托著腮幫子嘀咕道。

「如你適才所見的，莨菪可以治療赤白痢，此外，它還能治咳喘、癲狂以及胃脘攣痛之症，因它有平喘安神、殺蟲、解攣止痛之效。莨菪以乾燥後的成熟種子作為藥材，其性溫，味苦、辛，能歸於肝經、心經以及胃經。莨菪與

止痢、止血便的莨菪藥方

對症：赤白痢，肚子痛、拉肚子，便中有膿血。

藥材：莨菪一兩，大黃半兩。

用法：將藥材搗羅為散，用米飲調和服下，每次一錢於飯前服用。

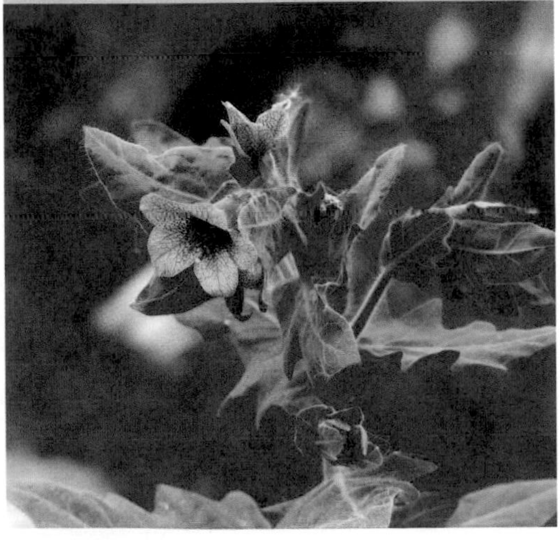

甘草、大草烏頭、五靈脂、木香、熏黃等藥材相配伍時，還可治療長時間水瀉、惡瘡、風痹厥痛、年久呷嗽等症。」李時珍主動為徒弟解惑道。

「我想起醫書中說，『莨菪、雲實、防葵、赤商陸，皆能令人狂惑，昔人有未發其義者，蓋此者皆有毒，能使痰迷心竅，蔽其神明，以亂其視聽故耳』。」龐憲突然說道。

「沒錯，莨菪具有毒性，因此必須注意它的用法以及用量。」李時珍點頭道。

「師父，那莨菪長什麼樣子呢？我只見過它入藥時的樣子。」龐憲提問道。

「莨若為一年生的草本植物。它具有粗且壯的肉質根，但之後則變為纖維質。其根短，且為一年生，根莖處能生出葉叢，其形狀有長矩圓形和卵狀披針形之分，且有淺裂或牙齒生於邊緣。第二年，莖生出分枝，生於莖部的葉片有卵形以及三角狀卵形之分，且有淺裂或深裂生於邊緣。莨菪在夏季開花，其花生於莖部葉腋處，且單生，聚集為總狀花序；通常不具花梗；花萼為筒狀鐘形。其長卵圓形的蒴果長於花萼內，種子為圓盤形。」李時珍回答道。

「徒兒明白了。」龐憲說著邊搖晃著腦袋，又說道，「我去整理草藥了！」

李時珍微笑著點了點頭。

殺蟲、截瘧的「藥王子」

雲實

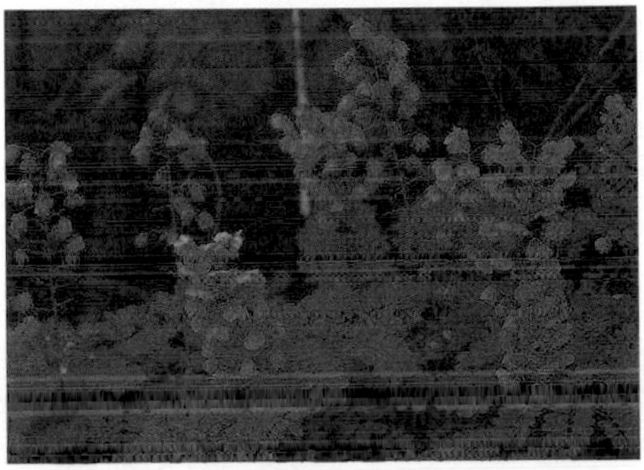

這日為王大娘送完草藥，龐憲走在回藥堂的路上，走了幾步便順勢拐進一條小路。龐憲想去看看小花，不知她的病是否已痊癒了。不過有師父開的藥，她肯定早就活蹦亂跳了。龐憲想著。

李時珍並不知道龐憲去看小花，只是見他許久未歸，略有些擔心，於是在院子來回張望著。

「師父、師父……。」龐憲的聲音在門外響起。

「怎麼了？出什麼事了？」李時珍趕忙跑了出去。龐憲還是個孩子，經常磕磕碰碰的，李時珍總擔心他又傷到哪裡了。

「小花……」龐憲喘著粗氣，上氣不接下氣地說道，「師父……小花……她姥姥……」龐憲因為跑得太猛而咳嗽起來。

李時珍立刻為他端了碗水，說道：「我去收拾用具，詳細情況路上說。」

路上，龐憲將剛才的事情娓娓道來：「我去到小花家裡，本想看看她的病是不是好了，卻看到她姥姥躺在床上，不住地發出呻吟聲，嘴裡一直喊著頭疼。小花告訴我，姥姥最近時常感到全身發冷，就是蓋了幾床被子也沒有用，可是身上卻是熱的，甚至還會嘔吐……。」

不一會兒，師徒倆到了小花家，李時珍趕忙為小花姥姥把脈。

「脈洪且速，眼睛內充滿血絲，臉色發紅……，患了瘧疾。憲兒，你去藥房取些雲實，回來後，取三錢煎湯。」李時珍命令道。

「我同你一起去。」小花也跟隨龐憲跑了出來。

「今天多虧了你還有李師父，不然我一個人真不知該怎麼辦。」走在路上，小花誠懇地說道，「謝謝你們。」

龐憲不好意思地撓撓頭，說道：「治病救人本就是身為郎中的職責，不用謝。也怪我，我要是能早些時候來看你，姥姥就能少受點罪了。」龐憲嘆了口氣，隨即又寬慰小花道，「咱們快些取完藥回去煎藥，姥姥就能早點好！我現在可是煎藥小能手呢！」

「是嗎？那我可要看看你到底有多厲害！」小花被龐憲感染，也不由得笑了。

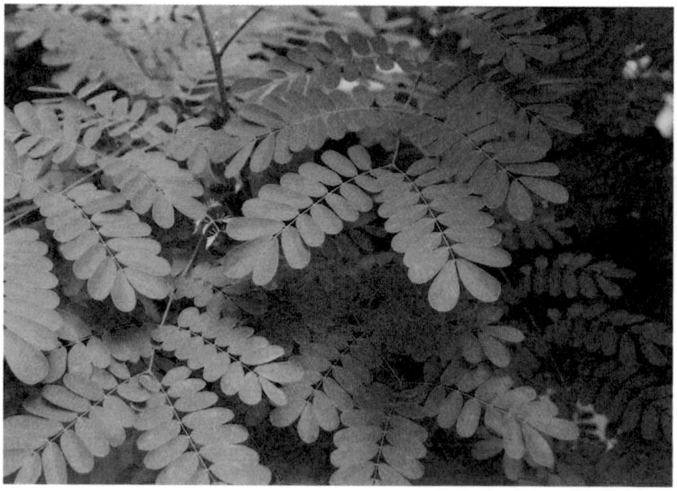

待小花姥姥喝過藥後，李時珍與龐憲並未急著離開，而是等到她病情緩解，二人才放心地回去。

路上，龐憲一直嘿嘿傻笑。

「看你這模樣，想必雲實這味藥材你已瞭若指掌了？」李時珍試探著問道。

「那是當然！」龐憲得意地說道，「雲實不僅可以治療瘧疾，它還有治療痢疾、小兒疳積、蟲積、風熱頭痛、黃水瘡、咳嗽痰喘、小兒口瘡、生產後惡露不盡以及跌打損傷之症等。它有殺蟲、化痰止咳、解毒除濕、活血通經之效，能入肺經以及脾經。對了，其性溫，味辛。它以種子作為藥材。《本經》一書曰，『主泄痢腸澼，殺蟲蠱毒，去邪惡結氣，止痛，除寒熱』。」

李時珍滿意地點了點頭，隨後問道，「那雲實又有哪些外形特徵呢？」

「雲實為藤本植物。其葉片為二回羽狀複葉，最多可長至十對，葉片互生且為長圓形，葉片上下面均具毛。雲實的花開於四到十月，花期較長，花朵數量較多並生於頂端，且聚集為總狀花序；花朵為黃色，有倒卵形和圓形之分；萼片為長圓形。雲實的莢果為長圓狀的舌形，栗褐色且具光澤，其種子為棕色的橢圓狀。」龐憲流利地答道。

「嗯，功課做得不錯，值得表揚！」李時珍微笑道。

「真是難得聽到師父的誇獎啊！謝謝師父！」龐憲開心地說道。

「看你這樣子，恐怕還有別的事情令你如此開心吧？」李時珍好奇地問道。

「哎呀，師父，這可是個祕密，我才不告訴您呢！」龐憲捂著臉先一步跑回了藥堂。

「哎，你在害羞什麼啊！」李時珍不解地伸著脖子喊道。

祛風和血的大麻子

蓖麻

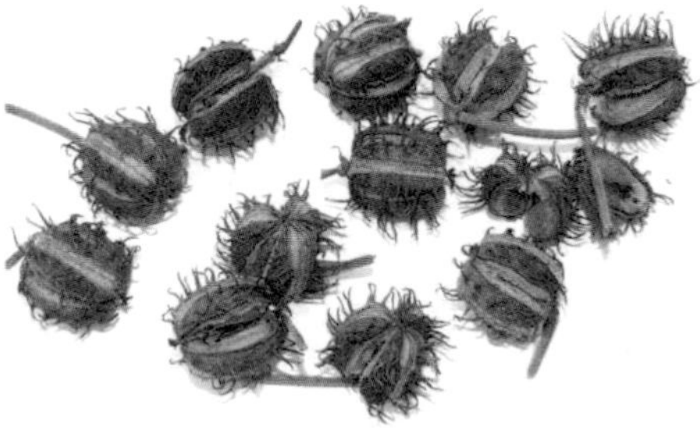

今日一早，天空便陰沉著，也許是因為昨夜下過雨的原因。龐憲將前幾日採摘回來的草藥清洗乾淨後，又將其中一些切成片狀，便拿出去曬著了。他剛走回屋內沒幾步，只聽見屋外劈裡啪啦地響了起來，起初他以為有小孩子惡作劇而扔石子，便沒在意。可是這響聲越來越密集，龐憲終於忍不住走出屋外去看——下冰雹了。

「早知道就等等再曬了。」龐憲一手護著頭，一手端著草藥，跑進屋內。

龐憲前腳踏進屋內，屋外便下起了瓢潑大雨，天空也漸漸亮了一些。龐憲坐在簷下的長凳上，翻著醫書，聽著風雨聲，真是愜意得不得了。這場大雨來得快，去得也快，沒一會工夫天空便放晴了，太陽露了出來。陽光照在被雨水洗刷後的樹葉上，使樹葉穿上了一層金色衣服，明晃晃的、亮晶晶的。正當龐憲仰頭發呆時，門外來了看診的病人。

「請問李大夫在家嗎？」龐憲的思緒被這聲音拉回了現實。

「在呢，您請進。」龐憲一邊說著一邊去請李時珍。

來人正是縣裡賣肉的屠夫。每次去集市，龐憲總是能見到他，樣子也是熟悉的。

「李大夫，我這手還有膝蓋可是要疼死了，尤其是今日下了雨，更是疼痛難耐。我本想著雨停了就開門做生意，可誰知，這手是怎麼也提不起刀來……晚上更是夜夜難眠……。」屠夫嘆了口氣，說著病情，不免哀怨連連。

李時珍為其診斷道：「您這病是風濕骨痛之症，這是因風寒濕邪引起的。而風寒濕邪又被分為風邪和寒邪，而您的病症主要出在風邪。您長期汗出當風，再加之天氣變化之時並未及時添減衣被，致使風邪入體，引發氣血運行不暢，因而阻塞了筋脈，使其閉塞不通，不通則生痛。」

「李大夫，我這病該如何治呢？」屠夫焦急地詢問道。

「蓖麻根四錢，煎湯服用。但是您這病症並非一日養成，所以還需靜下心來慢慢調養才好。這兩日便不要做重活了，多臥床休息。此外，幹活的時候也不要過於拼命，適當休息也是很有必要的。若關節處的疼痛不減反增，一定要及時來就診。」李時珍語重心長地叮囑道。

送走屠夫後，龐憲立刻湊到李時珍身前，討好道：「師父、師父，您給我講講蓖麻唄！徒兒還不認識這味藥材呢！」龐憲眨巴著眼睛，一副可憐兮兮

緩解風濕症狀的蓖麻藥方

對症：長期汗出當風，再加之天氣變化之時並未及時添減衣被，致使風邪入體，引發氣血運行不暢，因而阻塞了筋脈，筋脈不通造成的筋骨遇到雨天、天寒便疼痛難耐，難以活動。

藥材：蓖麻根四錢。

用法：將藥材煎湯服用，但仍需減少勞動，多臥床休息。

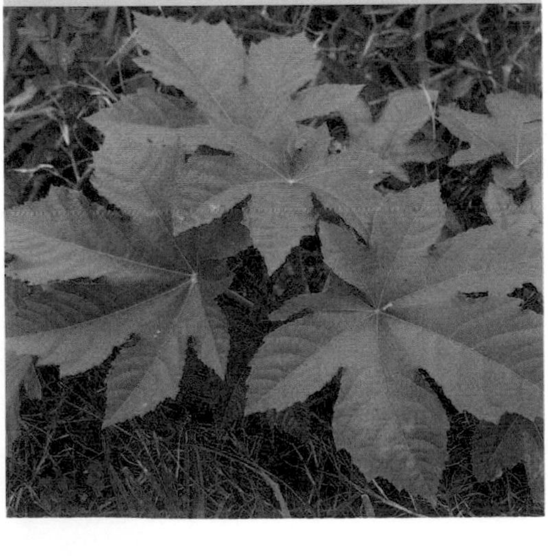

的模樣。

「那就先說它的外形吧！」李時珍無奈地搖著頭笑道，「蓖麻是一年生植物，它有草本與灌木之分，最高可長至五米，其莖具有較多液汁。葉片近似圓形，形狀較大，具裂，並有鋸齒生於邊緣；網狀脈絡清晰；具托葉，但脫落較早。蓖麻幾乎全年開花，花朵有總狀花序和圓錐花序之分；它具有闊三角形的苞片和卵狀三角形的裂片。其蒴果有卵球形和近球形之分，果皮有些平坦，有些具刺，其種子為扁平狀的橢圓形，且表面平滑。」

「再說它的藥性……」李時珍的話還未說完，便被龐憲打斷：「我知道蓖麻的根和葉子均可入藥，我時常在藥櫃裡見到它們！」龐憲舉著小手，急切地說。

李時珍點點頭，補充道：「沒錯，蓖麻的根性平，味微辛，它有鎮靜止痛以及活血祛風之效，對於癲癇、破傷風、風濕關節痛等有很好的療效。其葉性平，味甘、辛，有止癢以及消腫去毒之效，常用來治療瘡瘍腫毒、濕疹瘙癢之症。此外，它還可以殺蟲。」

「我懂了，我都聽明白了！」龐憲說道，「我要趕緊記錄下來，忘了可不行。」

「去吧！」李時珍微笑道。

截瘧、袪痰的常山苗

常山、蜀漆

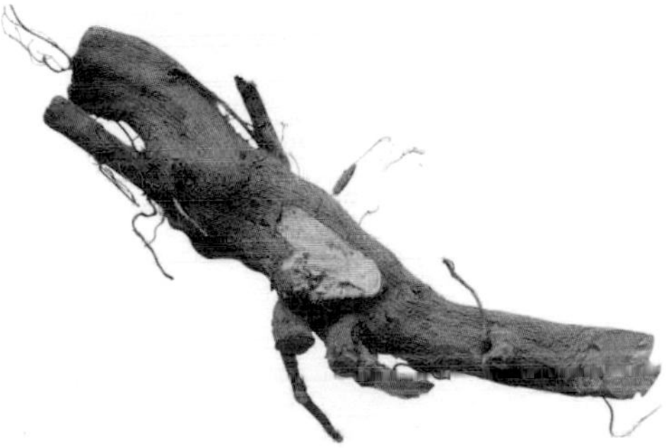

「一二、一二……」龐憲心裡默念著節拍，兩隻手臂在胸部前後擺動，腳下發出「嗒嗒、嗒嗒」的聲音，他正在院子裡跑步。

「怎麼突然跑起步來了？」李時珍站在院子裡，活動著四肢說道。

「您之前總是嫌棄我體力差，正巧現在不忙，我就索性跑跑步，增強體質！」龐憲喘著粗氣說道。

「終於承認自己體質差了？」李時珍笑著說道。

「雖說體質差了點，不過跟您比，我肯定沒問題的！」龐憲不客氣地笑道。

「你這個孩子……，好好跑步，不要分心，不然岔氣了難受的還是你自己。」李時珍瞥了一眼說道。

「還不是您一直在跟我搭話！」龐憲提高音量說道。

「跑完步休息一會就過來吃飯吧！」李時珍說著向屋內走去。

「請問李時珍李大夫在家嗎？」門外傳來一個聲音。

「在呢，您請進。」龐憲跑向大門口，打開門。

「你就是龐憲吧？」門外一人微笑著問道。

龐憲點了點頭，疑惑道：「請問您是？」

「在下姓郝，是李大夫的一位故人。」來人彬彬有禮地說道。

「姓郝……」龐憲歪著小腦袋瓜看向來人，思考了一會兒，「莫非您就是郝家文前輩？」龐憲突然瞪圓了雙眼，激動地喊道。

「正是。你聽說過我？」那人頗有些意外地說道。

「我經常聽縣裡年紀稍長一點的人提起您，他們說，那時候是我師父救了您的命。」龐憲老實回答道。

「沒錯，確有其事。我當年被蜈蚣咬傷，要不是你師父，我恐怕是活不到今日了。」那人說道，臉上充滿回憶往昔的溫情。

「憲兒，你在幹什麼？怎麼還不進來？」李時珍沒看見徒弟進屋，於是來到院子裡尋龐憲。

「哎呀，光顧著和您說話了，都沒請您進屋，真是對不起。」龐憲侷促地說道。

「龐憲……郝兄？快請進，快請進！」李時珍突然見到郝家文，又驚訝又激動，十分開心見到老朋友。

「什麼風把你給吹來了……，怎麼不提前跟我說一聲？萬一我沒在家，你不就白來了。吃過飯了沒有……。」李時珍拉著郝家文進屋，邊吩咐徒弟準備酒菜，邊絮叨個不停。

「李兄、李兄，可否聽我一言？我這次來，其實是有事相求。」郝家文打斷李時珍道。

「你看看我，光顧著跟你敘舊了，不知郝兄所為何事？」李時珍頓時明白過來，趕緊讓郝家文坐下，詢問道。

「我恐怕是得了瘧疾，但我不懂醫術，只是根據我的症狀所做的猜測……。」郝家文遲疑道。

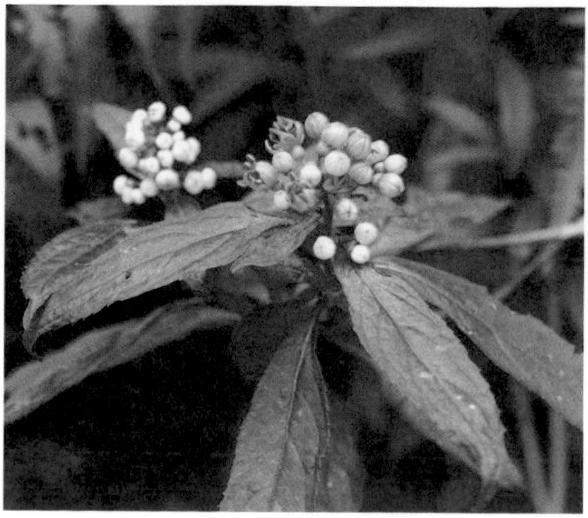

李時珍聽後立刻為其把脈，隨後臉色頗有些凝重道：「你這病是牝瘧，即寒多但熱卻少之人。寒多者，相火偏虛，你脈象遲，水盛則為寒。治療此病，需服用蜀漆散，即洗去腥味的蜀漆，加上等量龍骨以及燒過兩天兩夜的雲母，將其杵為散。於牝瘧下次發作前服用，用漿水調和半錢匕。」

「師父，蜀漆是何種藥材呢？它長什麼樣子呢？」龐憲忍不住小聲詢問。

「蜀漆是一種灌木，具紫紅色的小枝。其葉片常有披針形、橢圓狀長圓形、倒卵形和橢圓形之分，並有齒生於邊緣；有些葉片上下面全為綠色，有些則一面呈紫色；葉柄較長。蜀漆的花開在二到四月，頂端生有圓錐花序，且花朵聚集為散房狀，葉腋處生有側生花序；花朵有藍色和白色之分，花瓣為長圓狀橢圓形；花萼為倒圓錐形。其漿果新鮮時為藍色，乾後則呈黑色。」李時珍解答道。

「那它又有哪些藥性呢？」龐憲歪著小腦袋瓜問道。

「蜀漆以較嫩的枝葉入藥，其性溫，味辛、苦，能入肝經，並具有截瘧以及祛痰之效。蜀漆最常用來治療瘧疾以及頹痕積聚之症。」李時珍回答道。

「我想起來了，這蜀漆跟常山是同一種植物。《本草衍義》中說：『蜀漆，常山苗也，治瘧多吐人，其他亦未見所長』。」龐憲興奮地說道。

「沒錯，你說得很對！」李時珍微笑道。

「李兄，你這個小徒弟可不得了啊。頗有你當年的風範呢，不過性格卻截然相反。」郝家文笑道。

龐憲突然被誇獎，不好意思地低下頭去，說了一句：「我去煎藥了！」

殺蟲治癬的塗抹藥

藜蘆

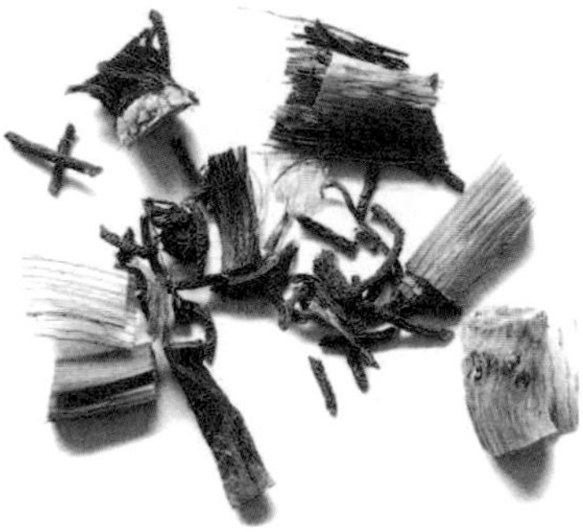

「師父，徒兒有問題想向您請教。」龐憲拿著一本書，站在李時珍的書房外開口道。

李時珍點了點頭，抬手示意他進來。

「師父，《本草經疏》一書中有一段話，說『藜蘆，《本經》主蠱毒、咳逆及《別錄》療噦逆、喉痹不通者，皆取其宣壅導滯之力。苦為涌劑，故能使邪氣痰熱，胸膈部分之病，悉皆吐出也。辛能散結，故主鼻中息肉，苦能泄熱殺蟲，故主泄痢腸，頭瘍，疥瘙，殺諸蟲毒也』。這藜蘆到底是一味什麼樣的草藥呢？您能給我講講嗎？」

李時珍放下手裡的書，認真向徒弟講解道：「首先，藜蘆最高可長至一米，植株又粗又壯。其葉片有卵狀披針形、寬卵狀橢圓形和橢圓形之分，且大小不一，並有無柄以及短柄之分，葉片上下面均無毛。藜蘆的花於七到九月開放，花朵為黑紫色，且為圓錐花序，另有總狀花序生於側面；其苞片為披針形。藜蘆具蒴果。」

「那它的藥性怎樣呢？」龐憲繼續問道。

「藜蘆能治療癲癇、瘧疾、惡瘡、疥癬以及中風痰壅之症。藜蘆多方入藥時，還可治療白禿、諸風痰飲、中風不語、頭痛難耐、經久生蟲之瘋瘡、牙疼等症，它能與鬱金、天南星、黃連、白礬、松脂、雄黃、雌黃等藥材相配伍……。」李時珍還未說完，便聽龐憲接著說道：「藜蘆以根、根莖入藥，它性寒，味辛且苦，它能入肝經、肺經及胃經，有殺蟲以及湧吐風痰之效。我說得對嗎師父？這是我從書上看到的。」龐憲咧嘴笑了笑。

李時珍點點頭：「對，沒錯。但是……。」

「但是，這藜蘆有毒性，氣虛體弱以及孕婦之人絕對不可以服用。《本草經集注》中說，『黃連為之使；反細李、芍藥、五參，惡大黃』。也就是說它不可與芍藥等藥材相配伍。若是服下藜蘆後，有嘔吐不止的症狀發生，可立即服用蔥湯解毒。」龐憲立刻接著師父的話說道。

「沒錯，說得很對。」李時珍微笑道。

龐憲剛要開口說什麼，聽見門外有動靜，應該是有人來看診了。走到院門口，只見一位老爺爺拄著拐杖，顫顫巍巍地向藥堂走來。

「老爺爺，您慢點。」龐憲趕忙上前攙扶。

「小傢伙啊，我想找李大夫給我瞧瞧病。」老大爺慈祥地笑著說道。

李時珍見是位老人家前來就診，也立刻上前迎接，將老人家攙扶進屋內。

「李大夫，你看看，我這身上起了一片片的紅疹子，也不知這是怎麼了。」老爺爺說著將袖子擼了起來，只見他手臂上生有許多紅斑和大小各異的丘疹。

李時珍為老人家診斷過後，告訴他：「老人家，您這是生了癬。多半是因為吃了腥發動風之物。我給您開

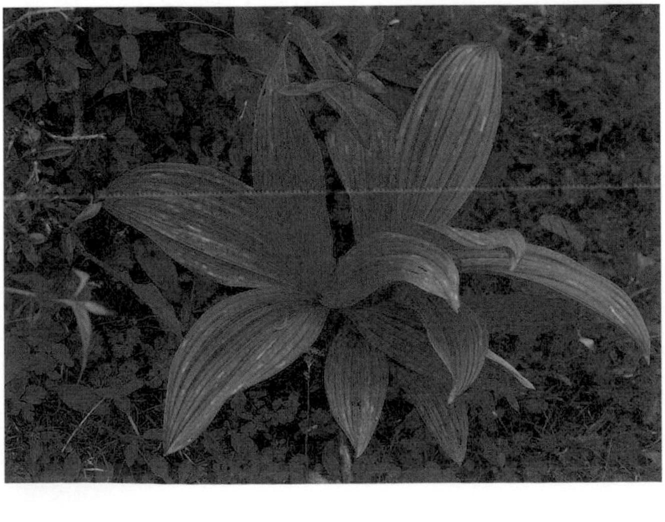

副方子，您按時塗抹便可痊癒。」老爺爺年齡高，耳朵也不大好了，李時珍說話時也不自覺提高了音量。

「憲兒，去取半兩藜蘆根和二錢半輕粉，將藜蘆根研磨為細末後加入涼水調和，塗抹在老人家生癬之處。」李時珍轉身對龐憲說道。

龐憲按照李時珍的吩咐做，為老人家製好了藥膏。敷上藥一個時辰後，老爺爺手臂處便消了紅腫。李時珍又為老爺爺開了幾副藥，讓龐憲包好交給他。待老爺爺走後，龐憲不禁感慨道：「這藜蘆治癬可真是有神效啊！這藜蘆可真是個好寶貝，我要好好將它記錄下來！」

養肝明目的小藥丸

附子

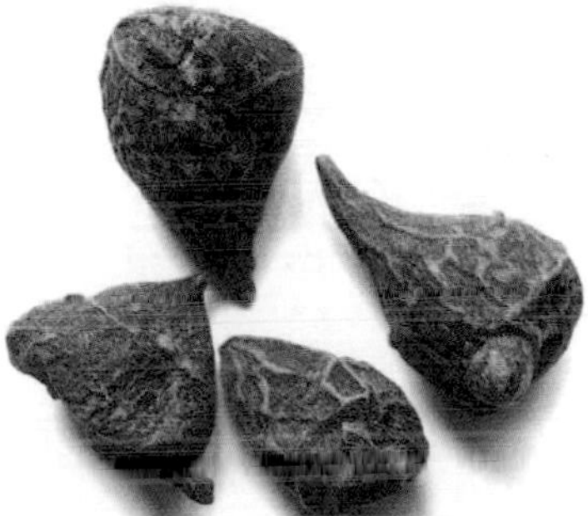

「李大夫，憲兒，有人在家嗎？」門外響起了呼喚聲。

「來啦、來啦，請問您……。」龐憲一路小跑著來到大門口，「咦，趙嬸嬸……快請進。」龐憲口中的趙嬸嬸是鎮北頭的一戶人家，她丈夫過世得早，如今和唯一的兒子相依為命，日子過得較為清貧。李時珍為其看病時，從未收取過分文。

「師父，趙嬸嬸來了。」龐憲一邊領著趙嬸進屋，一邊叫著李時珍。

「李大夫，我這兩天挖了些苦菜，給您送來一些，算是我的一份心意。雖說不是什麼值錢的東西……。」趙嬸說著將手裡的苦菜放在了桌子上。

「您真是太客氣了。」李時珍忙道謝道。

「哎，承蒙您關照，每次為我們看病都不收錢，我們母子倆實在是無以為報……。」趙嬸說著便紅了眼眶。

趙嬸的兒子小金與龐憲差不多年紀，從小體弱多病。自從丈夫去世後，趙嬸一個人拉拔著孩子，著實不容易。李時珍知道她家的情況後，每每將湯藥煎好後，讓龐憲送過去，不收分文還免費贈藥。趙嬸對李時珍甚是感激，只要得了空，便做些糕點、酒釀、小菜來送給李時珍。

「對了，正巧你今日過來，就順便將小金最後要吃的兩副中藥帶回去。服用方法我已寫在紙上，吃過這兩副藥後，小金的病應該就痊癒了。」李時珍說著，將包好的草藥遞給趙嬸。趙嬸接過草藥，又看了看紙上的字。

「趙嬸嬸，您怎麼將紙拿得如此近啊？您是看不清嗎？」龐憲看出趙嬸有些異常，問道。

「啊，最近不知怎麼了，看什麼都看不大清楚。可能是年紀大了，老眼昏花了吧！估計休息幾日就好了。」趙嬸不在意地說道。

「可否讓我為你診下脈？」李時珍問道。

趙嬸先是一愣，隨後點了點頭，伸出手來。

「你這是內虛目暗之症，但你的問題在於肝，肝虛因而引起目視不清的症狀。」李時珍解釋道。

「原來我這是得了眼疾啊。我還以為是年紀大了再加上勞累過度引起的。」趙嬸恍然道。

「你這病宜用養肝明目以及補氣補血之藥。」李時珍起身從藥櫃裡拿出一瓶藥遞給趙嬸，叮囑她，「每次服用三十丸，溫酒送服即可。」

趙嬸再三推辭，最後還是接過藥並連連道謝，隨後又與師徒倆說了會話，便離開了。

「師父，師父，您剛才給趙嬸嬸的小瓶子裡裝的是什麼藥丸啊？」龐憲好奇地問道。

「那藥丸是用六兩生曬的當歸，加上一兩炮附片，將其研磨為末，加入蜂蜜製成。」李時

補肝養目的附子藥方

對症：內虛目暗之症，肝虛而引起目視不清的症狀。

藥材：生曬的當歸六兩，炮附片一兩。

用法：將藥材研磨為末，加入蜂蜜製成藥丸，每次服用三十丸，溫酒送服即可。

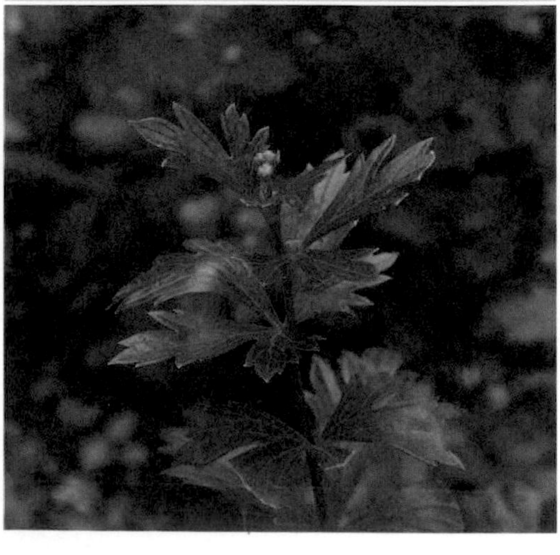

珍答道。

「炮附片？那炮附片可是附子？」龐憲繼續問道。

李時珍點點頭，道：「沒錯。附子根據炮製方法不同，分為黑順片、白附片，淡附片以及炮附片。」

「若是說起附子，那我可太熟悉啦！」龐憲挺著小胸脯說道。

「哦？那你說說看，你對附子瞭解多少。」李時珍饒有興致地問道。

「附子是多年生的草本植物，具有倒圓錐形的塊根。莖最高可長至兩米，具有分枝，中部莖生葉具葉柄。附子的葉片為五角形，且有紙質和薄革質之分。九到十月是附子開花的季節，但花期較短。花朵生於頂端，且形成總狀花序；花梗較長；萼片為藍紫色。附子具蓇葖果以及三棱形的種子。」龐憲胸有成竹地說道。

「不錯，那附子的藥性呢？你可知道？」李時珍問道。

「附子以塊根入藥，其性大熱，味辛、甘，能入心經、腎經以及脾經，它有散寒止痛、補火助陽、回陽救逆之效。心陽不足、虛寒吐瀉、心腹連痛、腎陽虛衰、陰寒水腫、濕寒痹痛、胸痹心痛、腹脘冷痛、陽痿宮寒之症，均可用附子治療。附子還可多方入藥，尤其可與草果仁、生薑、肉桂、白朮、細辛、桂枝、甘草、人參、麻黃等藥材相配伍。」龐憲說完，立刻看向李時珍。

「這就說完了？」李時珍搖搖頭，問道。

「嗯……，徒兒就知道這麼多了。」龐憲不好意思地垂下頭道。

「附子有毒性，孕婦禁止服用。此外，附子還不可與貝母、白蘞、白及、半夏、瓜蔞皮、天花粉等藥材相配伍。附子若是炮製不得當或煎法有問題，極有可能導致病人中毒，所以一定要小心使用它。」李時珍補充道。

「徒兒記住了！」龐憲認真地點了點頭。

祛風散寒的烏頭塊根

天雄

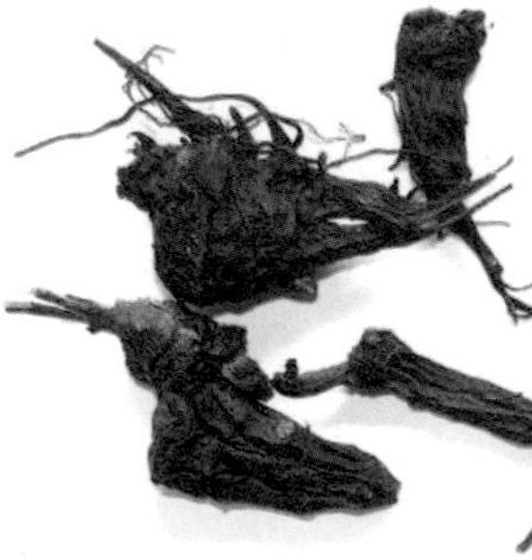

這日，氣溫驟升，龐憲為病人送過藥後，趕忙向藥堂方向跑去。一路上，他看到有老人蹲在路邊，一邊搧著蒲扇一邊下棋，還有些年輕人蹲在牆角處聊閒天。

「前幾日我去到竹山縣，救了一位得了風濕之症的年輕人……。」一位老人家坐在一群人中間得意地說著。龐憲本已跑出了幾米遠，但敵不過好奇心的驅使，又折返回來，混進人堆中，想聽聽看這老頭到底有什麼本事。

「那年輕人因患了風濕痹痛之症，嚴重起來甚至無法下床，那疼痛之感由骨髓而發……」說著，那老人家「嘶」的一聲，做出了一個極為誇張的表情，「那可是真疼啊……」老人家雙手抱胸感慨著。

「那年輕人看了無數大夫也沒有用，虧得他命好，遇上了我。我為他看過病後，立刻從身上拿出了這麼一個小瓶子……」老人家一邊說一邊假裝從身後掏出了個瓶子，「我給他吃了幾粒，最多一個時辰，那年輕人便活動自如，又是跑，又是跳，一點病人的樣子也沒有了！你們說，這小藥丸是不是很神奇，是不是很神奇啊？」老人家摸著鬍子笑道。

這時，圍坐在老人家周圍的人們爆發出一陣熱烈的掌聲。有人問道：「老人家，您這瓶子裡到底是什麼靈藥啊？我們大夥都很是好奇！」

「這藥可是我家的家傳祕方，豈能告訴你們！不過呢，我今日心情甚好，可以告訴你們這藥丸中的幾味藥材。有天雄、附子、防風……。」

「哼，這種瞎話居然也有人信。庸醫亂用藥還大言不慚，只希望不要有人上當才好。」龐憲心裡暗暗想著，沒有再聽下去，起身離開回藥堂。

龐憲將剛才聽來的事情繪聲繪色地演給李時珍看，那誇張的模樣逗得李時珍忍俊不禁。

「這鈴醫可真是吹牛皮不打草稿。我當時真想拆穿那人！」龐憲憤憤不平地說著。

「那鈴醫說的話，雖然過於誇張，但並不見得是假的。」李時珍淡淡地說道。

「啊？師父您是說他不是個庸醫？」龐憲吃驚地反問。

「那位鈴醫所用的小藥丸很有可能是天雄丸。天雄丸的確可以治療風濕痹痛之症，所以這鈴醫說的極有可能是真的。」李時珍解釋道。

天雄丸

對症：風濕痹痛之症。

藥材：天雄一兩，附子等量，去粗皮的桂枝兩個半，炮製後的乾薑、去叉的防風三兩。

用法：將天雄、附子都炮烈後去皮去臍，再準備去掉粗皮的桂枝，炮製後的乾薑和去叉的防風。將這五味藥材研磨為細末後，加入蜂蜜製成和梧桐子一般大小的丸子。

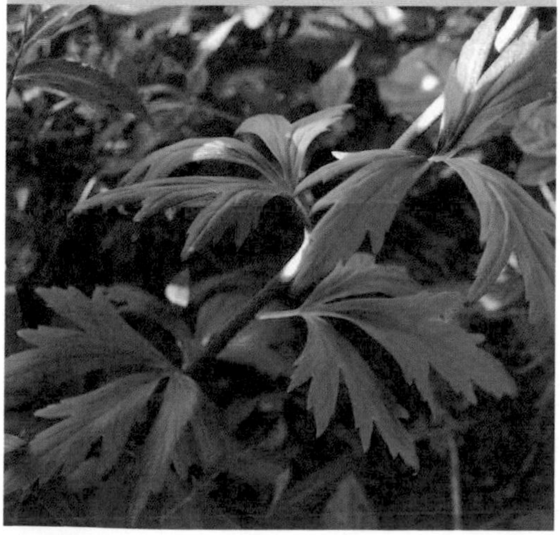

「天雄丸？那是如何製成的呢？」龐憲頓時好奇地問道。

「先將一兩天雄炮裂後去皮去臍，再將等量的附子同樣操作，再準備兩個半去掉粗皮的桂枝，三兩炮製後的乾薑和三兩去叉的防風。將這五味藥材研磨為細末後，加入蜂蜜製成和梧桐子一般大小的丸子，便是天雄丸。」李時珍為其解釋道。

「原來如此。附子、防風這幾味藥材我很熟悉，但是這天雄……。」龐憲撓著頭困惑。

「天雄是烏頭的塊根，而附子是附著烏頭而生的。這下你該知道天雄的外形特徵了吧？」李時珍笑道。

「我明白了！附子的外形特徵其實就是烏頭的特徵，而天雄又是烏頭的塊根……，所以師父，我還需要重複一遍烏頭的特徵嗎？」龐憲眨著小眼睛問道。

「當然！為師要看看你的記憶是否有疏漏……。」李時珍道。

「那好吧！烏頭是多年生的草本植物，它的倒圓錐形塊根為天雄，且具黑褐色的表皮。莖最高可長至兩米，具有分枝，中部莖生葉具葉柄。烏頭的葉片為五角形，且有紙質和薄革質之分。九到十月是烏頭開花的季節，但花期較短。花朵生於頂端，且形成總狀花序；花梗較長；萼片為藍紫色。烏頭具蓇葖果以及三棱形的種子。」龐憲一口氣說完，看向師父，道，「師父我說完了。那您能給我說說天雄的藥性嗎？」

「天雄可治療風濕痹痛、心腹疼痛、痃癖頹瘕、四肢拘攣以及風痛之症，因其有益火助陽以及祛風散寒的功效。天雄性熱，味辛，能歸於腎經。醫書中說，『熟用。一法，每十兩，以酒浸七日，掘土坑，用炭半秤煆赤，去火，以醋二升沃之，候乾，趁熱入天雄在內，小盆合一夜，取出，去臍用之』。此外，天雄與附子，烏頭、茴香子、山芋等一同入藥，還可治療寒邪外攻以及腎臟虛積之症。」李時珍詳細地解說道。

龐憲聽後認真地點了點頭。

散寒止痛之良藥

烏頭

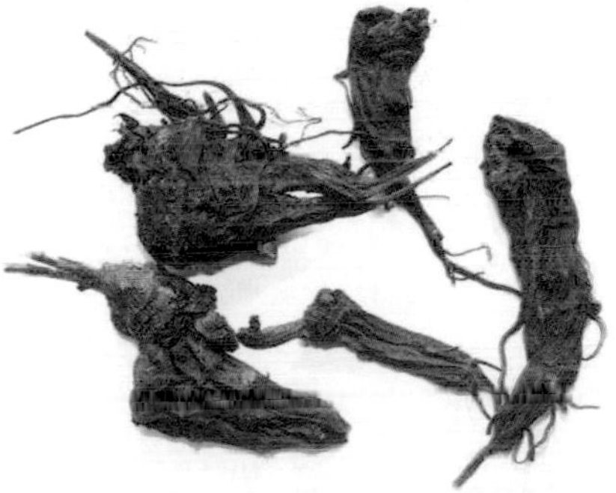

「大黃、商陸……」龐憲整理著藥櫃的草藥，「大戟……糟了，我怎麼把大戟的藥性給忘了？明明前兩天才溫習過的。」龐憲懊惱地拍了一下自己的頭，隨後便跑回屋內溫習大戟的藥性。

「咦？書裡什麼時候夾了一朵花，都變乾了。」龐憲拿出乾花，仔細端詳起來。這花自己似乎從未見過，也不知是什麼品種，是誰放在書裡的。龐憲頓時滿腦子疑問。

「藥櫃的草藥還沒整理完，你躲起來做什麼？」李時珍來到書房門口，打趣道。

「師父，您來得正好，我正想去找您呢。您看看，這是什麼花呀？不知道幾時放在書裡的，都變成乾花了。」龐憲小心翼翼地拿著乾花給李時珍看，生怕一個不小心給弄碎了。

「這是烏頭花。」李時珍淡淡地說道。

「哦，原來這是烏頭花。」龐憲若有所思地點了點頭。

李時珍一掌輕拍在龐憲的腦門上，假裝生氣道：「你呀，前些天不是還背誦過烏頭的特徵嗎？附子和天雄……你忘了？」

「師父，徒兒雖然會背誦藥理知識，但一旦見不到實物，便無法將文字與草藥聯繫起來……。」龐憲低著頭說道。

「別著急，慢慢來。現在你已經認識了烏頭花，這便是一點進步了。」李時珍寬慰道。

「烏頭的藥性你可是還記得？」李時珍很快轉移了話題。

「嗯，我記得。烏頭性熱，味辛，有祛濕驅寒、回陽、止痛、散風邪、溫經的作用，因此常用於治療半身不遂、頭風頭痛、心腹冷痛、陰疽腫毒、四肢厥逆、精神不濟、霍亂轉筋、風寒濕痹以及四肢拘攣之症。說起散寒止痛之效，烏頭也常被用來治療風濕、風濕性關節炎等症。前陣子李奶奶的風濕症又發作了，膝關節疼到無法彎曲，只得臥病在床。您便是用了《金匱要略》中記載的烏頭湯，即以麻黃、黃芪、芍藥、甘草、川烏一同熬湯，給李奶奶治療的。此處的川烏便是取自烏頭。」

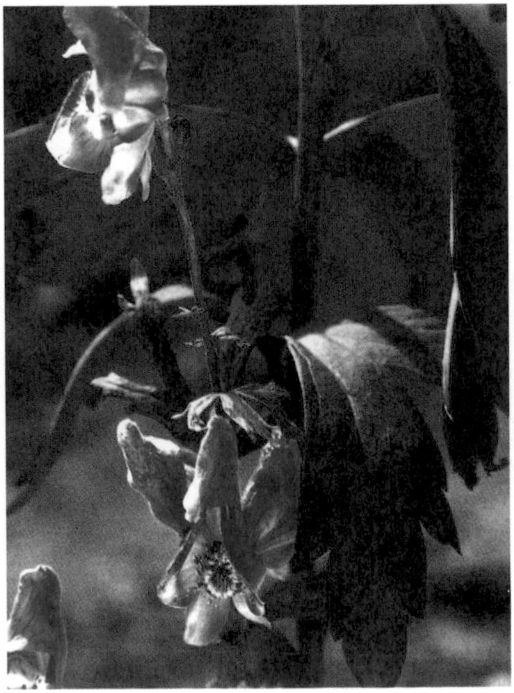

李時珍滿意地點了點頭：「關於烏頭的知識，還有其他的嗎？」

「唔……對了，烏頭多方入藥時，還可治療腳疼無法彎曲、口眼喎斜等症，它尤其可與赤石脂丸、乾薑、蜀椒、附子、蒼朮、麝香、龍腦等藥材相配伍。但是烏頭有大毒，使用時一定要注意用法以及用量，患有熱證疼痛以及陰虛陽盛者、孕婦禁用。《本草經集注》中還說道，『莽草為之使。反半夏、栝蔞、貝母、白蘞、白及，惡藜蘆』。」龐憲撓著頭補充道。

「那烏頭的外形特徵你再說給為師聽聽？」李時珍道。

「是，師父！」龐憲從容答道，便開始描述，「烏頭是多年生的草本植物，它具有倒圓錐形塊根。其莖最高可長至兩米，具有分枝，中部莖生葉具葉柄。烏頭的葉片為五角形，且有紙質與薄革質之分。九到十月是烏頭開花的季節，但花期較短。花朵生於頂端，且形成總狀花序；花梗較長；萼片為藍紫色。烏頭具蓇葖果以及三棱形的種子。」

李時珍滿意地點了點頭，「我去書房了。」走前，他又補充了一句，「別忘了整理藥櫃裡的草藥！」

消腫止痛的生白附子

白附子

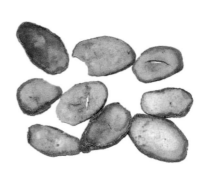

「憲兒，《說文解字》可是在你房間裡？」李時珍喊道。

「在……。」龐憲嗓音沙啞，艱難地吐出一個字。

「憲兒、憲兒……。」李時珍喚著龐憲的名字，卻遲遲聽不見龐憲的回應。

「憲兒，為師喚了你好幾聲，你怎麼都不回答我一句？」李時珍走過來，倚在門框處問道。

「我……。」龐憲張了張嘴，想說話卻發不出聲音。

李時珍見狀，趕忙來到龐憲床前，為他診脈，又摸了摸他的頭，「張嘴。」李時珍命令道。

「你先乖乖躺著。」看罷，李時珍便急匆匆出了門。

不一會，李時珍拿著什麼東西回來了。

「張嘴，把舌頭伸出來。」李時珍將粉末狀的東西塗抹在龐憲的舌頭上，過了片刻又說，「就著口水一起吐出來。」龐憲按照李時珍的話照做。

「感覺怎麼樣？」李時珍關切地問道。

「好多……了。」龐憲終於能多說幾個字了。

「師……什……藥……。」龐憲好奇地問道。只是他說的話大部分聽不到聲音，在李時珍看來，他不過是張了張嘴而已。

但李時珍對徒弟的想法再瞭解不過，便主動告訴他：「你是想問你得了什麼病對不對？你這病是因風寒引起的咽喉腫痛，此外，你心事過重，有些上火。剛才的粉末是用等量的白附子以及枯礬研磨而成的。」

「白……附……。」龐憲皺起了眉頭。

「你就先不要說話了。為師都告訴你。」李時珍緩緩道來：「白附子是多年生的草本植物，其外形又高又大。塊莖生於地下，且為卵狀橢圓形，並生有小鱗片。葉片有卵狀寬橢圓形、戟狀箭形和三角狀卵形之分，起初葉片向內呈彎曲狀，漸漸舒展開來；葉柄為肉質，並有條斑生於下部，顏色有淡粉色和紫色。白附子於六到八月開花，花朵聚集成肉穗花序，且於佛焰苞內生出；具花梗及斑塊。其漿果成熟後是紅色的。」

「藥……呢？」龐憲緊皺著眉頭問道。

「白附子性溫，味辛，它有解毒散結、定驚搐、止痛以及祛風痰的效用，對於破傷風、偏正頭痛、毒蛇咬傷、驚風癲癇、中風痰壅、口眼喎斜、痰厥頭痛、瘰癧痰核之症極為有效，它歸於胃經以及肝經。《本草匯言》中講到，『祛風痰，解風毒，善散面口風』。此外，白附子多方入藥，尤其與全蠍、朱砂、龍腦、硫黃、枯礬、天南星、生薑等一同入藥時，還可治療疼痛眩暈、疝氣、小兒慢脾驚風以及赤白清真斑等。」李時珍解說道。

龐憲聽後，認真地點了點頭，又說了聲：「書……。」但因龐憲嗓音仍舊沙啞，李時珍誤將書聽成了水，於是便端了碗清水給龐憲。

龐憲看後先是咧著嘴笑，隨後一邊指著桌子，手裡一邊比畫著，嘴裡含糊不清地說著：「書……。」李時珍這才明白，他是想看放在桌子上的那本書。

「今日就在屋內安心休息就好，不要出門亂跑了。」李時珍說著便起身向門口走去，「看累了就休息一下，知道了嗎？」李時珍不放心地囑咐道。

龐憲認真地點了點頭。

祛風止痙的正面藥

天南星

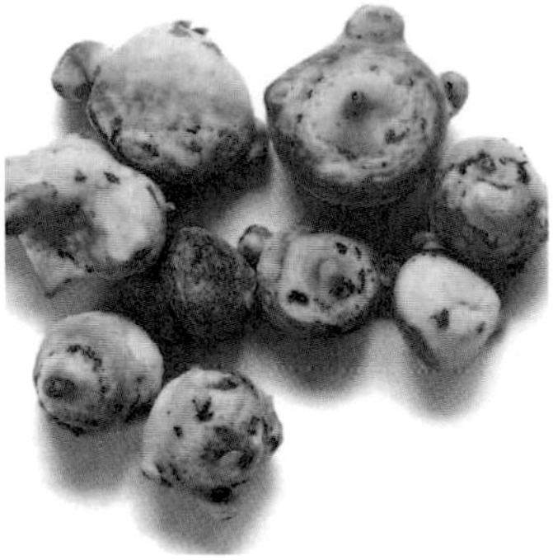

這日，天氣晴朗，碧空萬里無雲，龐憲早早將草藥曬了出去。怎料天公不作美，一個時辰後，狂風大作，天空也漸漸陰沉下來。

「憲兒，草藥都收進來了嗎？我看這天要下雨了，別把藥材淋壞了。」李時珍詢問道。

「您放心吧，都收進來了！今日只有天南星這一味藥材！」龐憲回道。

「天南星……天南星這味草藥你可學會了？」李時珍隨口問道。

「當然！無論它的特徵還是藥性，徒兒早已爛熟於心了！」龐憲拍著胸脯說道。

「那你說說它的藥性吧！」李時珍微笑著說。

「天南星以乾燥的塊根入藥，其性溫，味辛、苦，能歸於肝經、肺經以及脾經。若是仔細說來，這天南星因炮製方法不同可分為生天南星和制天南星。生天南星有消腫散結之效，因此常用於治療蛇蟲咬傷以及癰腫之症；而制天南星有祛風止痙、化痰燥濕、散結消腫之效，因此它多用於治療半身不遂、小兒驚風、中風痰壅、腸風瀉血、頑痰咳嗽、口眼喎斜之症。醫書中說，『虎掌天南星，味辛而麻，故能治風散血；氣溫而燥，故能勝濕除涎；性緊而毒，故能攻積拔腫而治口喎舌糜』。」

龐憲咽了口唾沫，又繼續說了起來，「天南星多方入藥時，尤其與防風、茴香、半夏、赤小豆、木香、皂角、川烏、草烏頭、附子、白僵蠶、蘇葉等藥材相配伍時，還可治療破傷風、風癇、諸風口噤、風痰引起的頭疼難忍、頭面或皮膚生瘡以及喉閉等症。但是，這天南星具毒性，因而孕婦一定要慎用。此外，生天南星內服時，一定要注意它的用法以及用量。」龐憲又突然想起什麼，接著補充道，「楊士瀛《直指方》云，『諸風口噤，宜用南星，更以人參、石菖蒲佐之。南星得防風則不麻，得牛膽則不燥，得火炮則不毒』。所以火炮製過後的天南星並不具毒性。」

「不錯！那它的外形特徵又是什麼樣的呢？」李時珍鼓勵地問道。

「天南星具扁球形的塊莖，其頂部較平，側面具有較多芽眼。葉片有長圓形、線狀長圓形、倒披針形之分，且具鳥足分裂狀以及全緣，葉片正面為暗綠色，背面呈淡綠色。天南星的花開在四到五月，花朵聚集為肉穗花序，佛焰苞外面為粉綠色，內面呈綠白色；雄花序為蒼白色；雌花為球形。天南星的漿果為圓柱形，且分紅色、黃紅色兩種。其種子為黃色，且有紅色斑點生於其上……。」龐憲還未說完，便被門外的聲音打斷。

「請問李大夫在家嗎？」來者是位三十歲左右的青年男子，和一位嘴歪向一旁的老人。

「二位請進。」李時珍開口道。

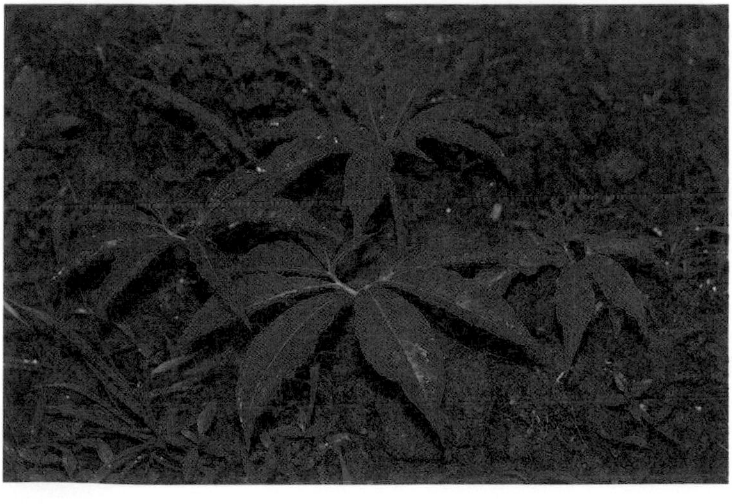

「李大夫，今日一早，我爹的嘴便歪到了左邊，連話都說不了了，更別說吃飯了。還有，他左側的眼睛也不能緊閉。」男子一邊說著，一邊為身旁的父親擦去口水。

待李時珍為其診脈過後，方道：「你父親所患之病為口眼喎斜，即中風，治療此病需用天南星膏。二位在此稍等片刻。」說罷，李時珍起身向藥櫃走去。

「師父，天南星膏是什麼呀？」龐憲跟在李時珍身後問道。

「將天南星研為細末，再用生薑汁調和後攤於紙上，這便是天南星膏。左側歪則貼右側，反之貼左側，待其嘴部恢復原位，即可洗去。」說著，李時珍將一帖天南星膏遞給龐憲，吩咐道，「拿去給老人家貼上吧！」

「是！師父！」龐憲立刻接過藥膏。

消腫解毒的祛毒藥

蒟蒻

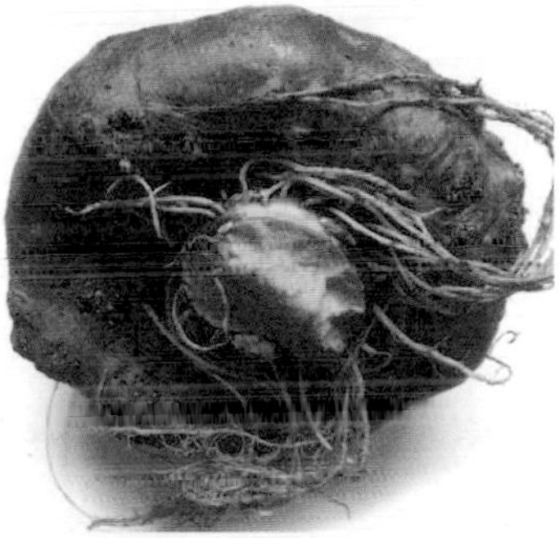

「李大夫、李大夫，求您救救我吧，我快要死了……」一位上門看診的男子喊道，「我今日上山，怎料被蛇咬了一口。現在這半個手臂又麻又疼，我……我是不是快死了？您可得救救我啊！」男子的肩膀一抽一抽地，害怕得直哭。

李時珍立刻為其診斷，隨後對龐憲說道：「去取些水蓼來。」

「水蓼……師父，水蓼已經用完了。」

「啊？藥材都沒有了？小兄弟你是不是看錯了？你再好好看啊！」男子哀號著。

「不會看錯的，水蓼這味藥材真的已經用光了。」龐憲回答道。

「你們這是什麼破藥堂啊，連藥材都沒有！今日我要是死了，我做鬼也不會放過你們的！」男子瞬間憤怒起來，那神情好似自己馬上會被李時珍師徒倆害死。

「你不要激動，這樣會令你的病情惡化。」李時珍平息下男子的情緒，隨後告訴龐憲，「去取些蒟蒻，將新鮮的塊莖加入食鹽後搗爛。」

一會兒，龐憲端來搗爛的草藥，並將其敷在男子受傷的部位。

「這樣就可以了？這樣我就不會死了吧？是不是還需

要喝點其他的草藥？」男子懷疑地問道。

「你如果不放心的話，就多喝些水吧！」龐憲一臉不悅地說道。

「小兄弟，你在跟我開玩笑嘛？喝水還能治蛇毒？」男子簡直不敢相信自己的耳朵。

「沒錯，多喝水能加速體內血液運行。若是你能一天喝一缸水，這蛇毒怕是在你體內待不了多久就都被排泄出去了。」龐憲板著臉一本正經說道。

「憲兒，不得胡說。」李時珍呵斥道。

「那我這便回家去喝水，先走一步！」男子立刻爬起來，急匆匆地出了藥堂。

「這人連句謝謝都沒說……」龐憲不滿地抱怨道，「師父，剛才這人說話那麼難聽，一看就不是什麼好人。師父，您就不該救……」龐憲還未說完，便被李時珍打斷：「憲兒，你要記住，背後莫論人是非。此外，無論他是否為大惡之人，我們身為郎中，都不可以見死不救。」

「是，徒兒知道了。師父，這蒟蒻是種什麼草藥呢？它有什麼藥性呢？」還是草藥最能勾起龐憲的注意。

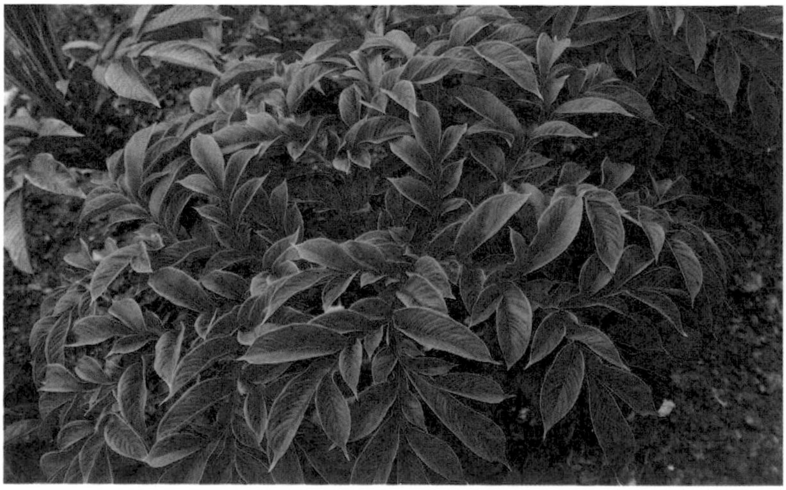

「蒟蒻性寒，味辛、苦，它能治療瘧疾、跌打損傷、疔瘡、燙傷、火燒傷、丹毒、癰腫、積滯、痰嗽、腳轉筋、毒蛇咬傷等症。因其有化瘀止痛，解毒散結以及化痰消積的功效。對了，蒟蒻以塊根入藥。」李時珍詳細地解說道。

「那蒟蒻長什麼樣子呢？」龐憲再次問道。

「《本草圖經》裡說，『南吳中出白蒟蒻亦曰鬼芋，根都似天南星，生下平澤極多。皆難採。人採以為天南星，了不可辨，市中所收往往是此。但天南星肌細膩，而蒟蒻莖斑花紫，南星莖無斑，花黃，為異爾』。蒟蒻是多年生的草本植物。它具有扁球形的塊根，表面呈紅褐色，並生有較多肉質根以及鬚根。葉片為長圓狀橢圓形，顏色為綠色，且具三裂；其側脈數量較多，且纖長。蒟蒻在四到六月開花，花朵形成肉穗花序；花柄較長，且具漏斗狀的佛焰苞。蒟蒻的漿果成熟以後變為黃綠色，有球形和扁球形之分。」李時珍解答道。

「這樣說來，我記得之前有位鈴醫說過，將適量的蒟蒻與蔥白、韭菜以及甜酒釀一同入藥，搗爛後敷在患病部位，可治療扭傷腫痛。師父，這藥方可是對的？」龐憲仰頭望著師父，期待地問。

「沒錯，確有其方。」李時珍回答道。

燥濕化痰的藥丸子

半夏

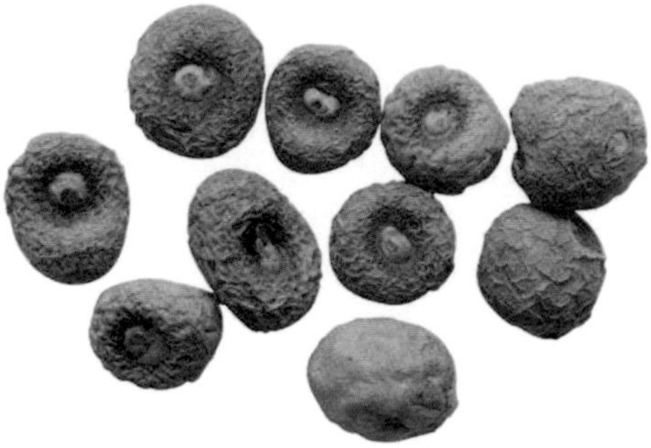

「李大夫，我最近總是咳嗽不止，嗓子裡時常有痰。不僅如此，我還時常感到頭暈目眩，胃裡總是泛起一陣噁心，有時嚴重起來，連心臟也跟著一起疼。」一名女子坐在案几前，向李時珍講述著自己的症狀。

「你的舌苔白膩，脈緩，脈象為濕痰喘急之症。而痰濕證之起因，則是脾陽不振。你體內濕氣較重，濕多則聚成痰，脾部運行不利，導致運化失司。但這並不是什麼大病，只要按照我開出的藥方按時服藥，應該很快就能痊癒。」李時珍說著，將一個小瓶子遞給女子，又道，「這藥丸每次服用三十丸，薑湯送服即可。」

「師父，您方才給病人的小瓶子裡裝的是什麼丸子呀？」待女子走後，龐憲好奇地問道。

「那是由半夏製成的藥丸。」李時珍答道。

「半夏？」龐憲驚呼一聲，並瞪圓了小眼睛。

「對，是半夏。你為何如此驚訝？」李時珍有些不解地問道。

「我先前讀私塾的時候，有一位同學的名字就叫半夏。今日突然聽到半夏這名字，心裡便有些吃驚，我一直以為半夏只是個人名呢！」龐憲撓了撓頭，說道。

「確實有許多人用草藥做名字的。」李時珍笑道。

「師父，這半夏是種什麼草藥呢？它是不是長得特別美啊？」龐憲不由得十分好奇。

「你怎麼斷定半夏就長得美呢？還是說，這位叫半夏的同學長得美？」李時珍立刻反應過來。

「哎呀，師父又拿我取笑！徒兒只是覺得半夏這個名字特別好聽，便覺得這草藥應該也很特別。師父您想到哪裡去了！」龐憲突然不好意思起來。

「看你還臉紅，還說不是！算了，不逗你了。半夏是一種多年生的草本植物。它具扁球狀或球狀的塊狀莖，且生於地下。塊莖的頂部有葉片生出，葉柄較長，且具白色珠芽。葉片有一年生以及二至三年生之分，且有單葉以及複葉之分，形狀全為卵狀心形，葉片上下均不具毛。半夏的花開在五到七月，花朵生於頂端且形成肉穗花序，並具綠色佛焰苞。半夏的漿果為綠色卵狀橢圓形。」李時珍笑道。

「哦，原來半夏是這副模樣。那藥性呢？它除了可以治療濕痰喘急之症，還可以治療哪些病症呢？」龐憲越發好奇地問道。

「半夏性溫，味辛，能入肺經、脾經以及胃經。它能治療濕痰寒痰、嘔吐反胃、胸脘痞悶、痰厥頭痛以及咳

燥濕化痰的半夏藥丸

對症：濕痰喘急之症，咳嗽不止，嗓子裡時常有痰，時常感到頭暈目眩，胃裡總是泛起一陣噁心。

藥材：半夏等量。

用法：將半夏用香油炒過後，研磨為末，粥和製成梧桐子般大小的藥丸。

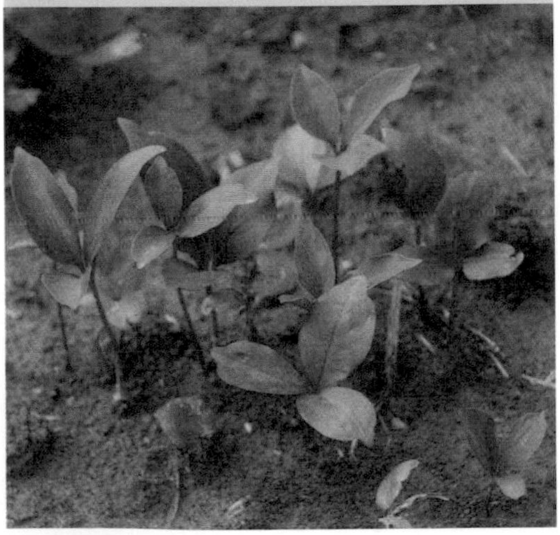

喘痰多之症。它外用也能治療癰腫痰核，這是因它有降逆止嘔、消痞散結和燥濕化痰的效用。半夏以乾燥的塊莖入藥，它與生薑、茯苓、桂枝、甘草相配伍時，對於治療少陰證膈間有水且嘔吐者極為有效。」李時珍詳細地解釋道。

「師父，那使用半夏可有禁忌？」龐憲一邊做著筆記一邊問道。

李時珍點點頭，說道：「半夏生用且內服時，一定要注意用量。此外，半夏不可與制草烏、附子、制川烏、川烏、草烏一同入藥。」

「師父，您還沒告訴我那小藥瓶中的藥丸是如何用半夏製成的呢！」龐憲想起先前的小藥丸，於是說道。

「那是將半夏用香油炒過後，研磨為末，粥和製成梧桐子般大小的藥丸。」李時珍解釋道，過了一會兒，又笑著問徒弟，「還有其他疑問嗎？」

「唔……」龐憲歪著頭想了想，隨即道，「沒有啦！」

「哦，對了，師父，那個半……算了……。」龐憲吞吞吐吐地，並未將話說完。

「為師都知道，那個半夏是個男孩子。」李時珍咧嘴笑道。

「師父，您……哼！」龐憲一溜煙跑回院子裡去了。

清熱解毒的外用藥

蚤休

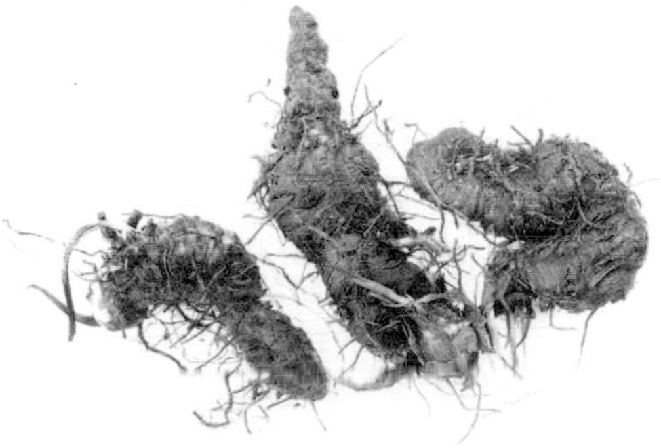

這日一早，龐憲舀了盆水準備洗臉。

「怎麼一直盯著水面看？水裡有東西？」李時珍看徒弟呆立在水盆邊，於是關心地問道。

「師父，您有沒有發覺我的臉腫了？」龐憲摸著自己的臉蛋，仔細端詳著水面，驚呼道，「師父，我不是得了水腫吧？天哪……我這俊俏的臉龐……可不能變醜啊！」龐憲兩手揉搓著臉蛋，大驚小怪地叫著。

「快點洗漱！」李時珍敲了敲龐憲的腦袋瓜，無奈地站起身來。

「師父，徒兒都變醜了，您怎麼對我一點都不關心呢！」龐憲嘟起小嘴，不開心地說道。

「你那不過是最近吃得有點多，又沒運動，長胖了而已。再說，你見過哪個水腫之人說話如此底氣十足的？」李時珍打趣道。

「吃得多？長胖了？師父，我真的胖了嗎？」龐憲又是一臉的悲傷。

「若是照你這樣吃下去，再不勤加鍛煉，恐怕還會長更多肉的。」李時珍笑道。

「從今天起，我要節食！這三日我只喝水，堅決不吃飯菜！有師父在此作證，我若是偷吃了東西，我就是小狗！」龐憲一臉決然地喊道，「不瘦下來我心有不甘啊！

蒼天哪！」

「好啦，好啦，你快點洗臉吧！一大早起來就吵吵鬧鬧的，鄰居還要不要睡覺了！」

李時珍話音剛落，師徒倆便聽到一陣敲門聲。

「來啦！」龐憲一邊擦著臉，一邊小跑著去開門。

「您好，請問李大夫在家嗎？我想找他瞧病。」來者是位大約三十歲的男子。

「您先請進，我師父這就來。」龐憲忙去請李時珍。

待李時珍坐定，男子開口道：「李大夫，我這耳朵不知怎的了，總是熱熱的，而且還很痛。想必是進了蟲子，煩請您給看看。」

「你這耳內是生了瘡，並非進了蟲子。你稍等，我去為你取藥。」說著，李時珍從藥櫃處拿了些許藥材，並向堂前走去。

「師父，您手裡拿的可是蚤休？」龐憲追上來問道。

「正是。你什麼時候認識蚤休了？」李時珍反問道。

「嘿嘿，這可是我自學的。」龐憲拍著胸脯說道。

「哦？那把你自學來的知識說給為師聽聽，為師倒要看看你學得是否準確。」

「那就先說它的外形特徵吧！蚤休是多年生的草本植物，全株不生毛。其黃褐色的根莖不僅肥且厚實，有結節生於其上，並具有較多鬚根。莖頂端生有輪生的葉片，一般以七片較為常見，

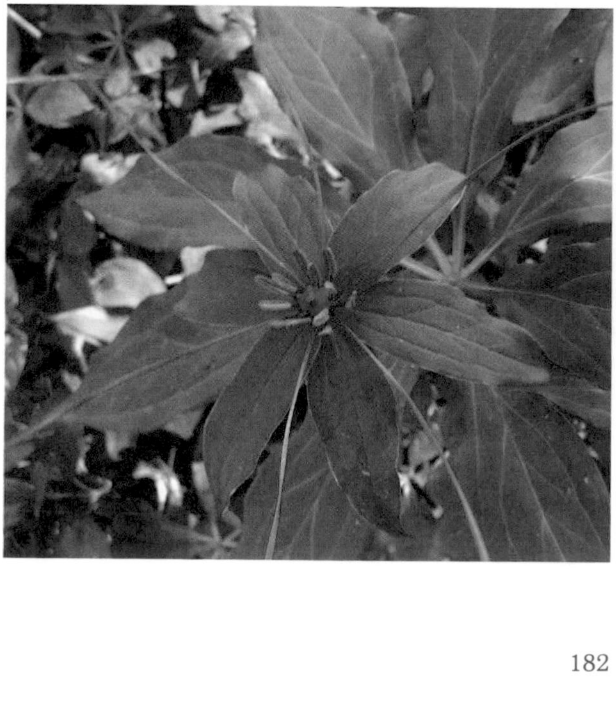

形狀有橢圓狀披針形和長橢圓形之分，且分為薄紙質和膜質，葉片以綠色較多。蚤休在四到七月開花，花朵單生，且生於頂部，它具綠色外裂被片以及黃色或黃綠色的內裂被片。蚤休的球狀蒴果在成熟後變為黃褐色。怎麼樣師父？是不是全對？」龐憲大聲道。

「對！確實全對！那藥性呢？」李時珍追問道。

「蚤休性寒，味苦，能歸入心經以及肝經。它能治療疔瘡、癰腫、小兒驚風抽搐、新舊跌打傷、肛脫、乳汁不通、喉痹、蛇蟲咬傷、瘰癧之症，因為它有平喘止咳，熄風定驚以及清熱解毒的效果。《本經》中寫道，『主驚癇，搖頭弄舌，熱氣在腹中，癲疾，癰瘡，陰蝕，下三蟲，去蛇毒』。」龐憲一鼓作氣地說道。

「有無禁忌？」李時珍繼續問道。

「無！」龐憲想也沒想，肯定地說道。

「無？你確定？」李時珍皺著眉頭反問道。

「對啊，沒有的！」龐憲對自己的話很有信心。

「孕婦，元氣虛弱，無實火熱毒，陰證外瘍之人不可服用。這些在《本草匯言》和《本經逢原》中均有記載。」

「哦，我知道了。」龐憲瞬間像霜打的茄子一樣，沒了先前的神采奕奕。

「把這蚤休與醋一同研磨後塗在病人的耳內。」李時珍囑咐道。

「是，徒兒這就去！」龐憲小聲說道。

止疼解毒的中藥

鬼臼

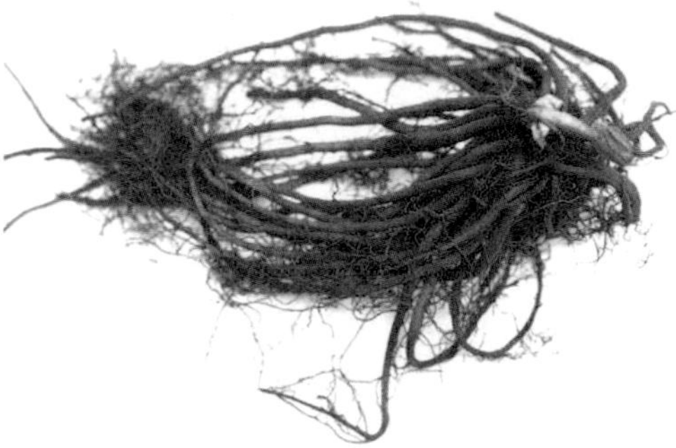

「師父，今天師母不在家，咱們中午吃什麼呀？我要餓死了……。」龐憲喊道。

「我記得誰昨天發了誓，說他要節食三天，這才第二天，這麼快就說話不算話了？」李時珍看向龐憲。

「哎呀，師父，您這人……您這人……。」龐憲頓時有些侷促。

「我怎麼？」李時珍挑眉問道。

「您怎麼總揭我老底啊！我本以為三天不吃飯也沒什麼的，誰想到那麼難熬啊。最要命的是，我還因此犯了胃病，大半夜的疼醒了……」龐憲自顧自地念叨著，「對了師父，那日晚上我胃疼，一直睡不著，您給我喝了一碗湯藥便好了，那是什麼藥啊？我第二天睡醒後便將此事拋在腦後，忘記向您請教了。」龐憲捏著自己的臉蛋說道。

「是用了半錢鬼臼的根莖泡酒後給你服下的。」李時珍解釋道。

「鬼臼？您說的鬼臼可是長這樣的？」龐憲邊回憶邊描述道，

「一種多年生的草本植物。它具有粗且壯的根狀莖以及較多鬚根。其莖直立生長，光滑且不分枝。莖部生出的互生葉為近圓形，且只有兩片，葉片正面不具毛，反面具柔毛，並有清晰可見的葉脈凸起。花朵開在三到六月，顏色深紅並呈倒卵狀，最多有八對相簇生，花梗纖長且具萼片。其漿果為橢圓形。」

「沒錯，你說得很對。知道藥性嗎？」李時珍順勢問道。

「嗯……」龐憲略微猶豫了一下，說，「它可以治療胃疼……。」龐憲皺起了眉頭，支支吾吾地不知要說什麼。

「鬼臼可以治療吐血、癆傷、癰腫、哮喘、背部潰爛、疔瘡、蛇咬傷、跌打損傷、咳嗽、瘿瘤等症，它有解毒祛瘀以及祛痰散結之效。鬼臼以根莖入藥，其性平，味苦、辛，能歸於肝經、脾經和肺經。但是體質虛弱之人服用時要極為謹慎，且孕婦禁止服用。這下可記住了？」李時珍嚴厲地問道。

「嗯！徒兒都記下了……，可是師父，徒兒還有一個問題。若是我問了，您可不能打我啊？」龐憲討好地笑道。

「好，你問吧，為師不打你。」

再說，師父什麼時候打過你，最多敲一下你這小笨腦袋瓜而已。」李時珍順手敲了敲龐憲的腦門。

「咱們到底什麼時候吃飯啊，我要餓死了……。」龐憲嚷嚷道。

「你呀你！什麼時候也不忘記吃！」李時珍大笑道。

「師父，您說過吃飯皇帝大，一頓不吃……，頭暈眼花冒星星！」龐憲嘿嘿笑道。

緩解胃痛的鬼臼藥方

對症：飲食不正常造成的胃痛。
藥材：鬼臼半錢。
用法：將鬼臼的根莖泡酒後服下。

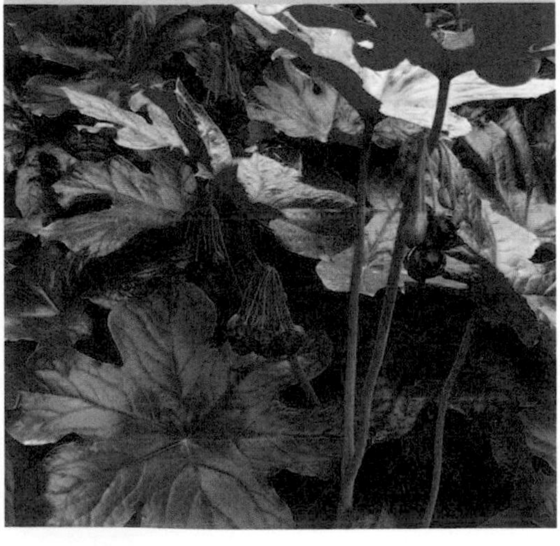

疏風散熱的「乾樹皮」

射干

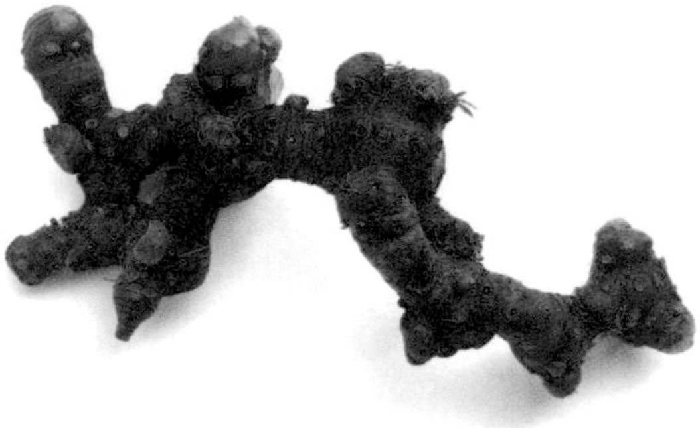

最近幾日不知怎麼了，病人突然多了起來，甚至在門外排起了隊伍。龐憲已經有半個月沒隨李時珍上山了，每日除了看診就是煎藥，經常從早忙到天黑。龐憲連大聲嚷嚷的力氣都沒有了，還要想辦法擠出些時間看書。李時珍看在眼裡，疼在心裡，卻不能說什麼。畢竟學醫的確是一條辛苦的路，讓徒弟早日習慣，對他也好。

這日，打開大門，便有病人早早進來坐下，等待著李時珍。

「李大夫，我近來總是感到嗓子痛，並且總能感到嗓子裡有東西，咳也咳不出，咽又咽不下，還時時頭痛，做什麼活計也提不起精神……。」青年的聲音嘶啞著，並不時乾咳幾聲。

「張開嘴……伸舌頭……。」李時珍輕聲命令道。

「是否還有食欲不振以及吞嚥困難的症狀？」李時珍問道。

「有的。」青年重重點頭。

「你脈浮數，舌苔薄黃，舌質正常，此症為喉痹，需用解毒利咽以及疏風清熱之藥。我已將藥方寫好，你隨我徒兒去抓藥即可。」李時珍道。

待青年男子走後，龐憲立刻跑到李時珍身旁，開口道：「師父，您剛才所開的方子是：將射干細判，取五錢匕加入一盞半水中，煎至八分時，濾掉渣滓後加入少許蜂蜜。這是不是醫書中所講的『射干湯』？」

「沒錯。」李時珍笑道，「說起射干，你可瞭解這射干是何種藥材？」

「當然！射干是一種多年生的草本植物。它具有橫向生長且粗壯的根莖，其外表為鮮黃色，並有較多鬚根生於其上。它的莖直立生長，並有葉片生於下部。射干的葉片為扁平狀的寬劍形，以列狀排列，其上生有較多平行的葉脈。射干花開在六到八月，花朵生於頂端且為聚散花序，並具有花被片以及花梗。射干的蒴果有長橢圓形以及倒卵形之分，其種子為黑紫色，近圓形。」龐憲自信地說道。

李時珍邊側頭傾聽，邊不時點頭，又鼓勵徒弟：「再說說它的藥性。」

「射干以乾燥的根莖入藥，但我覺得這入藥的射干長得與『乾樹皮』有幾分相似。」龐憲調皮地說道，「它性寒，味苦，能歸於肺經。它能化痰利咽以及清熱解毒，所以常常用來治療咳嗽氣喘、咽喉腫痛、癰腫瘡毒、喉

射干湯

對症：喉痹，嗓子痛，感到嗓子裡有東西，咳也咳不出，咽又咽不下，頭痛，提不起精神，並且沒有食慾、吞嚥困難。

藥材：細判的射干五錢匕。

用法：取藥材加入一盞半水中，煎至八分時，濾掉渣滓後加入少許蜂蜜。

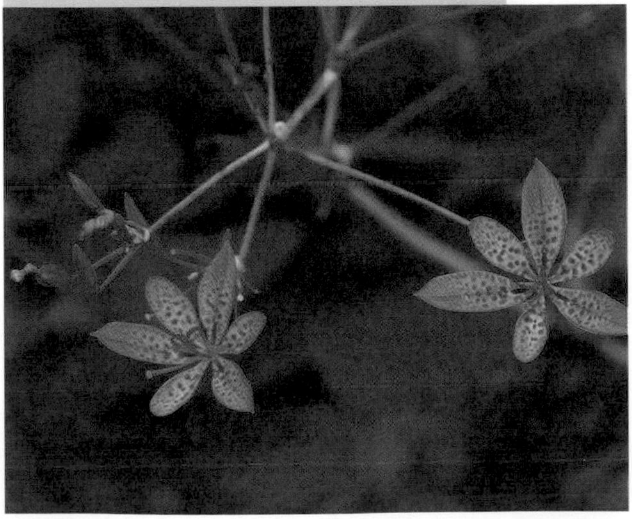

痹、痰涎壅盛、熱毒痰火鬱結之症。《神農本草經》曰，『主咳逆上氣，喉痹咽痛，不得消息，散結氣，腹中邪逆，食飲大熱』。此外，射干還可與山豆根、生烏扇、麻黃、生薑、扁竹根、連翹、夏枯草等藥材相配伍，對於患有傷寒熱病、乳癰初腫、水蠱腹大等症也極為有效呢！」

「可有禁忌？」李時珍追問道。

龐憲想了想，回答道：「有的。《本草經疏》一書中說道：『凡脾胃薄弱，臟寒，氣血虛人，病無實熱者禁用』。還有，孕婦和便溏者不可服用。」

「掌握得很好。」李時珍微笑著，催促道，「快去叫下一位病人吧，不然今日怕是看不完了。」

「是！」龐憲說著便跑了出去。

止痛止血的具毒「藍花」

鳶尾

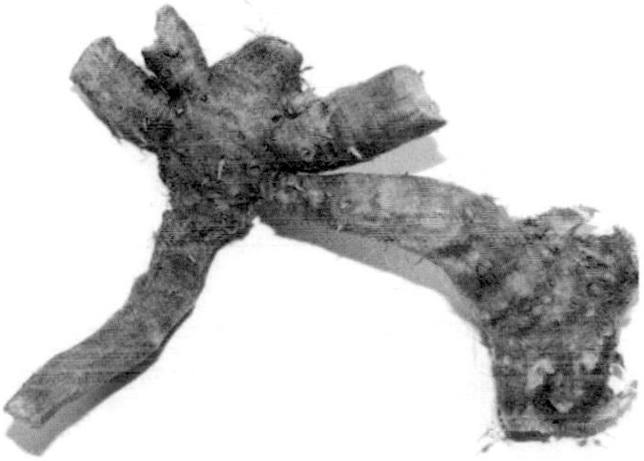

「哇，這藍紫色的小花真漂亮！」這日一早，龐憲來到園子裡照顧草藥。看到園子裡美麗的花朵，龐憲忍不住摘了一朵，放在鼻下聞。

「憲兒，快來吃早飯了。」李時珍的聲音在龐憲身後響起，「喚了你幾聲也不見你回應，原來是在這裡跟草藥們說話。」

「師父，這花開得可真好看。這是什麼花呀？是師母種的嗎？」龐憲一邊把玩著花朵一邊問道。

「這是鳶尾，是一種草藥。」李時珍道。

「原來它也是草藥？這植物真了不起，既長得好看，又能治病救人！」龐憲讚歎道。

「這鳶尾以其根莖入藥。它性寒，味辛、苦，有活血祛瘀、消積、解毒、行水之功效，對於治療風濕疼痛、積食不消、跌打損傷、瘧疾、咽喉腫痛、水道不通之症極為有效。同時，鳶尾外用還可治療外傷出血以及癰癤腫毒之症。《本經》一書曰：『主破癥瘕積聚，去水，下三蟲。』但是鳶尾具有毒性，所以……。」李時珍詳細地解釋著。

一聽見毒性二字，龐憲趕忙將別在耳朵上的花朵拿了下來，並迅速向水井處跑去。

「憲兒？你去哪裡啊？」李時珍不解地問道。

「我洗洗耳朵，我怕耳朵爛掉……。」龐憲邊跑邊大喊道。

「洗耳朵？爛掉？」李時珍先是一臉不解，隨後大笑起來，「你這個孩子啊……。」

不一會兒，龐憲回來了，邊走還邊不時摸摸自己的耳朵。

「怎麼樣？你這耳朵中毒了沒有？」李時珍打趣地問道。

「師父，這麼重要的事情您還跟我開玩笑！」龐憲嘟著小嘴說道。

「對了，師父，您剛才說因為鳶尾有毒性，然後呢？」想起師父正在講藥理知識龐憲忙接著問道。

「然後……然後你的耳朵就可能會中毒。」李時珍面無表情地說。

「真的會中毒嗎？我已經洗過很多遍了，我連每根手指都認真清洗過了！」龐憲一臉驚嚇地扯著李時珍的衣袖。

「你放心吧！不會中毒的！」李時珍這才認真安慰徒弟道。

「那師父要說所以什麼啊？」龐憲接著先前的問題問道。

「所以體虛之人服用鳶尾時，一定要謹慎。」李時珍道。

「那這鳶尾該如何描述呢？」龐憲緊接著問道。

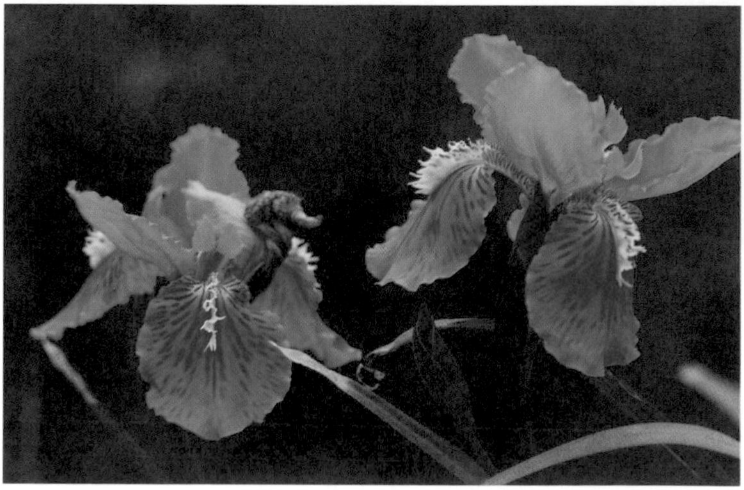

「鳶尾具有粗壯的根狀莖以及分枝，同時還具有較細的鬚根。其基生的葉片為寬劍形，黃綠色，葉片略有些彎曲。鳶尾花開於四到五月，花朵為藍紫色，花莖不具毛，其綠色的苞片呈草質，並具膜質的邊緣；其花梗極短，並具有白色的花絲以及黃色花藥。鳶尾的蒴果有長橢圓形和倒卵形之分，其種子為黑色梨形。」李時珍細細地描述了一遍。

龐憲邊聽邊不住地點頭。

「憲兒，你可記得你剛來的時候，有一天你摔倒在大門處，膝蓋以及手肘流了血？你還記得為師是怎樣為你醫治的嗎？」李時珍問道。

龐憲仰起頭，認真想了想，攤手道：「不記得了，一點印象也沒有了。」

「我將三錢鳶尾根研磨成末，並用冷水餵你喝下。」

龐憲聽後想了想，遺憾地說：「時隔太久，我竟一點印象也沒有了。」

「現在就記住。走吧，我們去吃飯。」李時珍道。

散結消腫的祛膿之藥

玉簪

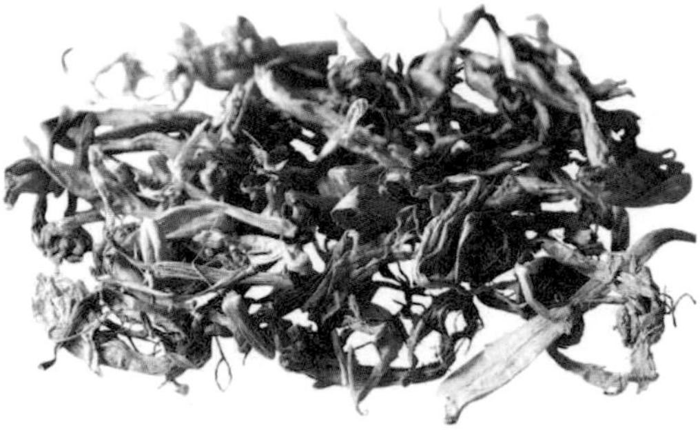

「您好，請隨我進來看診。」龐憲禮貌地對第二位病人說道。病人是位十七八歲的少年，體格精壯，臉上紅潤且有光澤。光從外表來看，龐憲實在看不出他患有何病。

少年坐定，開口道：「李大夫，從昨天開始，我的左耳便一直很痛，我用手摸了摸，能感到有黏糊糊的東西在耳內。李大夫，我不會得了耳聾之症吧？真怕自己再也無法彈琴，再也聽不到美妙的聲音了……。」少年說著便說不下去了，臉上滿是悲傷的神情。

李時珍讓少年側頭，為他查看耳內的症狀，診脈之後，才道：「不用擔心，你不會耳聾的。你這只是耳內流膿之症。」

「憲兒，帶這少年到後院，將鮮玉簪草搗出汁滴入他耳內。」李時珍輕聲命令道。

「你一直跟隨李大夫學醫嗎？」路上，少年開口問龐憲道。「是的！」龐憲笑道。

「我剛剛聽李大夫說用玉簪草，你知道它是種什麼草藥嗎？」少年好奇地問道。

「當然！我說給你聽。」龐憲一邊摘著玉簪葉，一邊說道，「玉簪具有粗且厚的根狀莖。它的葉片分卵圓形、卵形、卵狀心形三種形狀，葉片較大，且具較長的葉柄。你看，是這樣的。」龐憲將玉簪的葉拿給少年看，並繼續說道，「玉簪的花開在八到十月，有些單生，有些則為簇生，顏色為白色，並具有較高的花葶，最多能開至十幾朵。它具有較小的內苞片以及披針形、卵形的外苞片。其蒴果具有三棱，外形為圓柱狀。玉簪開花時可香啦！」龐憲又補充了一句。

「你對這玉簪可真是瞭解！」少年笑道，「那它除了可以治療像我這樣的耳內流膿，還有哪些藥效呢？」少年睜大了雙眼，好奇地打探著。

「玉簪的入藥部位為葉或全草。它性寒，味苦、辛，能治療乳癰、咽腫、瘰癧、吐血、骨鯁、毒蛇咬傷、燒傷、臃腫瘡瘍之症，因其有散結消腫以及清熱解毒及止血之效。不過這玉簪全草有毒，所以使用時一定要注意用法以及用量。」龐憲詳盡地講解道，看少年似乎好多了，便閒聊道，「想不到你對草藥如此好奇。」

「其實我小時候一直想成為一名行醫治病的郎中，怎料父母並不贊同……，不過平日裡我也偶爾會翻看醫書，我覺得醫藥知識都很有趣。」少年說道。

「那以後你沒事的時候就來找我玩吧，我們還可以切磋醫術！」龐憲有些激動地說道。

「我只懂得皮毛，哪裡能跟你切磋！」少年笑道，「不過說起這玉簪，我還記得我九歲那年，有位郎中便是用玉簪將我祖母的壞牙取下來的。」

「刮骨取牙！我沒記錯的話，是將一錢玉簪根，一分五厘烏頭，二分蓬砂，三分白砒，三分威靈草，七分白硇砂，一同研磨為末，將少許點塗在患部，牙齒自然就脫落了。」龐憲了然道。

「哇，你可真厲害！連這些都懂！」少年羨慕道。「也沒有啦！這都是我師父教給我的。」龐憲不好意思地笑道。「怎麼樣，好些了嗎？」龐憲關切地問道。

「好像沒那麼疼了，今天可真謝謝你和李大夫！」少年誠摯地說。

「這沒什麼的。這些葉子你拿回去，按照我剛才的做法再滴幾次，很快就會痊癒的。若是你家裡無人幫忙，你再回來找我也是可以的！我幫你！」龐憲說道。

活血止痛的蔻丹之花

鳳仙

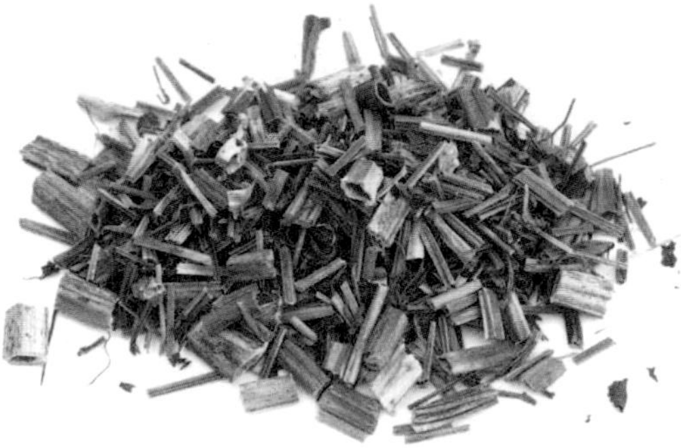

「那少年怎麼樣了？」待龐憲送走少年，李時珍詢問道。

「症狀有所緩解，過不了幾日應該就能痊癒了！」龐憲回道，又主動說，「師父，我去喚下一位病人。」

「李大夫，我近幾日不知怎的……」病人還未說完，門外便傳來一陣叫喊聲。仔細聽來，是有人在喊：「李大夫，救命啊……。」

只見一位壯漢，身後揹著一位少年，匆匆跑進了藥堂。壯漢氣喘吁吁地說道：「李大夫，救救他……他……他要死了……。」而他背上的少年則一直呻吟著。

「你這是幹什麼？你不知道要排隊的嗎？我排了一個上午，好不容易輪到我，你就這樣大搖大擺地闖了進來！」被打斷看診的大爺很是不滿，站起來大聲嚷嚷道。

「對不起，實在對不起，但是我兒子的傷太嚴重了，我怕……我真怕他死了……。」壯漢哽咽著說道。

李時珍見狀，趕忙為少年檢查傷勢。

「李大夫，我可是先來的，您怎麼不先為我看病，反倒為這個不守規矩的人瞧病？」大爺很不高興地大聲質問道。

「大爺，請您稍微等等。這個哥哥的傷勢比較嚴重，不及時治療恐怕有性命之危。」龐憲解釋道。

「他性命危不危險，跟我有什麼關係？明明我先來的，李大夫就得先為我瞧病！」大爺不依不饒地說道。

「老大爺，您行行好……。」壯漢哀求道。

老大爺見無人搭理他，於是喊道：「什麼狗屁郎中，我看也不過是個江湖騙子！我辛辛苦苦排隊一上午，反倒不給我瞧病……。」大爺邊走邊罵地離開了藥堂。

「他全身多處骨折，尤其右腿最為嚴重，只能先服藥，緩解疼痛。」李時珍命龐憲將一錢乾鳳仙花泡入酒內，隨後讓少年服下。

「師父，鳳仙到底是種什麼樣的藥材呢？最近病人多，我已經見到這鳳仙入藥好幾次了。」龐憲問道。

「鳳仙以花入藥，性溫，味微苦且甘，可活血消積，治蛇傷、腰脅引痛。它有解毒殺蟲、活血止痛以及祛風除濕、通經的效用，主骨折、跌打損傷、白帶、鵝掌風、癰腫疔瘡、腰脅疼痛、婦女產後瘀血以及婦腹痛、手癬、風濕性關節疼痛等症。此外，鳳仙與當歸尾、朴硝、木瓜、柏子仁等藥材相配伍，還有治療百日咳、嘔血以及因風濕引起的臥床不起之效。」李時珍為龐憲解釋道。

「鳳仙的外形特徵我是知道的！」龐憲主動說了起來，「鳳仙是一年生的草本植物。它具有粗壯且直立向上生長的肉質莖。其葉片有披針形、倒披針形、狹橢圓形，互生，邊緣具較銳的鋸齒。鳳仙的花開在七到十

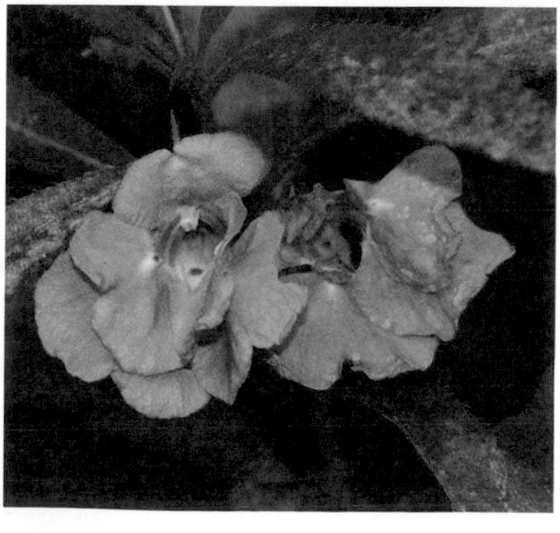

月，花朵生於葉腋處，且有單生和簇生之分，花朵通常為粉紅色、白色以及紫色，花瓣有重瓣和單瓣兩種，它還具有較短的花梗以及線形的苞片。其蒴果為寬紡錘形，其種子圓球形，數量較多。」

李時珍點了點頭，道：「不錯，沒有一處錯誤。」

處理好少年的傷，師徒倆都累得呼出一口氣。

「師父，剛才那大爺實在太不通情達理了！後來的哥哥病情那麼緊急，稍等一下又有何妨？」龐憲憤憤地說道，「我看他那大喊大叫的氣勢，哪裡有病人的樣子！」龐憲不禁撇嘴道。

「好了，快去喚下一位病人吧。不然又要耽擱到晚上才能看完了！」李時珍平靜道。

祛風止痛的迷人之花

曼陀羅花

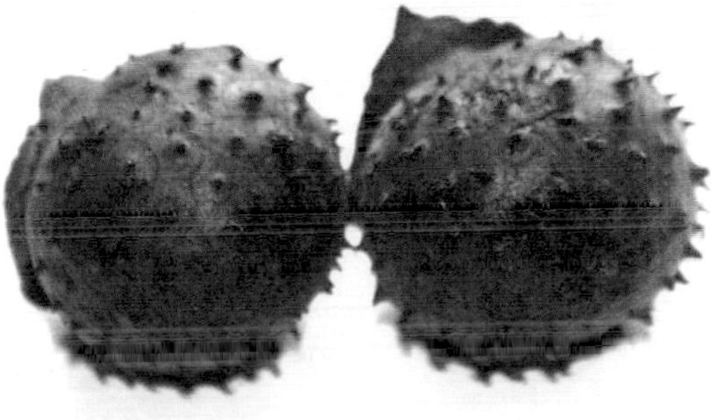

龐憲剛要去喚下一位病人，便見到一位婦人快步朝著藥堂走來，懷裡抱著一個三歲大的孩子。婦人神色倉皇，許是因為擔心懷中的孩子，滿臉淒苦之色，加之她雖著婦人的打扮，頭上卻已有大片銀光，看起來實在蒼老憔悴。龐憲心中不由得升起一番憐憫之情。

「李大夫，這一年多來，我兒子時常出現抽筋的症狀。起初全家人也沒太在意，可就在最近半年，他每次抽搐過後便會昏迷，而且昏迷的時間在逐漸增加……。」婦人哽咽著說道，想起兒子小小年紀便遭到如此病痛，做母親的實在心疼不已。

「他先前可是生過大病？」李時珍邊看診邊詢問道。

「有，他兩歲那年，生了一場風寒，半年後才痊癒。」婦人想了想又補充道，「那次病了痊癒以後，他的身體便不如同齡的孩子了。不僅時常發燒，流鼻涕，還很嗜睡，四肢也時常冷冰冰的。」

「舌淡，苔薄，脈沉弱，他所患的是小兒慢驚風症。因久病，遂導致他氣血兩虧，傷及陰陽。其病在肝、脾，脾虛而肝旺，虛中夾實。若治療此病，需取七朵曼陀羅花，十枚炒過的全蠍，二錢半炮製天南星、天麻、丹砂、乳香，將這幾味藥材研磨為末後，用薄荷湯調和半錢服下。」李時珍說道。

不一會兒，龐憲將抓好的藥遞給婦人，婦人連聲道謝後，便帶著孩子離開了藥堂。

「師父，這曼陀羅花是種什麼藥材？聽這名字似乎是來自西域的藥材。」龐憲說道。

「曼陀羅具有粗壯且直立生長的木質莖，最高可長至一百五十公分，其植株不具毛。曼陀羅的葉片為寬卵形，具淺裂，邊緣具疏齒。曼陀羅花開在五到九月，花期較長，花朵單生且長於葉腋處，並具有漏斗形的花冠。它的蒴果為直立狀卵圓形，並有硬刺生於其上。其種子為黑褐色的腎形。」李時珍講解道。

「那曼陀羅花有何藥性呢？我已經知道它能治療小兒慢驚風之症了。」龐憲道。

「曼陀羅花性溫，味辛，有祛風濕、鎮定、止痛、止喘的功效，經常用來治療寒哮、諸風頑痹、寒濕腳氣、臉上生膿瘡、大腸脫肛之症。但曼陀羅全株具有毒性，其中以種子的毒性最為強烈，若誤食了其種子、果實等，則會出現咽喉乾澀、吞咽困難、脈搏加快、抽搐、瞳孔放大的症狀，更嚴重者，則會昏迷，呼吸衰竭而亡。」李時珍嚴肅地說道。

治療小兒慢驚風症的曼陀羅花藥方

對症：小兒慢驚風症，因久病導致的氣血兩虧，身體異常虛弱多病。

藥材：曼陀羅花七朵，炒過的全蠍十枚，炮製天南星、天麻、丹砂、乳香二錢半。

用法：將這幾味藥材研磨為末後，用薄荷湯調和半錢服下。

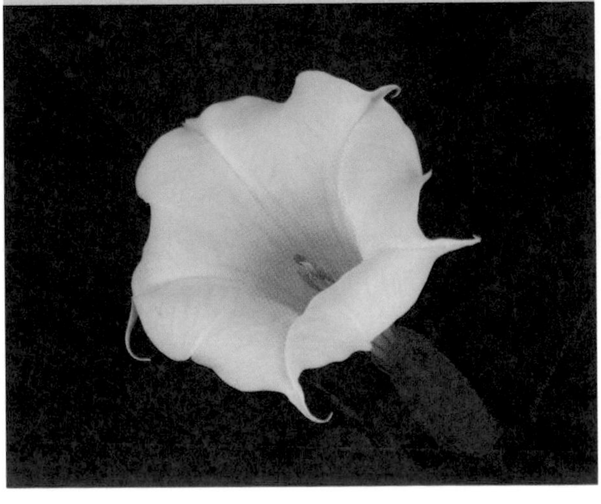

「聽起來，曼陀羅這種植物可真是有些危險，用藥時一定要特別謹慎才行。」龐憲不禁感慨道，隨後他臉色大變，抓著李時珍的袖子問起來，「師父，我剛才抓藥時，摸了這曼陀羅花，我會不會中毒身亡啊？」

「你這孩子，說風就是雨！只是摸一摸，不會有事的！」李時珍捏著龐憲的小臉蛋寬慰道。

「哎，那我就放心了。」龐憲鬆開李時珍的手臂，用手輕撫著胸前說道。

又忙活了半天，龐憲出門看了看，回來說道：「師父，暫時沒有病人了，我們可以稍作休息啦！」

祛風燥濕的羊不食草

羊躑躅

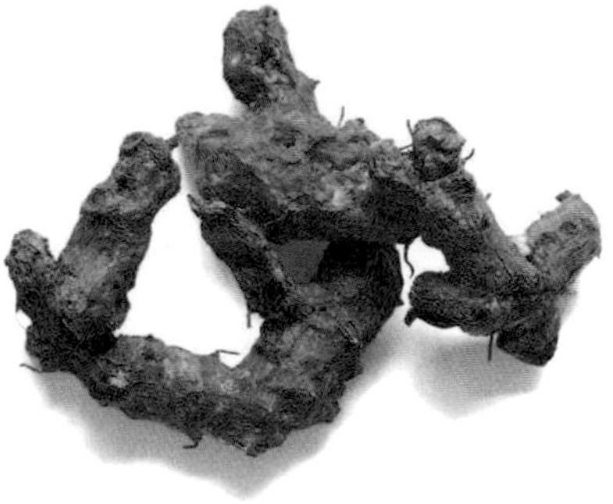

「師父，李爺爺家已閉門三日了，我敲了好多次門也無人應聲，他不會出什麼事吧？」龐憲擔憂地說道，「我去鄰居家打聽了，這三日並沒有人見到李爺爺出門。」

「過會兒再去看看，我隨你一同去。」李時珍說道。

半個時辰過後，李時珍與龐憲來到李爺爺家，龐憲上前敲門道：「李爺爺、李爺爺，您在家嗎？在家的話應一聲……。」敲了半天，也沒聽見任何回音，龐憲回過頭來看看李時珍，又看看李爺爺家低矮的圍牆，道，「師父，不然我翻牆進去看看吧！」

李時珍點頭應允道：「小心點。」

龐憲迅速翻牆進去，並給李時珍開了門。剛進屋，龐憲便見到了癱倒在床上的李爺爺。

「李爺爺、李爺爺，您醒醒！我是龐憲，您快醒醒呀！」龐憲急得眼淚都掉了下來，喊道，「師父，您快來看看，李爺爺他……。」

李時珍趕忙為李爺爺診脈，片刻後命令道：「還有微弱的氣息，去找些吃的來，李叔餓暈了。」

龐憲一邊用袖子抹了抹眼淚，一邊搜尋著食物。不一會兒，他找到了一盒糕點。李時珍將糕點捏碎，就著水餵給李爺爺吃。半個時辰後，李爺爺慢慢恢復了精神。

「你們救了我，真是太感謝了……。」李爺爺的聲音輕如蚊蚋。

「可嚇死我了，我還以為您……。」說著，龐憲的眼淚又流下來了。

「傻孩子，我現在不是沒事了。」李爺爺艱難地扭了下身子，頓時疼得五官扭曲在了一起，「前些天，我這雙腿忽然疼得厲害，第二天一早醒來，兩條腿便無法彎曲了，更是沒法子下地行走。這手臂跟手指的關節疼起來也是要人命，真是老了啊……。」李爺爺動了動手指，依舊無法活動自如。李爺爺喘了口氣，繼續說道，「昨日你來敲門，我聽到了，但我已經餓得沒力氣說話……，我身邊無兒無女，我真以為這次死定了，多虧你們師徒倆來看我……。」

「李叔，您這病是風濕痹痛，這屋子不向陽，又太過潮濕，再加上最近天氣驟變，因而引起了這些症狀。一會我讓憲兒給您端碗湯藥來，堅持喝，慢慢就會有所好轉的！」李時珍寬慰老人家道。

回去的路上，龐憲禁不住問道：「師父，給李爺爺治病的藥方是什麼呀？」

「取適量羊躑躅花，用酒拌蒸，一炊過後，取出來將其曬乾，隨後搗羅為末。服用時以牛乳一合，加入一錢調和。」李時珍答道。

「羊躑躅是這樣的嗎？」龐憲描述道，「一種落葉灌木，且具較疏的分枝。葉片為長圓形，紙質，邊緣處具毛，且具凸出的中脈和側脈。羊躑躅開花在三到五月，花朵生於頂端，且聚集為總狀傘形花序，具圓齒狀花萼以及闊漏斗形花冠。其蒴果為圓錐狀的長圓形。」

「沒錯。那你知道藥性嗎？」李時珍問道。

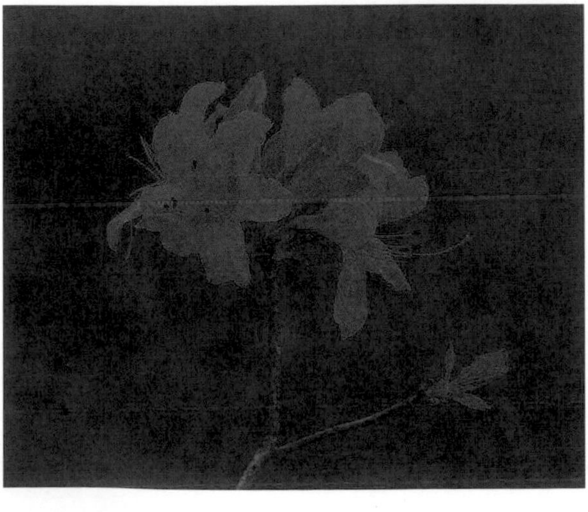

「嗯……我只知道羊躑躅以花入藥，其性溫，味辛，能歸於肝經……，其他就不知道了。」龐憲垂下頭，說道。

「風濕痹痛、跌撲腫痛、頑癬、偏正頭痛之症都可用羊躑躅花來治療，它有散瘀定痛以及祛風除濕之效。羊躑躅花多方入藥時，還可治療婦女血風走注、癱瘓、瘧疾、風蟲牙痛等症，尤其可與生地黃、天南星、草烏頭、白膠香、白僵蠶、蔓荊子、全蠍、地龍等藥材相配伍。」李時珍補充道。

「我突然想到先前背誦過《本經疏證》中寫道，『羊躑躅，毒藥也。然性能祛風寒濕，故可以治惡痹。痹者，風寒濕所成也。然非元氣未虛、脾胃尚實之人不可用。凡用此等毒藥，亦須雜以安胃和氣血藥同用』。所以這羊躑躅是有毒性的草藥！」龐憲大聲說道。

「沒錯！所以它不可久服、多服，身體虛弱的人和孕婦都不能服用。」李時珍補充道。

「嗯！我明白了！師父，我一會就將煎好的湯藥端給李爺爺喝！」龐憲道。

消腫祛瘀的十棗湯

芫花

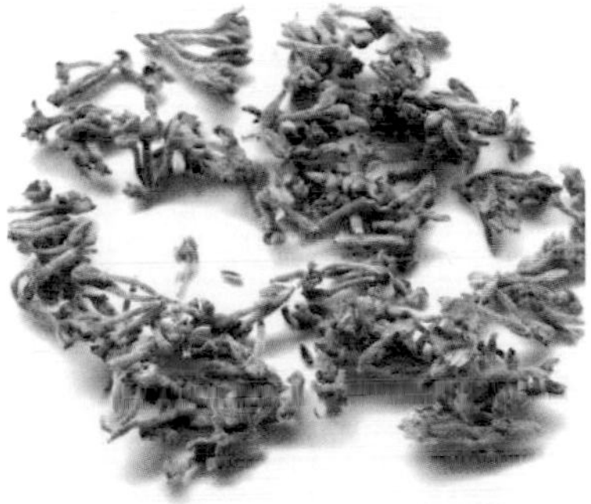

這日，龐憲為李爺爺送藥回來的途中，遇到一名少年。龐憲見他扶著牆慢慢地走著路，還不時乾嘔幾聲。

龐憲見那少年表情甚是痛苦，遂上前問道：「你還好嗎？是不是身體不舒服啊？」

少年慢慢抬起頭，只見他唇色發白，額頭處布滿了密密麻麻的汗珠，他艱難地開口道：「我慢慢走就可以了。我要去找李大夫瞧病，應該沒多遠就到了。」

「巧了，你要找我師父瞧病，剛好我們順路，我扶著你吧！」龐憲主動說道。

「你是跟隨李大夫學醫的學徒？」少年輕聲問道。

「對！」龐憲露出了明朗的笑容。

「你先在這裡坐一會，我去請我師父。」剛進藥堂，龐憲就小跑著去請李時珍。

「李大夫，我這裡特別疼，走路也疼，說話也疼，就像有針在扎我似的。不僅如此，我還時常乾嘔。請問李大夫，我所患的是什麼病啊？」少年摸著自己脅肋部說道。

「你這是乾嘔脅痛。先前可曾受過傷？」李時珍診斷後問道。

「有。半月前，我從假山上摔了下來。可當時我只有腿部受了傷，其他地方並無大礙。」少年回答道。

「你從假山摔落，看起來只有腿部受皮外之傷，然而

十棗湯

對症： 乾嘔脅痛。傷及經絡，因而有瘀血滯留，其阻塞脅部經絡運行，遂發生脅痛，再加之患有傷寒，心下痞滿，這也會導致痛至兩脅。

藥材： 甘遂、大戟、芫花等量，大棗十枚。

用法： 將等量的甘遂、大戟以及熬過的芫花搗羅為末；在一升半的水中加入十枚大棗，將其煮至八合後，濾掉渣滓並加入藥末。若體弱就先服用半錢，有下瀉之狀，則可藥到病除。

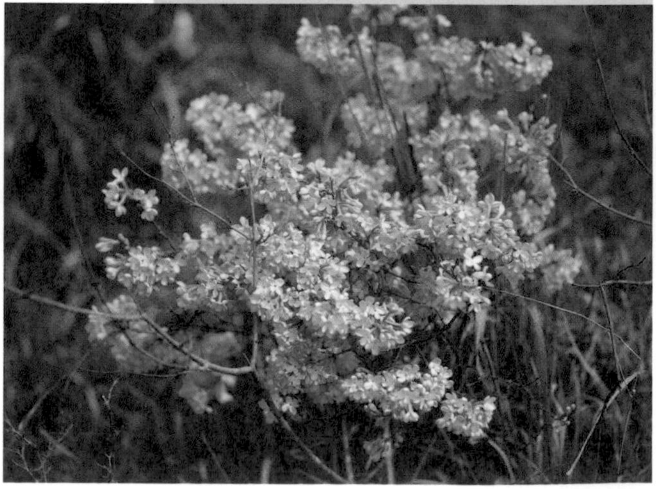

內部經絡之傷卻是肉眼看不到的。傷及經絡，因而有瘀血滯留，其阻塞脅部經絡運行，遂發生脅痛，所謂不通則通，氣不行，遂血不能行。再加之你患有傷寒，心下痞滿，這也會導致痛至兩脅。你的病需服用十棗湯，即將等量的甘遂、大戟以及熬過的芫花搗羅為末；在一升半的水中加入十枚大棗，將其煮至八合後，濾掉渣滓並加入藥末。若體弱就先服用半錢，有下瀉之狀，則可藥到病除。」李時珍耐心解釋道。

送走少年後，龐憲笑嘻嘻地問李時珍：「師父，芫花長什麼樣子呀？它有哪些藥性呢？」

李時珍搖搖頭，感慨自己真是一刻也不得閒。不過他還是為徒弟解答道：「芫花是一種落葉灌木，最高可長至一米。其莖直立生長，並生有細長的枝條。葉片為橢圓狀長圓形，並有偶為互生以及對生之分，且具全緣以及較短的葉柄。芫花開於四到五月，花朵分為淡紫色和淡紫紅色，並生於葉腋，不具花絲。其核果為白色的卵狀長圓形，種子為黑色。」頓了頓，李時珍繼續為龐憲講道，「芫花性溫，味苦、辛，能歸於肺經以及脾經。水腫、脅痛、食物中毒、咳喘、瘧疾、癰腫、痰飲癖積、心腹癥結脹滿均可用芫花來治療，它有鎮咳止痰、活血、解毒、消腫的功效。芫花還可與大黃、甘草、朱砂、枳殼等藥材相配伍。」

「徒兒全都記下了！這十棗湯我還是第一次聽說，我要趕快記下來才行！」說著，龐憲向屋內走去。

「別忘了將上午晾曬的草藥整理入櫃！」李時珍喊道。

「知道啦！知道啦！」龐憲大聲應道。

消腫養腎的乾棗湯

蕘花

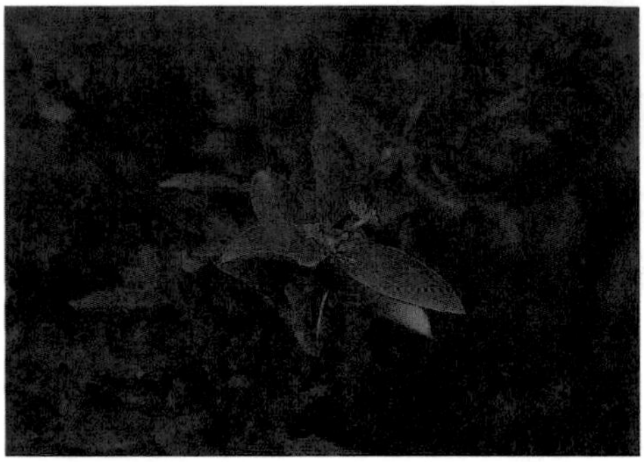

天剛濛濛亮，門外便傳來敲門聲。龐憲在床上翻滾著，最終拗不過持續不斷的敲門聲，只得爬起來去開門。

「又要開始忙活了……。」龐憲嘴裡嘟囔著。

「您好，我想找李大夫瞧病，不知道他在不在家？」來者是位中年婦人，看起來氣色挺好，神情也很爽朗。

「您先請坐，我這便去請我師父！」龐憲一路小跑著離開。

片刻之後，李時珍隨龐憲一同來到前堂。待李時珍坐定，婦人便開口道：「李大夫，我這脅下摸起來有塊狀物，按下去的時候還能聽到水聲，而且四肢也極其容易水腫。不知道我這是怎麼了，煩請您給看看。」

李時珍為其診斷道：「你這是水腫及癖飲症。平時可是飲水較多？」

「對，我特別喜歡喝水，就算不渴也會強迫自己喝一些。我聽人說，多喝水有利於身體健康。」婦人老實答道。

「你這病便是由飲水過多引起的。水氣停滯於兩脅，加之外有寒氣入侵，水遇冷則凝結成塊，這便是癖飲。你的腎臟先天較弱，又由於後天失養，無法將多餘的水排出體外，遂出現水腫之症。」李時珍解釋道。

「原來並不是一味地多喝水就會對身體好啊！」婦

女感慨道。

「你這病除了要減少飲水外，還需服用乾棗湯。即取一兩甘草、大戟、甘遂、大黃、黃芩，半兩蕘花、芫花，十枚大棗，將其全部切細後，加入五升水，煮至一升四合，分成四次空腹快速服下。」李時珍吩咐道。

「我知道了，謝謝李大夫！」婦女隨龐憲抓完藥後，便離開了。

「師父，蕘花是什麼啊？是一種藥材嗎？」龐憲立刻問道。

「沒錯，蕘花以花蕾入藥。它性寒，味辛、苦，有消堅破積以及瀉水逐引之效。水腫、癥瘕痃癖、痰飲、咳逆上氣之症均可由蕘花來治療。蕘花還可與甘遂、桂心、巴豆、杏仁、桔梗、芫花一同入藥，製作成捶鑿丸。捶鑿丸可治療邪氣、寒氣，尤其是積聚於腹中的，但服用捶鑿丸時，不可同時吃生蔥、豬肉以及蘆筍。《本經》中寫它『主傷寒溫瘧，下十二水，破積聚、大堅癥瘕，蕩滌腸胃中留癖、飲食，療寒熱邪氣，利水道』。」李時珍詳細地解答道。

「那蕘花是什麼樣子的呢？」龐憲繼續問道。

「蕘花是一種落葉灌木，最高能長至兩米，它具有灰褐色枝條。葉片為披針形，且為互生，正面為綠色，反面為蒼白色，具有較短的葉柄以及清晰的側脈。蕘花開於五到六月，花朵生於頂端或葉腋處，並形成頭狀花序，花朵為黃色。蕘花的核果為褐色的窄卵圓形，並具毛。」李時珍解釋道。

「那這蕘花在使用時，有哪些禁忌呢？」龐憲又問。

「孕婦、身體較為虛弱之人不可以服用蕘花。」李時珍答道。

「徒兒全部記住啦！」龐憲一邊說著一邊打著哈欠，淚水順著眼角流了下來。

「再去睡一會吧！最近病人較多，今日恐怕又要忙活一整天了！」李時珍道。

「嗯！師父您也再休息一會兒！」龐憲應道。

祛風解毒之痄腮藥

醉魚草

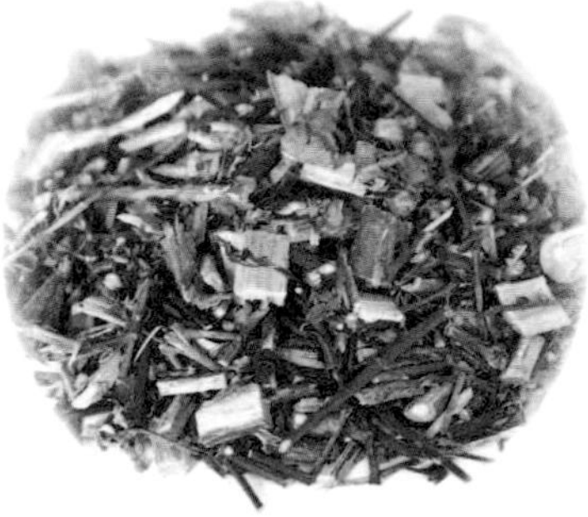

不久，門外又是一陣急促的敲門聲，龐憲迷迷糊糊間，揉了揉眼，起身披上衣服，跑去開門。

「到底還讓不讓我睡覺了……。」龐憲抱怨道。

「誰呀？」龐憲沒好氣地喊道。

「請問李大夫在家嗎？我們是來找李大夫瞧病的。」門外響起了一個女子的聲音，她身旁站著一個八、九歲的男孩子。

「先坐這裡等一會吧，我去請我師父。」龐憲打開門，眼也不抬，有氣無力地說道。

「李大夫，我們家明兒右側腮部腫起了好大一個包。這已經是第三天了，他現在連張嘴都困難，更是吃不下飯。」女子著急地說道。

李時珍摸了摸孩子的右腮，並輕聲問道：「疼嗎？」明兒點了點頭，李時珍又為其把了脈，隨後道：「孩子所患的是痄腮。這是由風溫邪毒所引起，毒從口鼻之表侵入於體內的足少陽膽經，毒熱沿經脈上攻於腮部，相搏於氣血，從而引起氣滯血瘀，氣血運行不佳，遂滯於腮。此病需用三錢醉魚草，二錢薺菜，七枚路路通一同煮雞蛋食用。」

隨後，女子隨龐憲去取藥。待二人走後，龐憲趕忙問道：「師父，您方才所開的藥方中提到的醉魚草是那種開有密集小花的植物嗎？」

「哦？你知道醉魚草的外形特徵？」李時珍饒有興趣地問道。

「我不知道我所記憶的是否正確。」龐憲猶豫地說。

「沒關係，說說看，說錯了為師來幫你糾正。」李時珍鼓勵徒弟道。

「醉魚草是一種落葉灌木，最高可長至三米。它具有褐色的莖皮。葉片有長圓披針形、橢圓形和卵形之分，且有對生、互生以及近輪生之分，並有波狀齒或全緣生於邊緣，正面為深綠色，反面為黃綠色。醉魚草的花開在四到十月，花期較長，花朵為紫色，並形成穗狀聚散花序，有香氣。醉魚草的莢果有橢圓形、長圓形兩種，其上不具毛，但具鱗片，其種子為淡褐色且形狀較小。」龐憲緩緩說道。

李時珍點點頭：「沒錯，你描述就是醉魚草。」

「我在李爺爺家見過這株草藥，我當時覺得這花可真好看，忍不住多看了幾眼。回來後我對照著它的模樣，翻看了幾本醫書。但因為沒聽師父您講過，所以一直不敢確定自己看到的植物是否就是醉魚草。這醉魚草的藥性我也是知道的！」龐憲咧嘴笑道。

「是嗎？那你說說看。」李時珍微笑道。

「醉魚草以莖葉入藥，它能治療魚骨鯁喉、蛔蟲病、鉤蟲病、痄腮、癰腫瘰癧之症，因為它有化骨鯁、驅蟲以及祛風解毒的功效。醉魚草性寒，味辛、苦，並且具有毒性。我還在醫書中學到，用六錢醉魚草煎水，可治療瘰癧之症；首劑用三錢醉魚草，之後逐日增加至六十

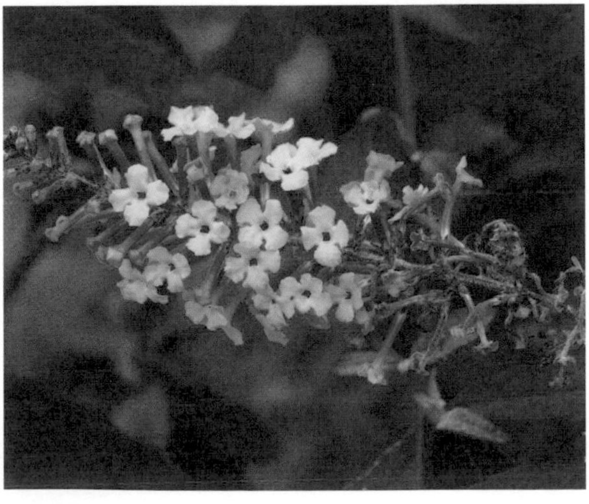

錢，可治療鉤蟲病。」龐憲如數家珍地說道。

李時珍聽後點了點頭。

「對了，使用這醉魚草不可過量，否則病人會出現呼吸困難，頭暈噁心，肢體麻木等不良反應。」龐憲又補充道。

「睏死我了……」說完草藥，龐憲又打起了哈欠，嘴裡念叨著，「睏死了、睏死了……。」

「若還是睏的話，去休息一下吧！」李時珍見徒弟這副沒精打采的模樣，就知道他沒睡醒。

「不睡了，每次剛一躺下就有病人來看診。若是我又去睡覺，肯定又要有病人來了，我還是不睡了。」龐憲無奈地說道，「我還是去園子裡打理草藥吧！」

李時珍笑著點頭應允。

散結、名目的黃花菜

石龍芮

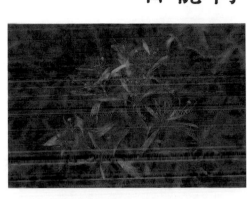

一上午，龐憲幹著活，總要不時伸著脖子向外張望，一會兒又在院子裡來回踱步，一會兒又放下手裡的東西抓耳撓腮。李時珍忍不住問道：「憲兒，你這是怎麼了？怎麼如此心緒不寧的？可是病了？」

「不是的，師父。我就是有點納悶，怎麼今天一個病人都沒有。」龐憲撓著頭說道。

「呵，你這孩子！平日裡病人排著隊在外等侯，你要說人太多、忙不過來。現在沒有病人上門了，你反倒盼著有病人來了。」李時珍覺得既無奈又好笑。

「不是這樣的。就拿今日來說，我一躺到床上，就有病人來看診，後來索性不睡了，結果一個病人也不來了……。」龐憲無奈地聳了聳肩。

「哦，我明白了。你這意思是，你犧牲了自己的睡覺時間，卻沒有等來病人，對不對？」李時珍笑道。

「師父，您真是比我肚子裡的蛔蟲還懂我，哈哈！」龐憲討好地笑著說。

「《神農本草經》一書中所說的，『主風寒濕痹，心腹邪氣，利關節，止煩渴』，是哪種草藥？」李時珍突然提問道。

龐憲仰起頭，小眼珠不停轉來轉去，似乎在努力地回憶。片刻後龐憲看了看李時珍，又看了看手裡的草藥，還是一陣搖頭：「徒兒不知道。」

「是石龍芮。」李時珍道。

「石龍芮？這名字聽起來好陌生啊！」龐憲瞪圓了小眼睛說道。

「石龍芮為一年生的草本植物，它具有簇生的鬚根。莖直立生長，並具較多節以及分枝。葉片為腎狀圓形，葉柄較長，基生葉與莖生葉全不具毛。石龍芮於五到八月開花，花朵較小，且形成聚散花序，花瓣呈倒卵形。石龍芮的聚合果為長圓形，其瘦果數量較多，且為倒卵形，不具毛。」李時珍認真地解釋著。

「石龍芮又有什麼藥性，能治療哪些疾病呢？」龐憲歪著小腦袋瓜問道。

「石龍芮以全草入藥，它性平，味苦、辛，能歸於心經以及肺經。瘧疾、蛇蟲咬傷、慢性下肢潰瘍、淋巴結結核、癰腫、風濕關節腫痛之症均可以用石龍芮來治療，因其有補腎明目、拔毒散結、止霍亂、截瘧以及消腫之效。」李時珍詳細地為徒弟解答道。

龐憲仍舊歪著腦袋瓜，一副若有所思的樣子。

「先前臨縣有一位中年女子，患有五疝之一的血疝之症。她的病起因為瘀血結於腹，其症狀為腹部疼痛難耐，摸起來有硬物感，並同時有月經不調的症狀出現。治療此病需將石龍芮曬乾後研磨為末，再用油煎成膏而塗抹於患處，並加以按摩。」李時珍為龐憲講解病例。

「徒兒明白了！」龐憲一邊點著頭，一邊向院外張望道。

「啪！」李時珍拍了下龐憲的腦袋瓜，「你這心不在焉地想什麼呢？」

「我這不是怕錯過看病的人嘛！」龐憲嘿嘿笑了起來。

「你呀！把我剛剛講的草藥知識重複一遍！」李時珍假裝生氣地命令道。

龐憲只得乖乖背了一遍剛才李時珍說的內容。

平肝止血的「咬人草」

蕁麻

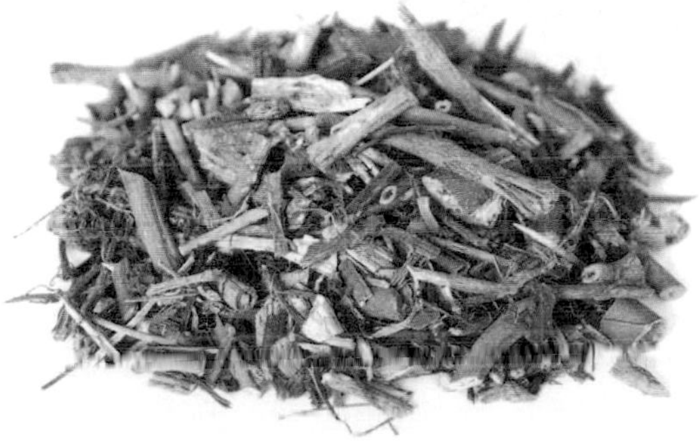

「啊……哎喲！」院子裡傳來龐憲的叫喊聲。

「怎麼了，憲兒？」李時珍急忙跑了過來，只見龐憲整個人趴在地上。

「快起來，傷到哪裡沒有？」李時珍趕忙將龐憲扶起來。略微查看後，李時珍心疼地說，「膝蓋流血了，先過來這裡坐下。」他將龐憲扶至長椅處，便匆匆進了藥堂。

「怎麼這麼不小心？」李時珍一邊說著一邊將一把綠色的葉子搗爛敷在龐憲的膝蓋處。

「我本想趁著沒有病人，在院子裡跑跑步，鍛煉一下身體。可還沒跑幾步，右腳就被自己的左腳給絆倒了。」龐憲委屈地說道。

「你呀！平日裡馬馬虎虎的，不是這裡受傷就是那裡跌破，跑個步都能把自己摔傷，下次可要小心點，知道了嗎？」李時珍責備道。

「我知道啦，師父！這狼毒可真是神效，這麼一會就止血了。」龐憲看看李時珍，又看看自己的膝蓋，忍不住感慨道。

「這可不是狼毒，這是蕁麻。」李時珍淡淡地說道。

「蕁麻？這草藥我倒是聽說過幾次，不過並不是太瞭解！」龐憲說著便露出一抹諂媚的笑，「師父，徒兒膝蓋好痛。您給我講點好玩的知識，轉移一下我的注意力吧！」

「真是拿你沒辦法！」李時珍笑笑說道。看了徒弟的傷口一眼，李時珍開口道，「那就講講蕁麻吧。蕁麻能治療跌打損傷、消化不良、小兒驚風、婦女產後驚風、風濕痹痛、小兒麻痹所引起的後遺症、便祕、蛇蟲咬傷等。它有解毒，平肝定驚，祛風通經絡以及消積通便之效。蕁麻以全草入藥，性溫，味辛且苦，能歸於肝經。」

「那蕁麻的外形特徵是怎樣的呢？」龐憲又追問道。

「蕁麻為多年生的草本植物，其根狀莖橫向生長。莖為四棱形，但分枝較少。葉片有五角形、近圓形、橢圓形和寬卵圓形之分，且為膜質，並有鋸齒生於邊緣，正面綠色，反面淺綠色。蕁麻在八到十月開花，花朵生於葉腋處，雌花生於上部，雄花生於下部，並聚集為圓錐花序，且分枝較少。蕁麻的瘦果為近圓形，有紅褐色的疣點生於外表面。」

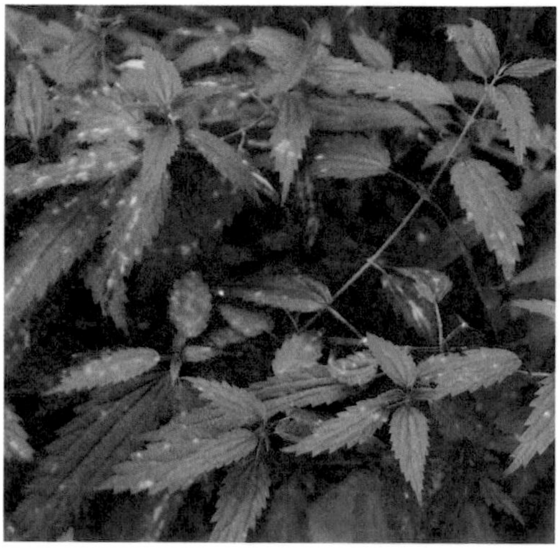

龐憲認真地聽師父講完，思考了一會兒，又問道：「師父，這蕁麻的使用也有禁忌嗎？」

「有的。蕁麻具有毒性，因此內服時要注意用法以及用量，脾胃虛弱之人需謹慎服用。若是誤服蕁麻，後果則為《本草圖經》書中所寫的『人誤服之，吐利不止』。」李時珍解釋道。

「徒兒明白了！我要回房間將您說的全部寫下來。」龐憲說著便站了起來。可他忘記自己腿上有傷，傷口拉扯之間，龐憲疼痛難忍，一個踉蹌差點跌倒在地。幸好李時珍眼疾手快，一把扶住了龐憲。

「嚇死我了……」龐憲捂著胸口說道，「幸虧師父您反應快，不然我又要摔一跤了！」

「你呀你！再多休息一會吧！」李時珍無奈地說道。

風濕骨痛之靈丹妙藥

海芋

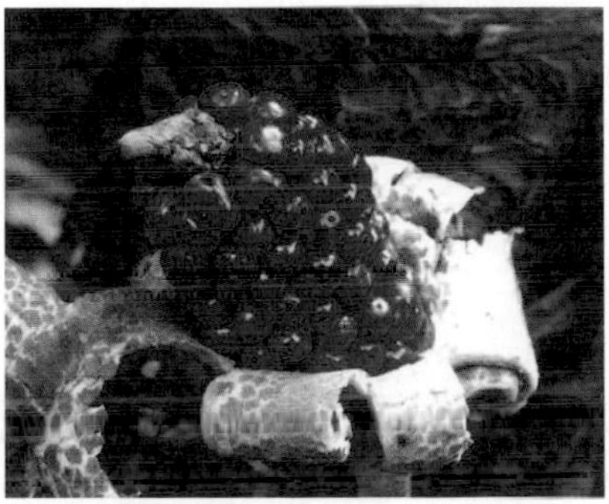

「咦，張奶奶，您這是去哪裡呀？我扶您過去吧。」龐憲送完草藥回藥堂的途中，遇見了拄著拐杖走得顫顫巍巍的張奶奶。張奶奶住在鎮子北頭，由於年老體弱，隔三岔五便要找李時珍瞧病。這一來二去，兩家人也算是熟識。張奶奶對龐憲更是喜愛有加。

「我正要去找李大夫，讓他給我瞧瞧病。我這一把老身子骨，動不動就添新毛病，唉……。」張奶奶悵然若失道。

「那正巧，我也要回藥堂。」龐憲笑嘻嘻地說道。

半晌，龐憲扶著張奶奶來到藥堂，正巧李時珍在院內晾曬著草藥。

「師父，張奶奶來了。」龐憲說道。

張奶奶坐定，隨即開口道：「李大夫啊，最近天氣突變，我這多年的風濕骨痛的老毛病又犯了。這一疼起來就攪得我整夜無法入睡。我本想著忍忍就好了，誰曾想，這拖了半個月，病痛也未見好轉……。」

李時珍為張奶奶診過脈後，向龐憲吩咐道：「憲兒，去取些海芋厚片，將少許樟腦放在海芋片的中央部位，用火烤後，趁火尚未熄滅之時迅速敷於張奶奶的疼痛部位。」

「知道啦！」龐憲立刻扶著張奶奶到一旁坐下，並開始準備藥材。

敷上藥半個時辰過後，張奶奶的兩隻手臂關節就舒服多了。

「張奶奶，這是我師父給您寫的藥方，您拿好，回去按照藥方敷藥。若是怕家裡人處理不好，您就隨便讓誰捎個信過來，我上您家給您敷藥。我年紀輕，多跑跑沒關係的！」龐憲詳細地叮囑道。

「好好好，你和李神醫都是好人啊！像你們這樣的好人會有好報的！」張奶奶臨走前感慨道。

送走張奶奶，龐憲回到師父面前，迫不及待地開口問道：「師父，海芋是種什麼樣的草藥？它有哪些療效呢？看起來，這海芋對於治療風濕骨痛之症很是有效。」

「海芋以莖或根莖部位入藥，能治療疔瘡，風濕骨痛，癰疽腫毒、附骨疽、蛇蟲咬傷、腹痛、疥癬、腸傷寒、疝氣、赤白帶下、瘰癧、急性吐瀉之症。它有行氣止痛，散結消腫以及清熱解毒的功效。此外，海芋性寒，味辛，能入心經、肝經、膽經以及大腸經。海芋多方入藥時，還可治療斑禿、對口創、腸絞腹痛，可與崗松、芭蕉、明礬、蒜頭、茶油、生薑、鹽、醋、白胡椒等一同入藥使用。」

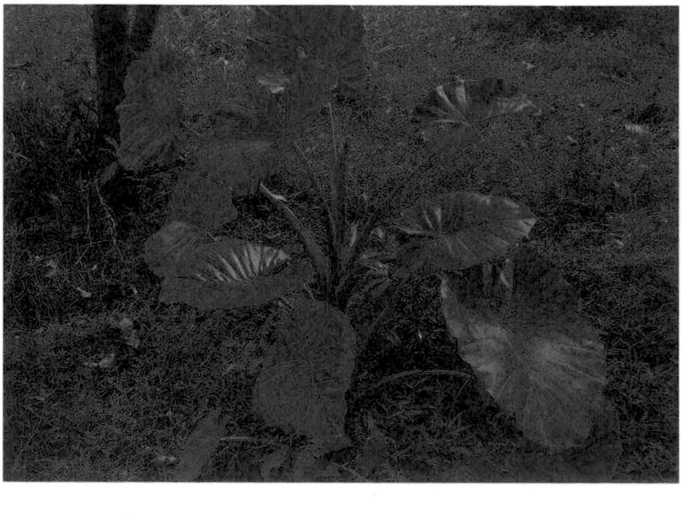

「哦，原來如此！」龐憲仰頭感嘆道，隨即又問道，「那海芋長得什麼模樣呢？」

「海芋是一種常綠草本，它的根莖匍匐生長。葉片為綠色的箭狀卵形，數量較多且為亞革質，其葉柄有綠色和紫色兩種。海芋花期為一年，花朵分黃綠色和綠白色兩種，並形成肉穗花序，但花朵掉落時，花瓣變為黃色或白色。海芋的漿果為紅色，卵狀。」李時珍解釋，又補充道，「海芋具有毒性，最好不要生食。若是誤食了海芋，則會出現舌、喉發癢以及腫脹、噁心反胃、嘔吐、驚厥、腹瀉，嚴重者可致死。若是誤將海芋汁沾上皮膚，則會有瘙癢之感；若是進入眼內，可致人失明。」

「天哪，這海芋的毒性竟如此之強。師父，我剛才摸了海芋，我這雙手是不是會潰爛啊？那我以後還怎麼給病人抓藥啊？」龐憲頓時嚇得不輕。

「放心吧！不接觸汁液是不會出問題的。」李時珍無奈地安慰道。

「那就好！那我就放心了！我以後可要離海芋遠一點！保命要緊！」龐憲一臉劫後餘生的表情，逗得李時珍哈哈大笑。

止痛化瘀的「殺人毒藥」

鉤吻

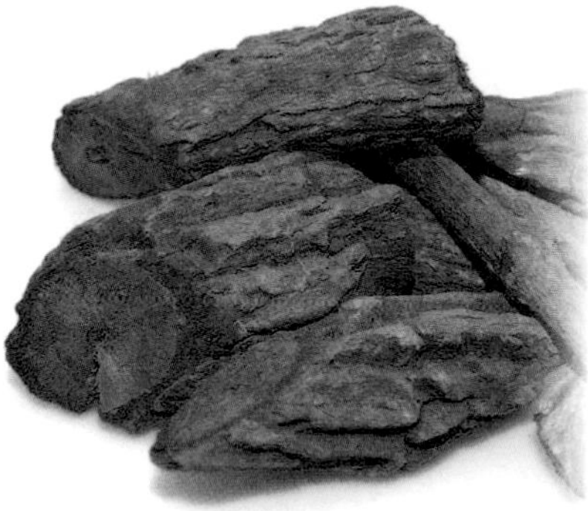

「師父、師父、師父……。」龐憲一路慌慌張張地跑進藥堂。

「怎麼啦？發生什麼事了？」李時珍趕忙從藥堂走了出來。

「師父……鎮……。」龐憲一邊喘著粗氣，一邊用手指向北邊。

「你這孩子……別著急，慢慢說。」李時珍輕撫著龐憲的背。

「師父，鎮北頭的一戶人家裡的小孩，因為誤食了鉤吻的葉子，死掉了……。」龐憲的表情有些悲傷，問道，「師父，這鉤吻可是毒藥？」

李時珍皺起了眉頭，回答：「鉤吻的確是一種具有毒性的草藥。」

「說來也奇怪，我聽鎮子上的人說，那小孩只吃了少許葉子，毒發竟然如此之快！」龐憲想起那小孩，唏噓不已。

「想必是吃了鉤吻葉子後，又喝了冷水。冷水能發其毒，必死無疑。」李時珍道。

「天哪！怎麼會這樣……。」龐憲只覺得胸口壓了塊沉重的石頭，有些喘不過氣來。半晌，龐憲才又開口道，「師父，您給我講講這鉤吻吧！我想多瞭解這味草藥，以後遇到了也能減少這類事情的發生。」

李時珍慈愛地輕撫徒弟的頭，告訴他：「鉤吻具有光滑的枝幹。葉片有卵狀披針形、卵形和狹卵形之分，對生且為膜質，全緣。花期在五到十一月，較長，花朵生於葉腋或頂端，並形成聚傘花序，花朵為漏斗狀，並帶有香氣。鉤吻的蒴果為卵形，並具有宿萼，其果皮與種子均呈膜質，其中種子具翅。」

「既然是一味草藥，那鉤吻除了具有毒性，還具有哪些藥性呢？」龐憲追問。

「鉤吻性溫，味苦且辛，能歸於心經、小腸經以及大腸經。它有鎮痛、消炎、散瞳、鎮靜、殺蟲止癢、破積拔毒以及化瘀止痛之效。治療濕疹、癰腫、瘰癧、跌打損傷、風濕痹痛、疔瘡、疥癩等症。鉤吻可與防風、石灰、黃糖、紅老木薯、白芷、獨活、青黛、枯礬、馬前子、五倍子、蛇蛻等一同入藥。」

「我突然想起，先前我去給馬婆婆送藥時，路上偶遇一鈴醫。那鈴醫就吹噓自己用『殺人毒藥』——鉤吻來治療病症。聽他說，有一男子患有臃腫瘡毒，他便用四兩鉤吻草與五錢黃糖一同搗羅，敷患病部位，最終將那男子治好。我起初以為那鈴醫不過是在吹牛，現在看來，他確實是用治療腫毒之方。」龐憲說著便低下了頭，悵然若失道，「若是能將那個孩子救回來就好了……。」

「那孩子的死固然令人悲痛，卻已無法挽回。我們作為醫者，唯有精進醫術，辨明草藥，讓更多的人瞭解草藥，才能避免此類事情再度發生啊。」李時珍語重心長道。

「對了，師父，若是中了鉤吻之毒，要怎麼解毒呢？」龐憲聽了師父的話，突然想到這個問題，忙問道。

「《嶺表錄異》一書中說，『野葛，毒草也，俗呼為胡蔓草，誤食之則用山羊血解之』。裡面所說的野葛便是指鉤吻。」李時珍答道。

「原來鉤吻之毒可用山羊血破解。」龐憲重複道。

蔓草

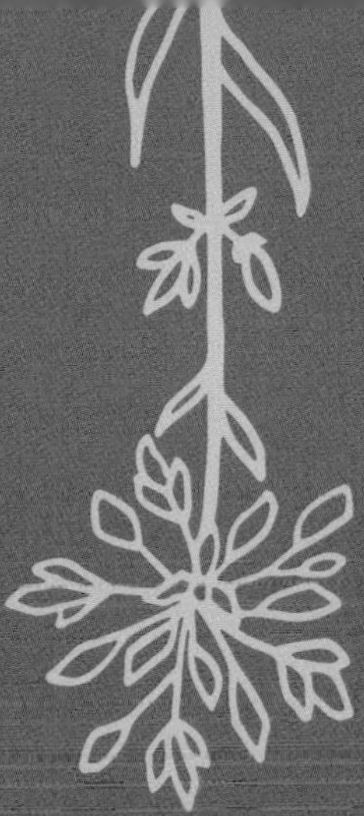

通草
通脫木
黃藤
白英
蘿藦
烏蘞莓
葎草
絡石
木蓮
扶芳藤
常春藤
天仙藤
紫藤
千里光
清風藤
藤黃

菟絲子
五味子
覆盆子
懸鉤子
蛇莓
使君子
木鱉子
馬兜鈴
榼藤子
預知子
牽牛子
紫葳
月季花
栝蔞
王瓜
葛
天門冬
百部
何首烏
萆薢
菝葜
土茯苓
白蘞
千金藤
威靈仙
茜草
剪草
防己

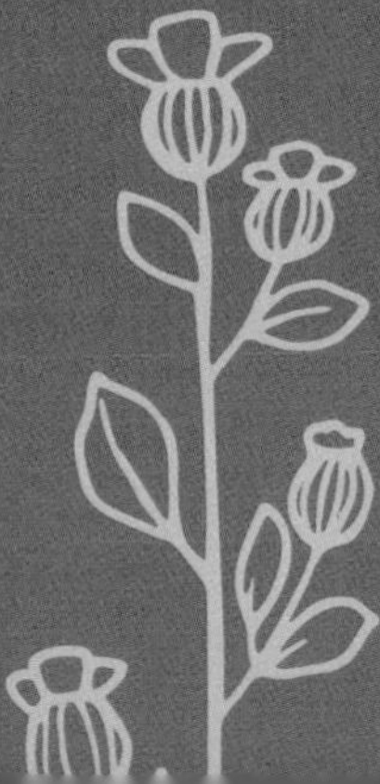
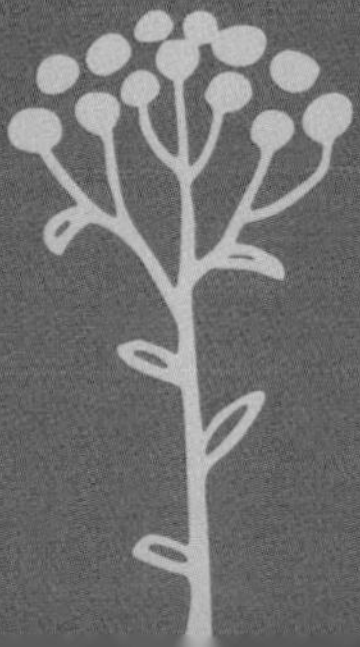
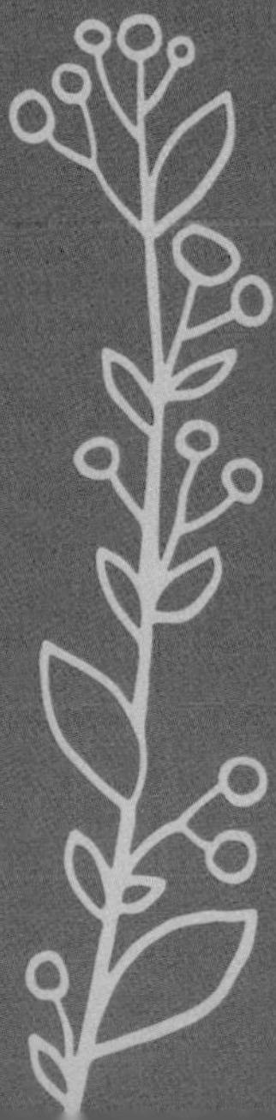

補肝益腎的茯菟丸

菟絲子

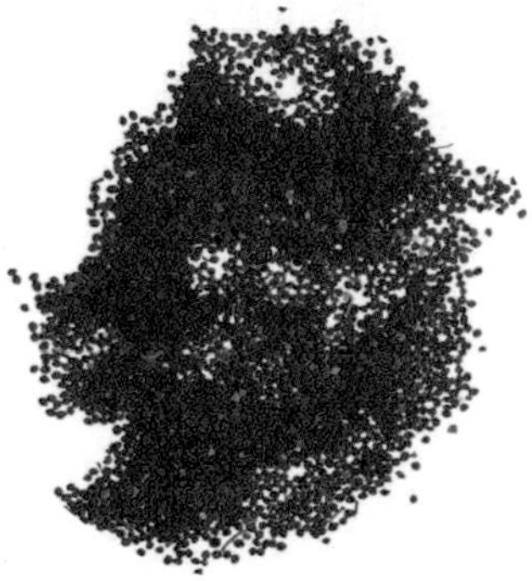

今日李時珍外出看診，龐憲則留在了藥堂。正當他整理藥材時，門外傳來了腳步聲。

「是張叔啊！」龐憲趕忙迎了出去，「您是來瞧病的嗎？我師父出門看診了，您先坐在這裡等一會吧。」龐憲說著拉開椅子，請張叔坐下。

「我就不坐了。來時的路上，我剛好碰見了李大夫，他說我這病是什麼思慮過度，好像傷及了腎經，他讓我來藥堂取茯菟丸。」張叔說道。

龐憲歪著腦袋想了想，便道：「我猜我師父說的是，您這病是心氣不足，起因為思慮過度，常憂思，而傷及腎經，導致陽氣不足。我沒猜錯的話，您還有小便白濁的症狀。」

「對對對，沒錯，他就是這樣說的。想不到你小小年紀就懂得如此之多，真不愧是名師出高徒啊！」張叔笑著誇獎道。

「是因為先前有患相同病症的人來看診，師父為我講解過。您稍等，我這便去為您取藥。」龐憲說著，走向藥櫃的第二排抽屜。

「龐憲，你知道這茯菟丸是什麼藥材做的嗎？不會是用兔子肉做成的吧？」張叔好奇地問。

「不是的，並不是兔子肉做成的。用五兩菟絲子，三兩白茯苓，二兩去掉殼的石蓮子，此三味研磨為細末，加入酒煮成糊，並搓成梧桐子大小的丸子，便是茯菟丸。」龐憲取來藥丸，為張叔解釋道。

「原來如此。我對白茯苓和石蓮子這兩味藥材倒是略有耳聞，但是這菟絲子我卻一無所知。龐憲，你給我講講怎麼樣？」張叔一臉友善地看著龐憲，求知若渴。

龐憲爽快地開口道：「菟絲子是一年生的寄生草本植物，有纖長的黃色莖，莖彎曲盤繞。菟絲子的花簇生，形成小傘花序，花序生於側面。鱗片狀的苞片較小，花梗較粗，花萼為杯狀，白色的花冠呈壺形。菟絲子具球狀的蒴果，被花冠圍繞，並具有二到四十九粒種子，呈褐色，卵形。」

「哎呀，真是不得了啊，你說得面面俱到，而且詳細準確，真是嘆為觀止。那菟絲子的藥性你也很瞭解吧，給我講講怎麼樣？」張叔再次要求道。

「菟絲子以其成熟的種子入藥。」龐憲說著，將右手邊寫有『菟絲子』的抽屜打開，並從裡面拿出幾顆給張叔看，道：「它性平，味辛、甘，能歸於肝經、腎經以及脾經，具有補肝益腎、安胎、養肝明目、固精縮尿、止瀉之效，所以常用於

茯菟丸

對症：心氣不足，思慮過度，傷及了腎經，還有小便白濁的症狀。

藥材：菟絲子五兩，白茯苓三兩，去掉殼的石蓮子二兩。

用法：將此三味研磨為細末，加入酒煮成糊，並搓成梧桐子大小的丸子。

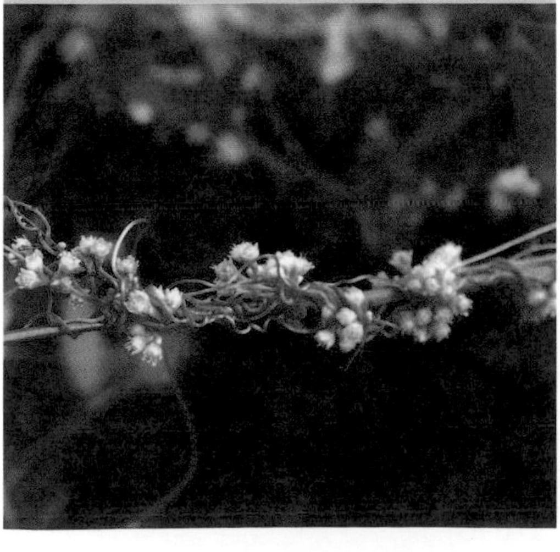

治療胎動不安、陽痿、早洩、遺精、腰膝軟痛、淋濁、遺尿、泄瀉、尿不盡、尿頻、頭暈耳鳴之症。此外，菟絲子外用還有祛斑之效。《本草匯言》一書中說道，『菟絲子，補腎養肝，溫脾助胃之藥也。但補而不峻，溫而不燥，故入腎經。虛可以補，實可以利，寒可以溫，熱可以涼，濕可以燥，燥可以潤』。菟絲子不僅可以單方入藥，它還可與附子、杜仲、牛膝、桑螵蛸、澤瀉、麥門冬、五味子、地黃等藥材相配伍，以治療消渴，陰虛陽盛，小便多，傷肝氣等症。」

「龐憲，你可真是太厲害了。」張叔一邊鼓掌，一邊感嘆道。

「呵呵，您過獎了……，菟絲子雖是治病良藥，但是《本草經集注》中也說它『得酒良，薯蕷、松脂為之使，惡雚菌』。所以這味藥材在使用時也要多留心。」龐憲被誇得都有些不好意思了。

「天色不早了，我就不打擾你了，告辭！」張叔又誇讚了龐憲一番，才拎著藥離開。

「張叔，您慢走！」龐憲笑著送走他。

酸酸甜甜的「梅子肉」

五味子

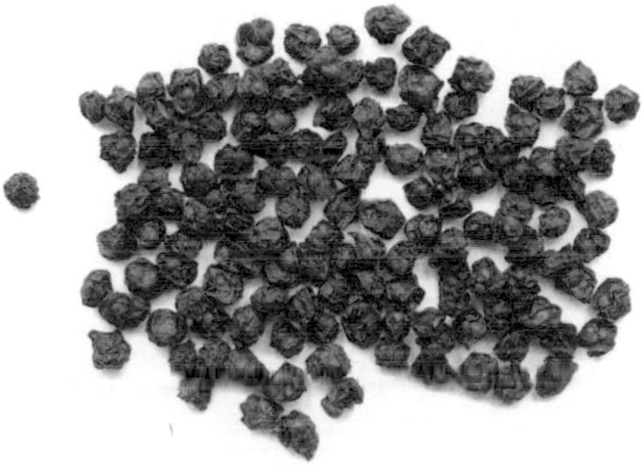

「師父，我回來了！」龐憲方才去王大娘家送了幾副藥，這剛一回來，就大聲嚷嚷起來，「咦，師父沒在家？」龐憲正納悶，只見桌子上放著一把乾癟的東西，「梅子肉！」龐憲驚喜地喊道，不由分說地一把將「梅子肉」放進了嘴裡。

「真好吃，酸酸甜甜的，就是太少了點。」龐憲意猶未盡地說。

「憲兒回來啦？」李時珍從後院走了進來，「吃什麼呢，這麼開心？」

「梅子肉！不知道是誰放在桌子上的。」龐憲砸吧著嘴，還回味著那「梅子肉」的味道。

李時珍看了看龐憲，又看了看空空如也的桌子，立刻明白了。「你將放在桌子上的『梅子肉』吃掉了？」李時珍刻意加重了「梅子肉」三個字的語氣。

「對啊！沒錯，可好吃了呢！」龐憲天真地笑道。

「憲兒，你剛剛吃的可不是什麼梅子肉，那是五味子，是一種草藥。」李時珍突然正色道。

龐憲見李時珍表情凝重，洋溢著笑容的小臉瞬間凝固了，他知道，師父並未與他開玩笑。「師父，那我是不是……。」龐憲一聽李時珍這麼說，快哭出來了。

「是不是什麼？」李時珍一頭霧水，反問道。

「您就直說吧，徒兒有心理準備的，我是不是中毒了？」龐憲一臉視死如歸地說著。

「哈哈，你這個傻孩子，想到哪裡去了！」李時珍突然大聲笑了起來，「放心吧，你沒有中毒，不會有事的。」李時珍趕忙安慰。

李時珍見龐憲一臉錯愕，於是繼續說：「你剛才吃的是五味子的果子，也就是它的入藥部位。五味子性溫，味道如你所品嚐到的，酸且甘，能歸於肺經、心經乃至腎經。五味子是一種補腎靜心、益氣生津、固澀收斂的藥材，對於遺尿、尿頻、自汗、盜汗、久瀉不止、夢遺滑精、久嗽虛喘、津液損傷而導致的口渴及心悸失眠等症，有極佳的療效。」李時珍耐心為龐憲解釋著五味子的藥性，同時也稍稍緩解了龐憲「悲傷」的心情。

龐憲注視著師父，仍舊一言不發。李時珍只得繼續說：「五味子是一種落葉木質藤本，植株通常不具毛，其幼枝外表紅褐色，隨著生長漸漸變為灰褐色，老時有皺紋生出。葉片有卵形、倒卵形、寬倒卵形、寬橢圓形和近圓形之分，基部呈楔形，先端尖，邊緣具鋸齒，全緣，同時生有三到七條側脈。五味子的花開在五到七月，它的雄花具粉紅色以及粉白色的花被片，形狀有橢圓狀長圓形和長圓形之分，花被片最多生有九枚；雌花呈近圓形，雞冠狀的柱頭。五味子具聚合果，形狀較長，形狀有倒卵圓形和近球形之分，其上的小漿果是紅色的；它還具有灰褐色腎形種子，數量為一到二粒。」

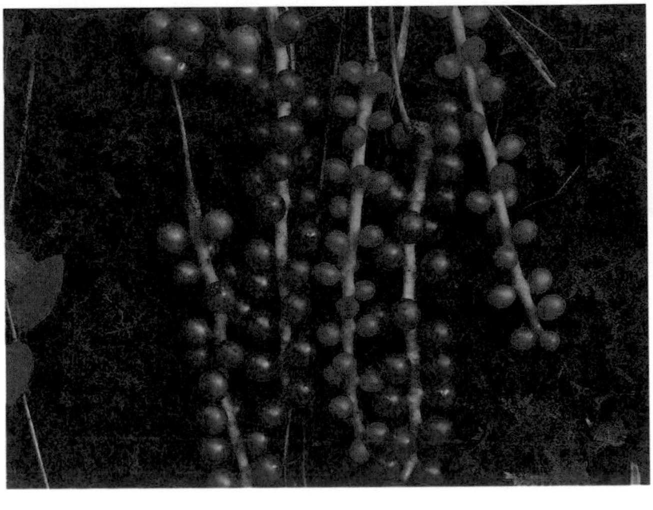

「你記不記得，秀秀先前因患有肺虛寒，而出現嘔吐涎水、清沫，肺中廢棄之物較多，其

因在於肺中有冷，肺氣無法生津。她的病需取熟透的五味子，蒸爛研出汁液，過濾掉籽，熬製成較稀的膏狀物，隨後加入蜂蜜並放火上，蜂蜜熟後放入容器中貯藏，每次煮湯服用。此外，五味子還可製成五味子丸、五味子膏，或是與麥門冬、人參等一同入藥，即生脈散。」李時珍耐心地說。

龐憲聽完，立刻起身向外走去。

「憲兒，你這是去哪裡啊？」李時珍不解地問。

「回房間，將您說的全部記下來！」龐憲回答。

固精縮尿的「蓬虆兄弟」

覆盆子

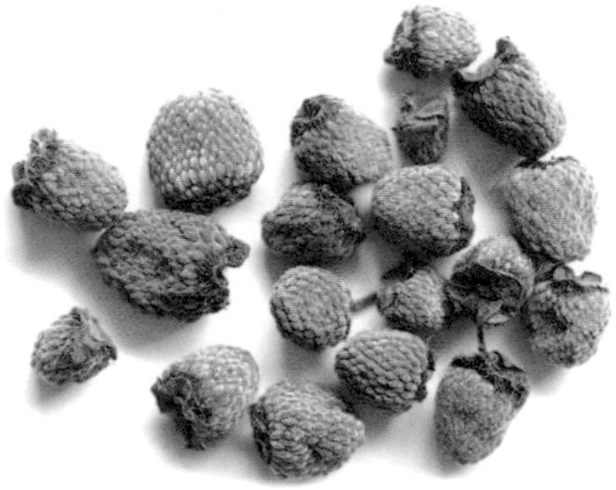

「好沉啊，累死我了……。」龐憲端著一個大盆子向院子走來。

「憲兒，你手裡端的是什麼？」李時珍好奇地問。

「蓬虆。」龐憲毫不猶豫地說道，「小胖說，他家附近的灌木叢裡長出了許多紅色果子，他採了好幾盆子。這不，分了一盆給我。」

「蓬虆？」李時珍心生疑惑，上前查看，看罷笑了。「憲兒，你仔細看看盆裡的是什麼？」

「這不就是蓬虆嗎？還有什麼好看的？」龐憲不以為然地答道。

「那你把看到的這種植物的特徵說給我聽聽。」李時珍正色道。

「它具有綠色的幼枝，但上面有白粉，有些具倒刺。葉片為近圓形，互生，基部呈心狀，具深裂以及卵形的中裂片，邊緣具重鋸齒於邊緣，上下葉脈具毛。果實為聚合果，外形近似球形，紅色且小核果具白色柔毛……，奇怪，這特徵又好像不是蓬虆。」龐憲說著便自顧自地嘟囔起來。

李時珍笑了，告訴徒弟：「這是覆盆子，它雖與蓬虆很相似，但是仍有差別。覆盆子是一種落葉灌木，最高能長至三米，於三到四月開花，花朵生於枝部頂端，兩性且單生，具五枚卵狀長圓形的花萼，花朵為白色，花瓣五枚，形狀有卵狀長圓形和橢圓形之分。歷來多以覆盆子作為藥材，因為蓬蘽的果實不易保存。」

「哦，原來如此。」龐憲聽著李時珍的講解，嘴裡吃著新鮮的覆盆子，口齒不清地說，「我倒是時常在藥櫃裡見到覆盆子這味藥材。」

「那你知道覆盆子有哪些藥性嗎？」李時珍故意問道。

「嗯……我覺得，它的藥性應該同蓬蘽差不多，畢竟它們長得像親兄弟似的。」龐憲調皮地說道。

「你這個小孩兒！」李時珍無奈地搖搖頭，只得為龐憲詳細地解釋道，「覆盆子以其乾燥的果實入藥，其性溫，味甘、酸，能歸於肝經、腎經以及膀胱經。它是一味養肝明目，固精縮尿，益腎補氣的藥材，所以常用於治療遺精，滑精，陽痿早洩，遺尿，尿頻，頭暈眼花，宮冷導致的不孕症，鬚髮早白之症……。」

「我說什麼來著，蓬蘽和覆盆子的藥性確實非常相近！」龐憲激動地說。

「《本草述》一書中說，『治勞倦、虛勞，肝腎氣虛惡寒，腎氣虛逆咳嗽、痿、消癉、泄瀉、赤白濁，鶴膝風，諸見血證及目疾』。不過這覆盆子雖好，但腎虛有火以及小便短且澀之人一定要謹慎服用。先前，你趙叔患有陽事不起之症，你還記得為師是如何治療的嗎？」

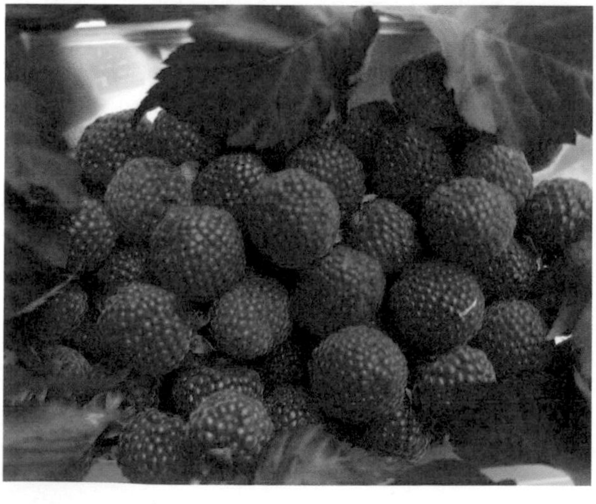

「這個……我記得……。」龐憲吱吱吾吾地半天也沒說出個所以然來，「您肯定是用了覆盆子吧？」半晌，龐憲才憋出這麼一句。

「你這多半是猜的吧？」李時珍失笑道。

「師父，對不起，徒兒忘了，怎麼也想不起來了。」龐憲說著低下了頭。

「將浸過酒的覆盆子烘烤後研磨成末，每次服用三錢，便可治療此症。」李時珍說道。

「徒兒記住了，肯定不會再忘記了！」龐憲立刻保證。

「覆盆子還可與枸杞子、菟絲子、五味子、車前子一同入藥，製成五子衍宗丸，此藥丸可以疏腎氣，補精益髓。」李時珍還是一臉嚴肅地講解著藥理。

「是，徒兒記住了！」龐憲小聲說道。

治療遺精的「山莓」

懸鉤子

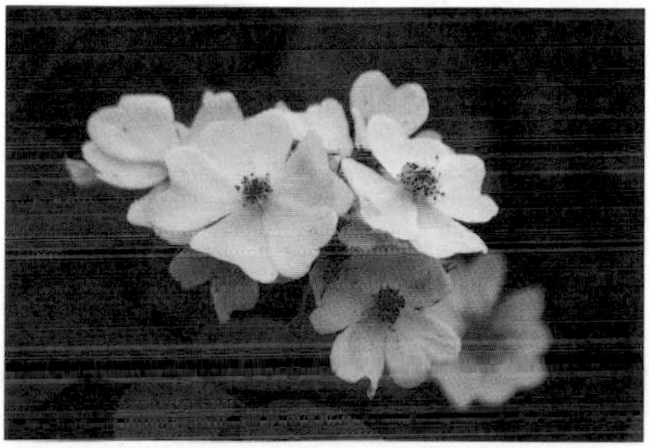

「憲兒，藥櫃裡還有懸鉤子這味藥材嗎？」李時珍問屋內的徒弟。

「我看一下！」龐憲大聲回應道，稍後回答道，「沒有……，抽屜裡是空的。」

「空的？怎麼會是空的呢？」李時珍趕忙來到藥堂，親自查看一番。他看了看寫有「懸鉤子」的抽屜，又看了看「覆盆子」與「蓬虆」的抽屜，隨即明白了。

「你是不是將今早為師收進屋裡的袋子中的藥材收進了藥櫃？」李時珍沉著臉問道。

「對呀，都已經曬乾了，捂在袋子裡豈不是要發黴？我就收起來了。」龐憲認真地回答。

「你把藥材放去哪裡了？」李時珍繼續問。

「覆盆子那個抽屜裡呀！怎麼了師父，我做錯了什麼嗎？」看著師父的表情，龐憲不敢再說了。

「當然錯了，那些並不是覆盆子啊！」李時珍瞪圓了眼睛看著龐憲。

「不是覆盆子？怎麼可能？我昨天才仔細複習過這味藥材，我肯定不會認錯的！」龐憲斬釘截鐵地說道。

「這是懸鉤子，也被稱為山莓。」李時珍耐心地解釋，「懸鉤子是一種落葉灌木，最高可長至兩米，它具紅褐色的小枝以及綠色的幼枝，具皮刺。葉片有卵形和卵狀披針形之分，基部較寬，先端尖，邊緣具重鋸齒，葉片上下脈具毛，同時較長的葉柄具毛。花開在四到五月，花朵白色，單生，生於枝條頂端。懸鉤子具球形的聚合果，成熟後變為紅色。現在你明白它與覆盆子的區別了嗎？」

「山莓？山莓我見過，我還經常吃呢！」說到吃的，龐憲高興起來。知道自己的確放錯了，他忙認錯道，「師父，我錯了。我這就重新整理藥櫃！」說完，龐憲又仔細看了看那些小果子，感慨道，「原來它就是懸鉤子的果實啊！這懸鉤子有哪些藥性呢？」

「懸鉤子的根、葉以及果實均可以入藥，其根性平，味澀、苦；其葉性涼，味苦。入藥具有祛風止痛、補肝健胃之效，常用於治療食欲不振、急性肝炎以及風濕性關節疼痛之症。其果實性平，味酸，它有固精補腎、醒酒、解毒之效，對於遺精、丹毒、痛風之症非常有效。《本草拾遺》中說，『食之醒酒，止渴，除痰唾，去酒毒』。若是有人遺精，可取五至七錢曬乾的懸鉤子果實，將其煎湯服用。」李時珍解釋道。

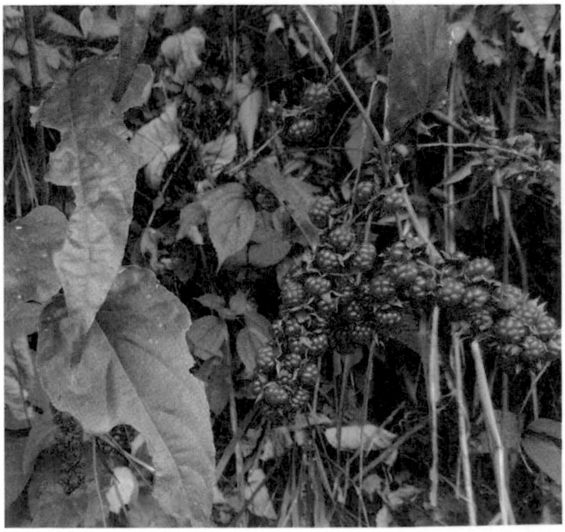

正說著，龐憲拉開了抽屜，滿滿一抽屜的紅果子，兩種草藥早已混在一起。龐憲頓時垮下臉，懊惱道：「這要什麼時候才分得完這些小果子呀！」

「你就不要愁眉苦臉的了，為師幫你一起分！」李時珍笑著說道，「這次長了記性，下次就不會再犯同樣的錯誤了吧？」

「嗯！謝謝師父，徒兒明白了！」龐憲應道。

具有散瘀消腫之效的良藥

蛇莓

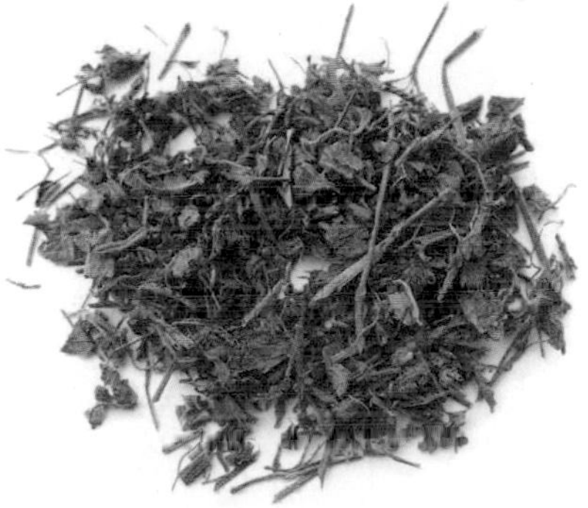

一早，龐憲愁眉苦臉地打掃著院子，一會兒齜牙咧嘴，一會兒唉聲嘆氣。

「憲兒，快過來，吃飯了。今日你師母做了你最愛吃的桂花糕。」李時珍喚道。

「桂花糕！」龐憲聽到有吃的，兩隻眼睛立刻放出光芒，將掃把一丟，飛奔到飯堂。等龐憲跑到李時珍身旁，又停了下來，思忖片刻，艱難地開口道，「師父，今日我不吃飯了，你們吃吧。」

「這是怎麼了？又想節食了？」李時珍猜測。

「不是的。我嘴疼，總是感覺牙齦的地方有灼熱感，喝口水都會痛，如今連西瓜都吃不下。」龐憲痛苦地噘起了小嘴。

「張嘴，讓為師看看。」李時珍命令道。

龐憲將嘴張開，果然，在他下排第二顆牙齒的牙齦處，長有兩個圓形的淡黃色小點，小點周圍紅紅的，表面更是凹了進去。李時珍又為龐憲把了脈，這才道：「你這是口舌生瘡之症，其病因為脾胃積熱，熱氣上蒸發於表，這多半是飲食不節引起。這幾天，你日日與小胖出去玩，是不是吃了辛辣醇厚之物？」

「是……。」龐憲說話的聲音漸漸變小，心虛地低下頭，道，「師父，您真是料事如神。」

治療口舌生瘡之症的蛇莓藥方

對症：口舌生瘡之症，飲食不節引起，容易因食用辛辣醇厚的食物而發生，口舌腫痛，牙齒的牙齦處，長有兩個圓形的淡黃色小點，小點周圍紅紅的，表面更是凹了進去，甚至會造成吞嚥困難。

藥材：蛇莓兩握。

用法：將蛇莓搗出一斗汁，煎至五升，酌量喝掉即可。

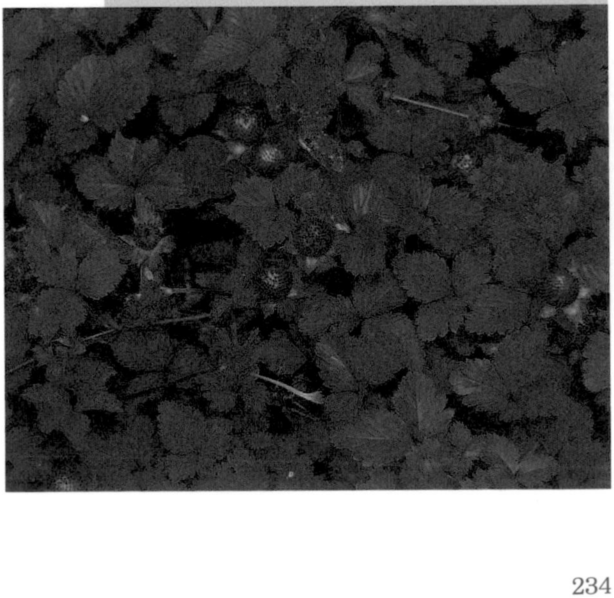

李時珍看了一眼徒弟，無奈道：「你去取兩握蛇莓，將其搗出一斗汁，煎至五升，酌量喝掉即可。」

「蛇莓？蛇莓是什麼呀，是草莓的一種嗎？」龐憲咧著嘴問。

「不是。蛇莓是多年生的草本植物，它具有粗壯且短小的根狀莖以及匍匐莖。葉片較小，形狀由倒卵形過渡至長圓形，邊緣具鈍鋸齒，葉片上下面均具毛，較長的葉柄具毛。蛇莓的花期為六到八月，花朵呈黃色，單生，並生於葉腋，花瓣是倒卵形的，並具有卵形的萼片以及倒卵形的副萼片，蛇莓還具有花托，顏色鮮紅且光亮，並在結果時變大。它具卵形的瘦果，有些長有凸起。」李時珍解釋道。

龐憲聽後，站在原地不動，不停揉搓著自己的臉蛋。

「還在這站著幹什麼？還不快去煎藥？」李時珍看徒弟傻站著不動，便催促道。

龐憲這才開口道：「師父，蛇莓具有哪些藥性呢？它除了可以治療口舌生瘡，還能治療哪些病症呢？」

「你回憶一下讀過的醫書，看是否有印象。」李時珍提醒徒弟。

龐憲歪著頭說道：「我方才想了好久，也沒想起與蛇莓有關的知識。」

李時珍微微一笑解釋道：「蛇莓以全草入藥，其性寒，味苦、甘，能歸於肺經、肝經以及大腸經。它可敷湯火傷，是一味清熱解毒、涼血止血、散瘀消腫的良藥，因而能治療驚癇、痢疾、目赤、咽喉腫痛、痄腮、毒蛇咬傷、婦女崩漏、月事不調、吐血、熱病、燙傷以及火燒傷、跌打腫痛等。若是有人得了痢疾，可將三至六錢蛇莓全草煎湯服用；若是有人得了黃疸，可將三至六錢蛇莓全草煎湯服用；若是有人得了痄腮，可取三至六錢新鮮的蛇莓，加入少許食鹽一同搗爛敷在患病部位。」

「我明白了，師父，謝謝您！我這就去煎藥。」龐憲乖巧地回答道。

專治小兒疳積的使君子丸

使君子

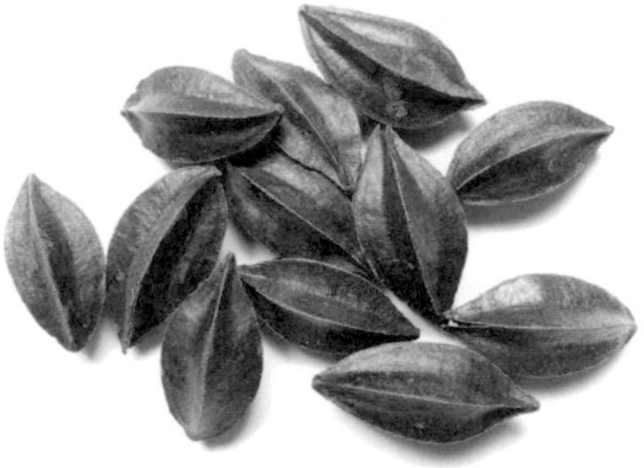

「師父、師父……。」龐憲一路小跑著回到藥堂，不停呼喚著李時珍。

「怎麼啦？又出什麼事了？」李時珍早已習慣龐憲的毛毛躁躁，尤其是每次送藥回來，發現點新鮮的事情就不得了了。

「師父……給我講講，小兒……五……吧！」龐憲一邊喘著粗氣，一邊伸出五個手指比劃著。

「你別著急，這浮浮躁躁的性格怎麼還沒改掉！」李時珍拉著龐憲坐在了院內的長凳上，「來，坐下，慢慢說，五個什麼？」

「小兒五疳！您給我講講吧！求您了！」龐憲扯著李時珍的衣擺，撒嬌道。

「怎麼突然想起問這個病了？」李時珍有些奇怪。

「我今天路過趙大娘家，她非要拉我進去吃點心，我不好意思拒絕，就去了。閒聊時，趙大娘跟我說，當年他的小外孫得了小兒五疳，您給他吃了些『小丸子』，沒過多久，小外孫的病就痊癒了。師父……。」龐憲立刻笑了起來，又像以往一樣，拉住李時珍的袖子不放手，問道，「這小兒五疳到底是什麼病啊？您給那趙大娘的小外孫吃的到底是什麼丸子呢？徒兒特別想知道！」

李時珍從徒弟手裡揪回自己的袖子，這才緩緩開口道：「小兒疳症又被稱為小兒疳積或小兒五疳。疳證屬五臟，即五疳，也便是心疳、肝疳、脾疳、肺疳、腎疳。而趙大娘的小外孫所患疳證，其因在於脾胃失和。他年紀尚小，脾胃臟腑等功能較弱，飲食過量則會出現消化不良，食物留滯於體內，進而傷害脾臟腎臟，長此以往，身體吸收不到充足的營養，遂形成疳證。所以那時她小外孫面色萎黃，身體消瘦，精神萎靡不振，並時常感到肚子疼，這些均是因疳證而起。」

「那您給他吃的丸子，到底是什麼靈丹妙藥呀？」龐憲急切地問道。

「我給他吃的是使君子丸。此藥丸的做法是：先將一兩使君子仁浸泡一段時間，去掉黑皮，再取一分去白的陳皮，一分去掉外皮且用薑汁炙烤過的厚朴和一分川芎，將這四味藥材研磨為細末，加入蜂蜜做成如皂子大的丸子。三歲以上的孩子服用一粒，若是不足三歲，

使君子丸

對症：小兒疳積，面色萎黃，身體消瘦，精神萎靡不振，並時常感到肚子疼，因脾胃失和。小兒脾胃臟腑等功能較弱，飲食過量則會出現消化不良，長此以往身體吸收不到充足的營養，遂形成疳證。

藥材：使君子仁一兩，去白的陳皮一分，去掉外皮且用薑汁炙烤過的厚朴一分，川芎一分。

用法：先將使君子仁浸泡一段時間，去掉黑皮，再將這四味藥材研磨為細末，加入蜂蜜做成如皂子大的丸子。三歲以上的孩子服用一粒，若是不足三歲，需放在陳米飲中，將其化開服用。

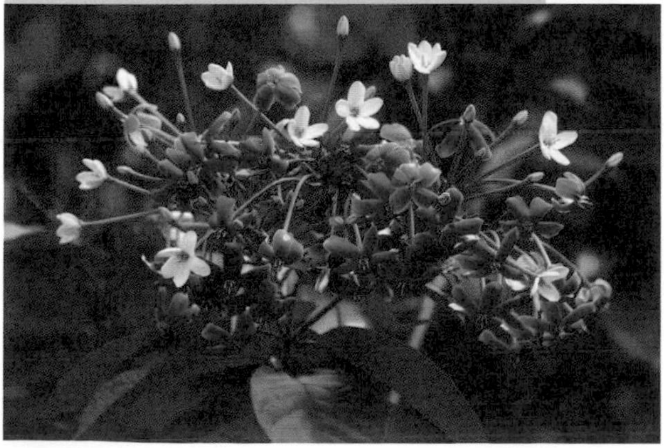

需放在陳米飲中，將其化開服用。」李時珍詳細地解說道。

「原來神奇的『小丸子』主要使用的是使君子這味藥材！」龐憲嘆道。

「沒錯。憲兒可曾見過這味藥材？」李時珍笑著問。

龐憲老老實實回答道：「不瞞您說，我對這味藥材還真是一點也不瞭解，師父您給我講講吧！」

李時珍這才解釋道：「使君子是一種攀緣狀的灌木，它最高能長至八米，並具帶毛的小枝。使君子的葉片分為橢圓形、卵形兩種，對生，基部圓狀，先端較尖，葉片正面不具毛，背面具柔毛。使君子在初夏時節開花，花朵生於頂端，並形成傘房式穗狀花序；花朵有五枚花瓣，起初是白色的，逐漸變為淡紅色。使君子具有短且尖的卵形果，其上不生毛，顏色有栗色、黑色之分，它只有一粒紡錘形的種子。」李時珍停頓了片刻，繼續說，「使君子以乾燥的成熟果實入藥，它性溫，味甘，能歸於脾經、胃經。由蛔蟲引起的腹痛，瀉痢，小兒疳積，蟲積，乳食停滯之症都可以用使君子這味藥材來治療，因為它具有殺蟲，健脾，消積的功效。」

龐憲認真點了點頭，對李時珍說了句：「謝謝師父！」便匆匆跑開了。

「哎，你這孩子，怎麼走了啊？去哪裡啊？」李時珍無奈，疑惑地問道。

「我去把您說的全部記下來，這可都是寶貝！」龐憲大聲應道。

治療瘰癧發膿之木鱉膏

木鱉子

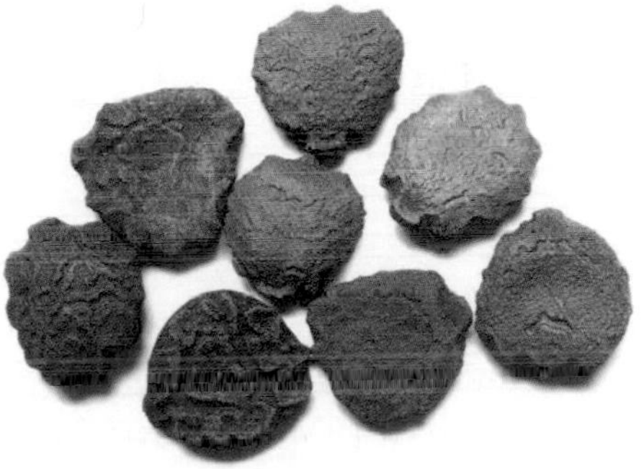

「李大夫呀，您快救救我吧！」龐憲正在院子裡看書，便見一位老者慌慌張張地闖進門來。

龐憲見狀，趕忙到書房去請李時珍。

「李大夫啊，您可要救救我啊，我這脖子上有好一大片膿血，可疼死我啦！」還未等李時珍坐下，老者急切地說道。

「老人家，您先請坐。您放心，我一定盡我所能。」李時珍安撫著老者的情緒。

「憲兒，去藥櫃裡取一瓶木鱉膏。」李時珍為老者診斷過後吩咐徒弟，又對老者說，「老人家，這藥每日服用一次，每次於飯後服用，連續服用半個月，您這病就能痊癒了！」

「好好好，我記住了，謝謝您，李大夫！」老者連連道謝。

「師父，那老人家所患的可是瘰癧症？」送走老者後，龐憲趕忙問道。

李時珍點了點頭。

「我記得先前李爺爺就得了這種病，只不過他的病情較輕。而這位老人家顯然是因為沒有及時就醫而導致病情惡化，他脖子處的硬塊潰爛，有膿水流出，久治未癒，遂化為膿血。」龐憲說道。

李時珍點頭道：「分析得很對。風熱進入老人家的體內，聚結成毒，進而引發肝經和腎經虧損，所以虛火生於體內而產生瘰癧。」

龐憲想了想，又問道：「師父，木鱉膏是如何製成的呢？肯定用到了木鱉這味藥材吧？」

「沒錯。將兩個木鱉仁用較厚的紙張拭掉油，研碎後加入烏雞子相調和，將其裝入瓷器中，並放入甑內蒸煮，便可做成木鱉膏。」李時珍詳細地解說道。

「師父，這木鱉到底是種什麼樣的草藥呢？它有哪些藥性呢？」龐憲好奇地問道。

李時珍為徒弟解答道：「木鱉子除了可以治療瘰癧症，它還可以治療乳癰，乾癬、風濕痹痛、瘡瘍腫毒、痔瘡、疔瘡、禿瘡之症，因為木鱉子具有祛毒，散結消腫，攻毒療瘡的功效。它性涼，味苦、微甘，能入肝經、脾經和胃經。《本草求原》一書中說它『治一切寒濕鬱熱而為痛風癱瘓。行痹、痿厥、腳氣、攣症、鶴膝』。」

「木鱉子是以其乾燥的種子入藥的嗎？」龐憲提問，「我雖然沒見過木鱉子長什麼樣子，但是我在藥櫃裡見過它入藥時的形態。」

李時珍點點頭，回答：「你說得沒錯。木鱉子並不生長在湖北地區，所以我們很少有機會見到它。木鱉子是一種較為高大的藤本，它最高能長至十五米，全株通常不具毛，但節處具茸毛，具較粗的葉柄。葉片分卵狀心形與寬卵狀圓形兩種，有些具深裂，有些則並不分裂，全緣

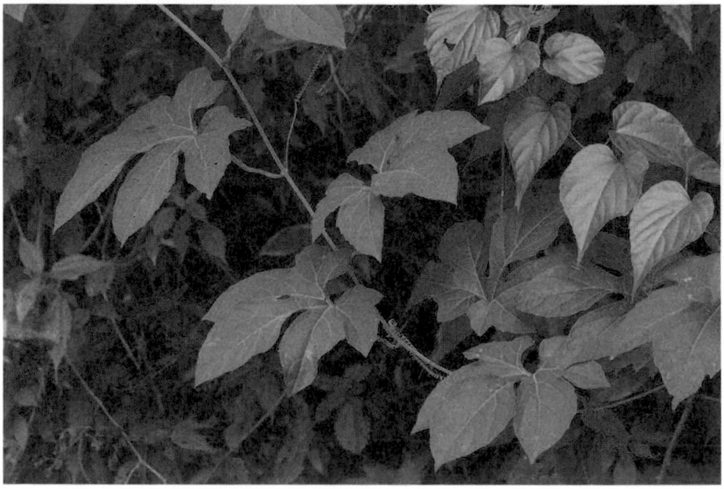

或小齒生於邊緣，基部為心形，前端為尖狀。木鱉子的花開在六到八月，雄花生於葉腋處或軸上，單生或三到四朵簇生，苞片圓腎形，具全緣及毛，花冠黃色；雌花只生在葉腋處，單生，苞片為兜狀。果實卵球形，肉質，紅色，並生有凸起，它還具有黑褐色的種子，且數量較多。」

「要是能親眼看一看木鱉子這種植物就好了。」龐憲嘆道。

「一定會有機會的。作為郎中，不光要精通醫理，也應多外出，增長見識。以後你出門在外，說不定哪天就會遇到的。」李時珍寬慰道。

「師父，木鱉子在使用時，還有其他配方嗎？」龐憲突然想起這一問題。

「有。木鱉子與草烏、小粉、半夏相配伍，可製成烏龍膏，能治療諸腫毒。木鱉子仁與赤小豆、川大黃相配伍，可治療兩耳發熱發痛。木鱉子與荊芥、朴硝相配伍，可治療痔瘡。木鱉子與甘遂相配伍，可治療腳氣病。此外，木鱉子還可與使君子、沉香、枳殼、穿山甲（現為台灣保育類動物）、肉桂等藥材相配伍。」李時珍詳盡地解說道。

龐憲認真點了點頭。

清肺降氣的「馬兜鈴湯」

馬兜鈴

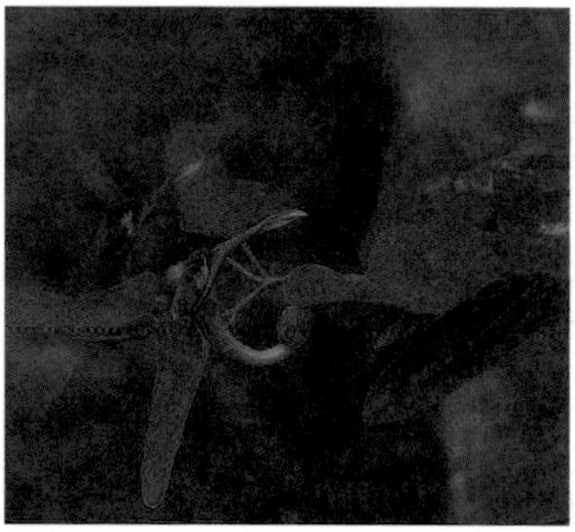

「太嚇人了，蝸牛成精了……。」龐憲一溜煙跑回家中急忙關上大門。邊往屋裡走，嘴裡邊嘀嘀咕咕著。

「怎麼了，憲兒？如此慌慌張張的？」李時珍正在晾曬草藥，見狀便問道。

「師父，隔壁王嬸嬸家的蝸牛成精了，那模樣太嚇人了，它……。」龐憲激動得語無倫次。

「別著急，慢慢說，蝸牛怎麼會成精呢？會不會是你一時眼花看錯了……。」李時珍的話還未說完，便被一陣急促的敲門聲打斷。

「李大夫，龐憲，你們在家嗎？」

李時珍趕忙打開了門—是王嬸。

「哎呀，李大夫，我剛才想讓龐憲拿些糕點給您，誰知我一轉身的工夫，這孩子就不見了……。」王嬸說著，將一籃子綠豆糕遞給了李時珍。

「王嬸，你家……你家有妖怪！那……那蝸牛成精了！」龐憲激動地喊道。

「啊？蝸牛成精了？哪裡來的蝸牛？」王嬸看看李時珍，又看看龐憲，莫名其妙，遂問李時珍，「這孩子是不是發燒燒糊塗啦？」

「就在您家的園子裡，就……就在一堆綠葉子中間，而且……不止一個。」龐憲見兩人都不相信自己，心裡十分著急。

「園子裡……綠葉間……，你說的是馬兜鈴吧？」王嬸恍然大悟。

「馬兜鈴？」龐憲的表情由驚慌變為了疑惑，他不禁看向李時珍。

「壞了，我煮的粥怕是要糊了。李大夫，我先走了。這綠豆糕您可別忘記吃啊！」說著，王嬸便急匆匆地離開了。

「師父，馬兜鈴是什麼呀？」龐憲趕緊問道。

「馬兜鈴是一種草質藤本，它具有圓柱狀的根，莖較為脆弱，並不具毛。互生的葉片有長圓狀卵形、戟形、卵狀三角形之分，基部呈心形，前端較圓，並具五到七條基出脈，且具顯眼的葉脈。馬兜鈴的花開在七到八月，有些單生，有些則以兩朵聚生，於葉腋處生出；三角形的苞片極易掉落，花被的基部為碩大的球形，向上則逐漸變窄呈長管狀，管口處像個漏斗一樣，顏色為黃綠色，並有紫色斑點生於口處，裡面具腺毛；簷分兩側，一側較短，一側具卵狀披針形的舌片；六裂生於合蕊柱之上，並長有凸起。馬兜鈴具球形的蒴果，成熟後開裂，其扁平的種子為鈍三角形。」李時珍解釋道。

「沒錯！我看到的跟您說得一模一樣！」龐憲這才恍然大悟，笑道，「原來我看到的『成精的蝸牛』是馬兜鈴的花被呀！」

「正是！」李時珍笑道。

「師父，這馬兜鈴長得這麼奇怪，一不小心還會嚇到人，王嬸嬸家為什麼要種啊？」

李時珍聽完徒弟的童言童語，嚴肅說道：「話可不能這麼說。馬兜鈴是一種止咳平喘，清肺降氣的中藥，它以果實入藥，其性寒，味辛、苦，能歸於肺經和大腸經。水腫、肺熱引起的咳嗽、肺虛久咳、腸熱痔血、痰壅氣促之症全都可以用馬兜鈴來治療。若有人患有肺熱咳嗽，可將馬兜鈴與炙甘草、桑根白皮、升麻、燈芯相配伍；若有人患有鼻淵症，可將馬兜鈴與麻黃、五味子、甘草相配伍；若有人患瘰癧且長時間不癒，可將馬兜鈴與當歸、生地、牡丹皮相配伍。先前臨縣的馬伯伯患有傷寒，痊癒後出現氣短的症狀，一動便會喘促，這是因為他的傷寒病傷及了肺，肺氣耗損，無法引氣下行，此病就可服用馬兜鈴湯，即以一分馬兜鈴，一分紫蘇莖葉，一兩判過的木通，半兩陳橘皮，但此處的陳橘皮需浸泡於湯內，去白後焙烤，將這四味藥材粗搗並篩，每次取五錢匕，燈心十五莖，三枚棗於一盞半水中，煎至七分時過濾掉渣滓，於飯後服用，每日兩次即可。」

龐憲認真地點了點頭，總結道：「看來這『成精的蝸牛』藥性還是挺厲害的嘛！」

「你呀！真是個孩子！」李時珍笑著說道。

活血祛風的「褐豆子」

榼藤子

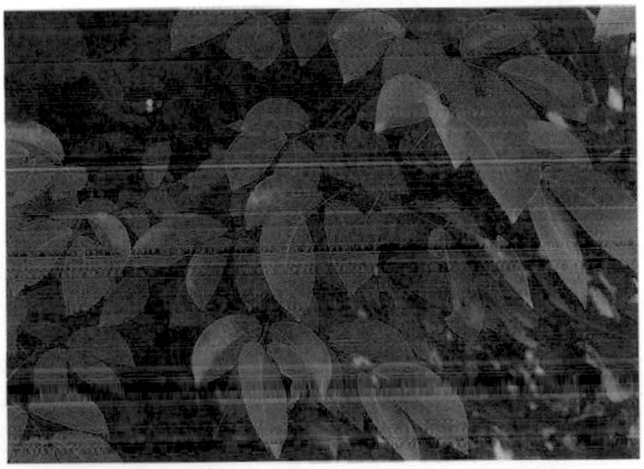

一早，龐憲來到藥堂整理草藥，突然間「嘩啦」一聲巨響，只見一大堆石子般大小的「豆子」從天而降，落得滿地都是。

「啊啊啊，疼死了，我的腳啊！」龐憲跳躍著左躲右閃，還是被擊中了，疼得他趕緊捂住左腳。

「怎麼了？發生什麼事了？」李時珍聽見響聲，趕忙趕了過來。

「砸到腳了。」龐憲一屁股坐在了地上，不停揉搓著左腳。

李時珍立刻查看起龐憲的腳：「幸好沒有傷及筋骨，只是有些紅腫，塗些消腫的膏藥就沒事了。」說完這才放下心來。

「哎，一大早起來就如此倒楣……。」龐憲一邊撿著身旁的「豆子」，一邊嘟囔著。

李時珍這才環顧四周，一個抽屜靜靜地躺在地上，其中的一個角已經壞了，四周撒滿了「豆子」，李時珍立刻明白了原委，略帶責問地說：「怎麼這麼不小心，還有哪裡受傷嗎？」

龐憲搖了搖頭說道：「沒有了。我本想將藥櫃從裡到外打掃一遍，拿第四個抽屜的時候，手一滑，就將抽屜打翻了。抽屜掉落下來砸到了腳，裡面的藥材也跟著撒了出來。」龐憲說著，頭垂得越來越低。

「以後一定要多加小心，知道了嗎？」李時珍沒有責怪徒弟，只是叮囑道。

「可是師父，這『豆子』模樣的草藥是什麼呀？」龐憲伸手撿著地上的藥材。

「這是榼藤子，一種藤本植物。它有常綠以及木質之分，其莖呈扭曲狀盤旋生長，枝上無毛。葉片為羽狀複葉，通常具兩對羽片。小葉分長倒卵形和長橢圓形兩種，對生，二到四，基部較為傾斜，前端較鈍，葉片具清晰的網狀脈絡。榼藤子的花期為三到六月，花單生，並聚集為穗狀圓錐花序，花朵呈白色，形狀較小，散發淡淡的香氣，花瓣為長圓形，五枚，花萼為闊鐘形。榼藤子的莢果不僅彎而且扁，成熟後自動脫落，一個種子存在於一節內，種子暗褐色、近圓形。」李時珍耐心地解釋道。

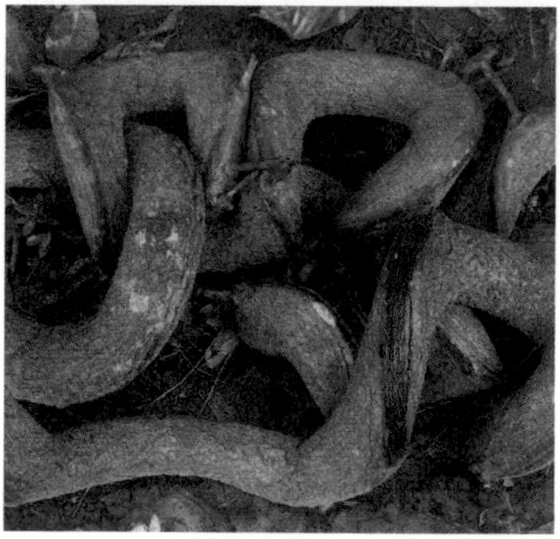

「那這『豆子』，不對，這榼藤子有哪些藥性呢？」龐憲跛著腳，一跳一跳地撿著榼藤子。

「榼藤子以其種子入藥，也就是地上這些暗棕色的『豆子』。它性平，味甘且澀，能歸於肝經、胃經及大腸經。榼藤子是一味活血祛風、壯腰固腎的藥材，它能夠治療風濕性關節疼痛、骨折、跌打損傷、腳氣病、水腫以及黃疸之症。《備急千金要方》則對五痔做出了解釋，即一曰牡痔，二曰牝痔，三曰脈痔，四曰腸痔，五曰血痔。先前王大爺患有五痔之症中的脈痔，即出血性痔瘡，便是將適量榼藤子燒成黑色的灰，用米酒調和後服下，不出幾日便痊癒了。此外，如有病人患有黃疸之症，可取一至三錢榼藤子粉，用熱水沖服。」

「我明白了！謝謝師父！」龐憲笑嘻嘻地說。

「最右側的抽屜裡有一瓶紅色的藥膏，你拿來塗，剩下的為師來撿吧！」李時珍對徒弟說道。

疏肝理氣的「白薯」

預知子

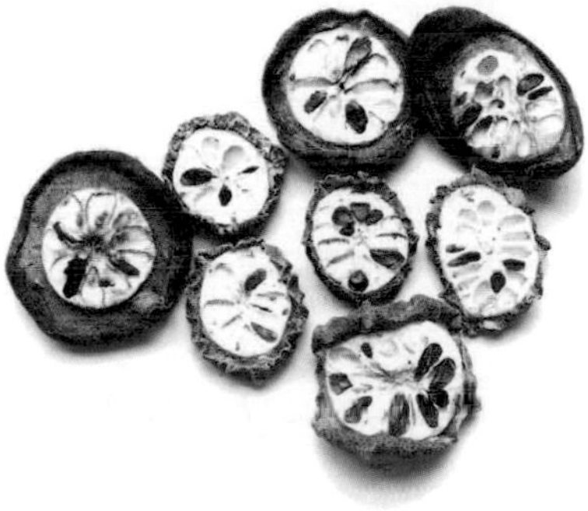

「哎呀，師父怎麼將白薯全部放進藥櫃裡了？」龐憲說著，將藥櫃裡的「白薯」全部拿了出來，「既然是白薯，就應該放在廚房才對呀！」

龐憲整理好藥櫃，打掃完院子，照顧好草藥，所有事情全部忙完，便在院子裡看起了書。今日天氣晴朗，陽光舒適宜人，龐憲迷迷糊糊間睡著了。

「憲兒……憲兒……。」不知何時，李時珍站在了龐憲身旁，喚著他的名字。

「嗯，怎麼了師父？」龐憲悠悠轉醒，睡眼朦朧地看著師父。

「你有沒有見到藥櫃裡的預知子？」李時珍問。

「沒有。」龐憲打了個哈欠，想也沒想便回答道。

「這就奇怪了，前些天馬車夫剛剛送來一批新的預知子，怎麼會不見了呢？」李時珍心裡直犯嘀咕。

龐憲睡眼惺忪地跟在李時珍身後，見李時珍翻查著藥櫃，龐憲也跟著找了起來，雖然他並不知道預知子長什麼樣子。

突然，他想起了什麼，遂問道：「師父，您說的預知子是不是很像白薯？」

「白薯？大小的確差不多。」李時珍還未說完，龐憲便跑了出去。

「是這個嗎？」龐憲回來，懷裡抱著四、五個白薯模樣的東西。

「對，這便是預知子。你從哪裡找到的？」李時珍頗有些不解地問。

「師父徒兒錯了，徒兒以為它們是白薯，今早將它們放到廚房去了。」龐憲不好意思地吐了下舌頭。

「白薯？虧你這小腦袋瓜想得出來！」李時珍大笑。

「對了，師父，這『白薯』也是藥材嗎？」龐憲疑惑地問道。

「當然！預知子是一種具有活血止痛、疏肝理氣之效的藥材。它不僅可以散結，還可利尿，治療婦女痛經、閉經、脘脅脹痛、小便不利之症極為有效。」李時珍說。

「預知子的入藥部位是種子嗎？」龐憲立刻問。

「沒錯！它性寒，味苦，能歸於肝經、膽經、胃經以及膀胱經。」李時珍點頭道。

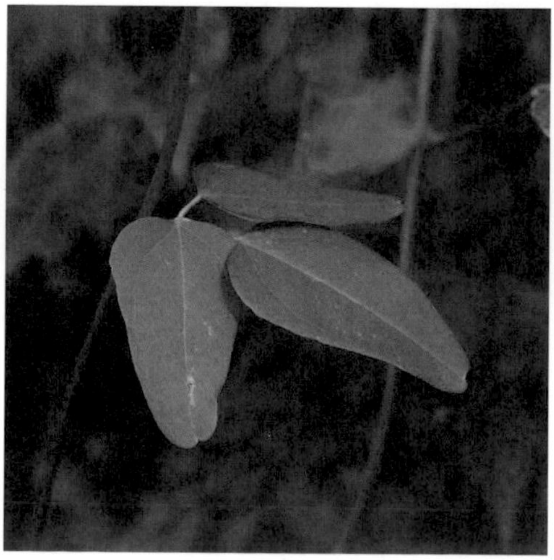

「那預知子外形特徵又是怎樣的呢？」龐憲追問。

「預知子是木通、白木通以及三葉木通的種子，而木通在我們居住的地方較為常見。木通是一種落葉灌木，全株不生毛，並具有灰綠色的幼枝，其上生有縱向紋理。小葉片具複葉，有橢圓形和倒卵形之分，掌狀，五枚，基部較寬，先端較圓，具全緣。木通的花在四到五月開放，花朵生於葉腋，聚集為短總狀花序，單性，且雌雄生於同一株上；雌花生於花序底部，雄花生於上部。木通的果實為長橢圓形，肉質，兩端較圓，質地較軟，紫色，它具有黑色、黑褐色的種子，數量較多，形狀扁長。」李時珍認真地解釋道。

龐憲邊聽師父的講述邊翻看著手中的預知子。李時珍繼續說：「先前鎮北頭的朱婆婆時常被噩夢嚇醒，白天多精神恍惚，妄言亂語，情緒更是喜怒無常。朱婆婆之病需服用預知子丸，其製作方法為：取等量去皮的預知子、洗淨的枸杞子、蒸熟的黃精、去掉皮的白茯苓、研磨後的朱砂、去蘆的人參、去木的茯神、去心的遠志、去土的地骨皮、石菖蒲、柏子仁、山藥，將這十二味藥材搗羅為細末，加入蜂蜜製成龍眼核般大小的丸子，並以硃砂（台灣衛生署公告禁止使用於中藥）做其外衣。」

「預知子丸，取預知子、枸杞子……。」龐憲重複著李時珍方才所說的話，說道，「師父，我回屋了，我要將這藥方記錄下來，免得日後忘了！」

瀉水通便的「橘子瓣」

牽牛子

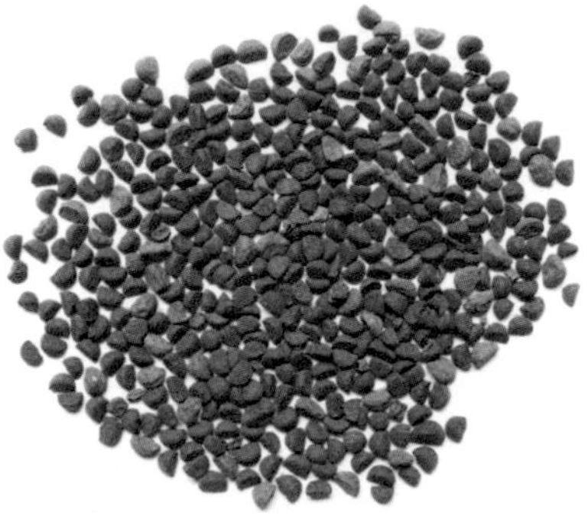

一連幾天，藥堂裡坐滿了來看診的病人。今日難得清閒，龐憲想起這幾日一直忘記照顧草藥，於是提了一桶水來到園子裡。

「哇，牽牛花開了！」龐憲湊上前去聞了聞，不解地自言自語道：「牽牛花隨處可見，師父怎麼將如此常見的花朵種在了園子裡？」

「又在說我什麼壞話呀？」李時珍不知什麼時候站在了龐憲身後。「啊！師父……。」龐憲被李時珍一嚇，原本拿著瓢的手一抖，水全部灑在了鞋上。

「您什麼時候來的呀？怎麼一點聲音也沒有。」龐憲一邊跺腳甩水，一邊說。「我本想來打理草藥，見你來了，便跟過來看看。」李時珍瞇著眼睛微笑著說道。

「師父，您為什麼要在園子裡種牽牛花呀？這花隨處可見，而且它也並沒有很美呀！」龐憲問。

「這你就有所不知了。這種植物會結出一味草藥，叫牽牛子。它不僅可以殺蟲攻積、消痰滌飲，還可瀉水通便，因此常用來治療大小便不通、氣逆喘咳、蛔蟲、條蟲病、水腫脹滿、痰飲積聚等症。牽牛子性寒，味苦，能歸於大腸經、腎經和肺經。」李時珍說道。

「我記得上回臨縣周姐姐腎臟發炎出現水腫，您便是用牽牛子將她治好的！我記得您取了一把牽牛子研磨為末，加入水調和後讓周姐姐服用，每日一次。幾日後，周姐姐來複診，說喝過藥後小便通暢了許多，您說這是好現象，並讓周姐姐堅持服藥。」龐憲回憶道。

「沒錯。服用此藥時，以利小便為宜。除此之外，若治療風熱赤眼之症，可取適量牽牛子研磨為末，調和蔥白湯敷在患病部位即可；若有小兒腹部脹滿，小便赤澀，可取一錢牽牛子研磨為末，以青皮湯於飯前服用；若治療冷氣入體，腰疼而不能動，可取三兩炒過的黑牽牛子，二兩炒過的補骨脂，二兩延胡索，將這三味藥材研磨為細末，加入燒烤後的蔥一同研末為丸，如梧桐子般大小，以蔥鬚鹽湯服下三十丸，於飯前服用。」李時珍補充道。

「師父，那牽牛子的植物形該怎麼描述呢？」龐憲看了看地上的牽牛花，又看向李時珍。

李時珍微微笑了一下，俯下身來，一邊摸著牽牛花一邊說：「牽牛子是一年生的纏繞草本。你看，它整株具白色的長毛。葉片呈闊心形，全緣。牽牛子在六到九月開花，以一到三朵花形成花序，具五枚花萼，花冠分紫藍色、白色、紫紅色三種。牽牛子的蒴果為球形，種子為卵形，顏色有淡黃白色和黑色之分。」

「可是師父，我見過放在藥櫃裡的牽牛子，它長得很像橘子瓣，三角形的，表面有些為灰黑色，有些是黃白色，而且抽屜中間放了隔板，右邊的牽牛子顏色更深一些。」龐憲覺得師父說的跟自己所見的並不一樣，不免疑惑更深。

「你所說的是黑牽牛子與白牽牛子，它們也分別被稱為黑醜、白醜。而顏色更深的牽牛子是炒牽牛子，因牽牛子有毒，炒後可降低它的毒性，以免入藥傷及身體。」

龐憲重重點了點頭：「我明白了，師父。既然牽牛子有毒性，是不是懷孕之人無法使用？」

「沒錯，不僅如此，胃氣虛弱的人也不可以服用。」李時珍剛要轉身離去，頓了頓又補充道，「對了，牽牛子服用應少量。它雖可通大便，但服用過多，則泄瀉如水，所以使用時要注意用量，且不可久服。」

「是！徒兒記住了！」龐憲回應道。

清熱涼血的美麗花朵

紫薇

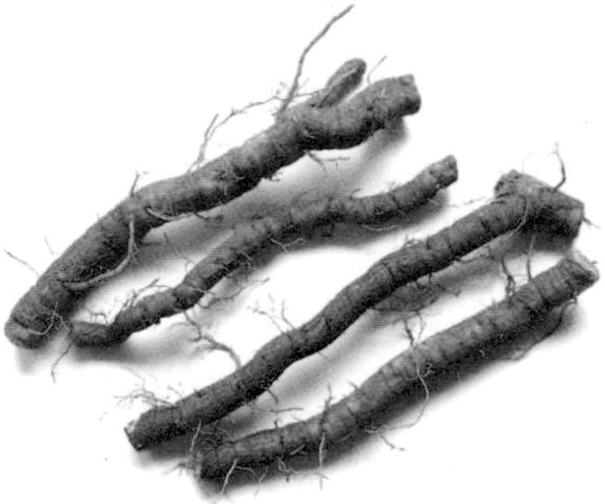

「師父……師父……，您今天去了哪裡？診治的是什麼病症？開出的方子是什麼呀……。」李時珍剛回來，龐憲便跟在李時珍身後，問個不停。

李時珍突然停住腳步，龐憲沒注意，一頭撞上。

「啊！好疼！」龐憲捂著額頭，噘著嘴喊道。

「你這孩子，一口氣問了這麼多問題，我應該先回答你哪一個？」李時珍一個攤手無奈地聳了聳肩。

「嘿嘿，我錯了師父。您先坐，我給您倒水。」龐憲諂媚地笑了起來。李時珍喝了口水。龐憲又趕忙為師父捏肩膀。李時珍無奈道：「好了，我知道你想做什麼，你坐好，我說給你聽。」

龐憲美滋滋地坐在了李時珍身旁，腰板繃得直直的，雙膝併攏，兩隻手乖巧地放在了膝蓋上。

「今口第一位病人是位女子，她因肝鬱氣導致月事不來，治療此病，可取適量凌霄花研磨為，每次飯前以溫酒服下二錢。第二位病人也是位女子，那女子肺部有風熱，因而導致鼻部生出痛癢難忍的水皰，治療此病可用紫薇散，也就是取四枚去掉殼的胡桃，半兩研磨為的凌霄花，一兩硫黃，一錢膩粉，先將後三味調和勻，然後放入胡桃肉，一同研磨為膏，再用生絹塗抹患部，勤塗。第三位病人患有濕疹，治療此病，可取等量凌霄花與羊蹄根，酌情加入枯礬，將這三味一同研磨為末塗在患有濕疹的地方。」

「師父，您剛剛說的紫薇散、凌霄花都是些什麼草藥啊？我一個也不認識，您快給我講講吧！」龐憲突然間聽到了好多自己不認識的草藥名，內心莫名慌張起來，唯恐自己少學到一味藥材。

「其實紫薇與凌霄花是同一種藥材，只是名字不同罷了。」李時珍解釋道，「紫薇是一種攀緣灌木，它具有木質的褐色莖，並透過氣生根攀附於別的物種上。葉片是羽狀複葉，奇數，具七到九枚小葉，三到七對側脈，形狀由卵形過渡至卵狀披針形，正反面不生毛。五到八月是紫薇開花的時節，花朵生於頂端，形成短圓錐花序，鐘狀的花萼，黃色的花藥。紫薇具蒴果。」

「我猜這凌霄花一定非常好看！」龐憲雙手托著腮幻想道，之後又問：「師父，紫薇有哪些藥性呢？聽您剛才所說的病症，我覺得紫薇有祛風止癢的功效。」

李時珍點頭，贊許道：「沒錯，紫薇性微寒，味苦，能歸於肝經、脾經，是一種清熱涼血，活血散瘀的藥材。它除了可以治療上述病症，還可治療痛經、血滯閉經、產後乳腫、風疹、崩中漏下、癥瘕、血熱風癢之症。不過，懷有身孕以及氣血虛弱的人可不能服用。」

「我知道了！謝謝師父！」龐憲說著向院子跑去。

「哎，你這孩子，師父還沒吃上飯呢！你上哪兒去啊？」李時珍喊道。

「師父，廚房裡給您留了飯，您自己去吃吧！徒兒還有要緊的事情要做呢！」龐憲回過頭來，吐了下舌頭，便跑遠了。

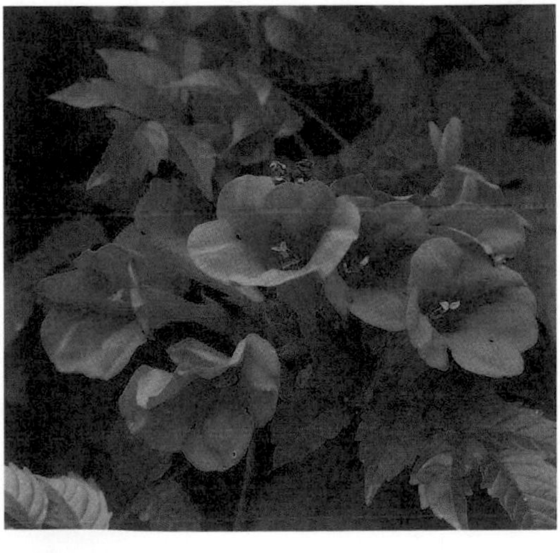

解毒消腫肺的粉嫩花兒

月季花

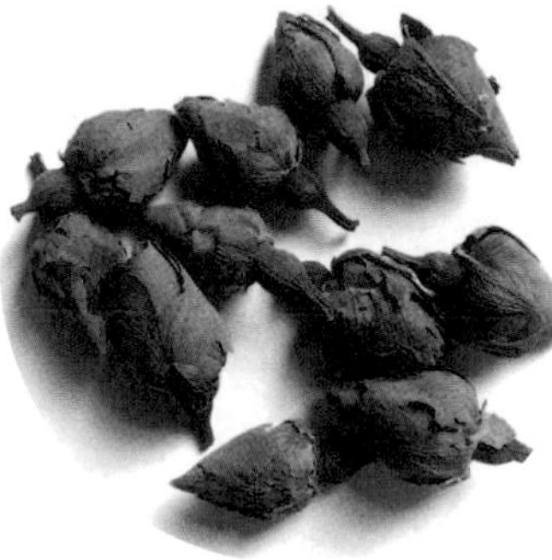

「師父，您快來看呀！咱家園子裡的月季開花了！真美！」龐憲一來到園子裡便大聲呼喊道。

「不過是月季開花了，看給你高興的，嘴都合不攏了！」李時珍向園子裡走來。

「您快看呀，這花長得可真好看，粉嫩嫩的。」龐憲開心地眯著眼笑道。

「那你知道月季的外形特徵嗎？」李時珍突然問。

「當然知道啦！」龐憲立刻俯下身來，邊觀察邊說：「月季有三到五枚小葉，極少數能生出七枚，形狀由寬卵形過渡至卵狀長圓形，有些基部是寬楔形，有些則是圓形，前端較尖，有銳鋸齒生於邊緣，正面為暗綠色，反面為淺綠色，不具毛，但具較長的葉柄。月季花大多以幾朵集生，少數單生，它的花瓣由重瓣逐漸變為半重瓣，倒卵形，顏色有些是紅色，有些由粉紅色漸變成白色。」

「觀察得還算仔細，但說得不夠完整。月季是一種直立灌木，最高可長至兩米，它具有較為粗壯的圓柱形枝，其上具皮刺。月季的紅色果呈梨形或卵形，花期在四到九月。」李時珍補充道。

「師父，我曾在藥櫃中見過乾月季花，所以月季花是可以入藥的對嗎？」龐憲機靈地問道。

李時珍點點頭：「沒錯，月季花性溫，味甘，能歸肝經和腎經。它有解毒消腫、解鬱疏肝、活血調經的功效，對於治療痛經、閉經、瘀血腫痛、燙傷、胸脅脹痛、月事不調、瘰癧、癰腫、跌打損傷等症，極為有效。」

「李大夫、李大夫，您在家嗎？」門外傳來熟悉的聲音。

「是李嬸！」龐憲小跑著迎上前去，「李嬸，您怎麼來了？」

「我呀，一早就聽見你在院子裡喊你師父了！」李嬸誇張的表情讓龐憲和李時珍一陣大笑。

「李大夫，我今日是來看病的。我這個手臂，疼得很，躺在床上休息了兩日也不見好轉。您給我看看這是怎麼回事呀？」李嬸在案几旁坐下來，憂慮地說。

「李大嫂，你這還是老毛病，是由風邪引起的。風邪存積於體內變成骨毒，而生於骨與骨膜之間的骨毒則是宿毒，宿毒導致了筋骨關節的疼痛、麻木以及腫脹……。」

李嬸擺擺手，打斷了李時珍的話，說：「哎呀，李大夫，您解釋這麼一堆，我也聽不大懂。您就直接說我該吃什麼藥，吃多久就行了。」

「好，」李時珍笑呵呵地說道：「取適量乾燥的月季花研磨成末，每次以酒沖服一錢。」

「乖憲兒，你去幫李嬸抓藥，我得趕快將這病給養好。」李嬸笑道。

「好的！」龐憲一口答應，就抓藥去了。

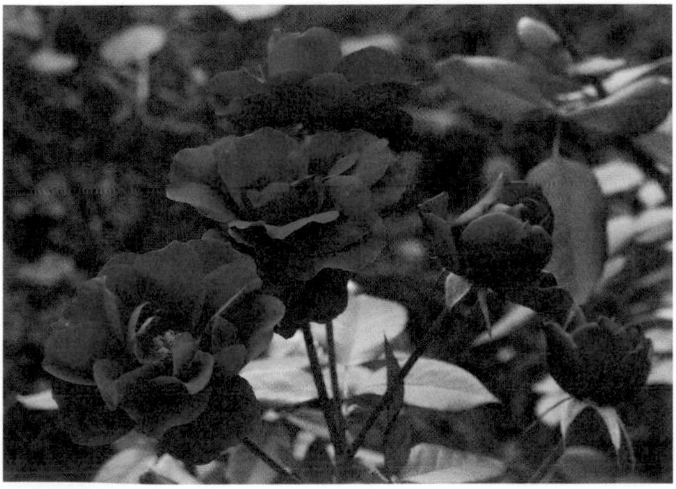

「師父，住在前面的趙大娘也有筋骨疼痛的問題，她也可以用月季花來治療吧？」李嬸走後，龐憲問李時珍道。

「不可。趙大娘是脾胃虛寒之人，最好不要服用。而且這月季花也不可長期服用。不過月季還可以治療月經不調，取五錢至七錢新鮮的月季花泡水，連續多次服用即可；取適量月季花同冰糖一同燉服，可治療肺虛咳嗽。」李時珍道。

「是！徒兒記住了！那我多採些月季花，把它們晾曬起來，以備不時之需！」龐憲笑著說道。

清熱瀉火的「無粉之粉」

栝蔞

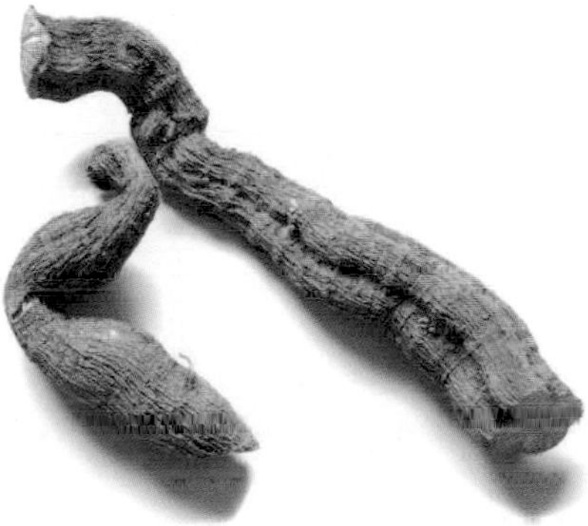

晌午時分，太陽高掛於空中，剛吃過飯的龐憲摸著自己圓鼓鼓的肚子，悠然地坐在院子裡納涼，一股睡意來襲，龐憲的上下眼皮開始不停地「打架」。

「憲兒，過來一下。」龐憲聽見了李時珍的喊聲。

「什麼事呀師父？」龐憲迷糊中問。

「按照這個藥方抓藥，然後送到堂前來。」李時珍將藥方遞給徒弟，輕聲說道。

「哦，知道了！」龐憲按照藥方上所寫的藥材開始抓藥。「三升茅根（切），二升蘆根（切），二升生麥門冬（取汁），五兩生薑都已經準備好了，五兩天花粉……嗯？天花粉是什麼？」龐憲嘴裡嘀咕著，找到了寫有天花粉的抽屜，「這藥材放錯位置了吧？不是粉麼？怎麼櫃子裡的藥是片？」龐憲嘀咕道。

「憲兒，藥抓好了嗎？怎麼這麼慢啊？」說著，李時珍也來到了堂前。

「師父，我發現天花粉這味材放錯位置了。」龐憲指著抽屜說道。

李時珍皺起眉頭查看：「傻孩子，沒放錯，這就是天花粉。」

「天花粉難道不是粉狀的嗎？」龐憲十分不解。

「天花粉雖帶有粉字，可它卻不是粉狀的。它是栝蔞的乾燥根，其性微寒，味甘且微苦，能歸於肺經和胃經，具有清熱瀉火、消腫排膿及生津止渴的功效，所以常用於治療瘡瘍腫毒、肺熱燥咳、熱病煩渴、內熱消渴等症。」李時珍解釋道。

「師父，您剛才給我的藥方是治療什麼病症的呢？」龐憲十分好奇。

「是治消渴的藥方。鎮子西頭的王大娘總是口渴，每日喝很多水卻仍舊渴，而且吃了許多食物卻還是感到饑餓，尿量也偏多。不僅如此，她還經常出現四肢麻痺、酸痛的症狀，面容也憔悴了許多。她的病因在於肺胃燥熱，這是因飲食失節所引起，原本就陰虛的體質受到燥熱，陰虛加重，則燥熱盛行，反之亦然，二者相互作用。王大娘需服用方才的藥方，將以上五種藥材切細，放入一斗水中，煎至三升，取三分服用。」李時珍說看，龐憲的腦子裡立刻浮現出王大娘瘦弱佝僂的身影。

「師父，藥材已經備齊了，就由我來煎藥吧！」龐憲自告奮勇。

「好呀！不過，你知道栝蔞是什麼嗎？」李時珍問道。

「嗯……，徒兒不知，正打算向師父請教的。」師徒二人一邊說著，一邊向外走去。

「栝蔞是一種攀緣灌木，約十米長，圓柱狀的塊根較為肥厚，呈淡黃色。粗壯的莖具較多分枝。葉片近似圓形，紙質，有些由淺裂過渡為中裂，有些則不分裂，少數具深裂，有淺裂生於邊緣，正面深綠色，反面淡綠色，具毛。栝蔞的花開在五到八月，雌雄不生於同一株，雄花單生或並生，總狀花序，五到八朵花生於頂部，花萼筒為筒狀，具全緣，白色的花冠。栝蔞的

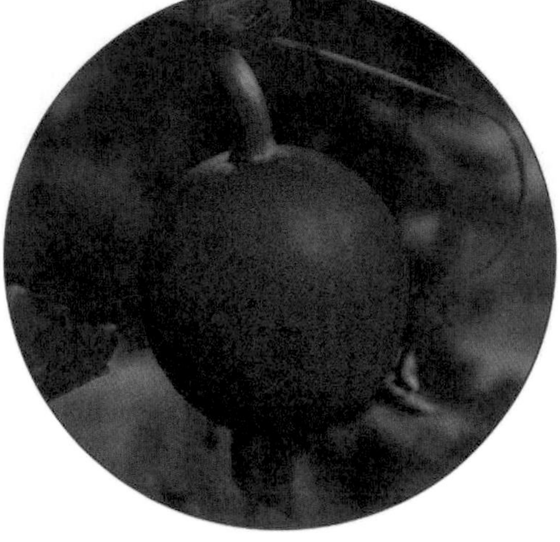

果實有圓形和橢圓形之分，呈黃褐色或橙黃色；種子為卵狀橢圓形，呈淡黃褐色。」李時珍講解道。

「師父，栝蔞的果實也可以入藥嗎？」龐憲好奇地問道。

「當然可以，它被稱為王菩、王白、天瓜、瓜蔞等，有清熱化痰，潤燥滑腸的功效，肺熱咳嗽，便祕，胸痹，癰腫瘡毒等症都可以用栝蔞來治療。」李時珍肯定地說道。

「我記住了！啊，好燙！」龐憲本想去端藥罐，被燙了一下立刻將手抽了回來。

「煎藥的時候小心一些，不要光顧著說話而忘了手上的事情。」李時珍囑咐道。

化瘀通乳的「瓜頭領」

王瓜

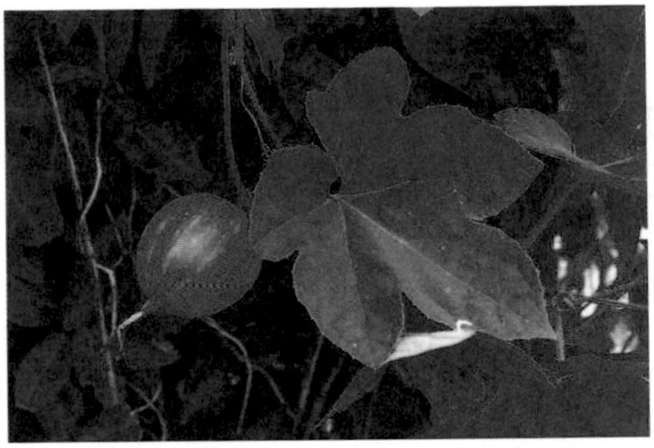

「李大夫，這兩個月以來，我時常感到腹痛。以前雖然也有相似的症狀出現，但從沒持續這麼久，我是不是得了不治之症？」來看診的是一位年約三十的女子。

「兩個月前，你可是生產過？」李時珍診斷時問道。

女子點頭：「沒錯。」

「無須擔心，你所得之病並不是不治之症，不過是產後瘀血未排除乾淨，滯於體內引起了腹痛。此病需將適量土瓜仁燒存性，即將藥材外表燒至炭黑，裡面焦黃色，仍保存藥物原有的氣味，再將其研磨為末，以無灰酒服用二錢，切記一定要確保空腹服藥。」李時珍詳囑道。

「謝謝您，李大夫！」女子忙起身道謝。

「不客氣，你隨我徒兒去抓藥吧！」李時珍笑道。

「師父，土瓜仁是土瓜的種子嗎？這土瓜與王瓜又有什麼區別呢？」女子走後，龐憲趕忙向師父請教問題。

「土瓜與王瓜是同一種藥材，只是名字不同而已。」李時珍答道。

「原來是這樣啊，怪不得我一直覺得王瓜與土瓜的種子那麼相像。」龐憲若有所思地點了點頭。

「聽你這麼說，你認識王瓜？」李時珍笑著問。

「我雖然沒有自己採摘過王瓜，但是我在趙奶奶家見過。那是她家親戚從西南地區帶回來的。王瓜是一種多年生的藤本，具有紡錘形的肥厚塊根，莖纖弱，具分枝。葉片分為闊卵形和圓形，互生，邊緣具細齒或波狀齒，通常具深、淺裂，有時則不分裂，正面深綠色，反面淡綠色，均具毛。」龐憲將自己知道的一五一十地說給師父聽。

「非常好，沒有說錯的地方。王瓜於五到八月開花，雌雄不生於同一株，雄花單生或並生，總狀花序，具白色花冠；雌花只單生。王瓜的果實分為球形、卵狀橢圓形、卵圓形三種，橙紅色，有喙生於其上。它的種子為長圓形，深褐色。」李時珍又補充道。

「謝謝師父，徒兒記住了！」龐憲認真地說。

「嗯，那你知道王瓜的藥性嗎？」李時珍見龐憲沒有問下去，於是問道。

「我知道。王瓜的果實、子、根都可以入藥，但以果實入藥居多，其性寒，味苦，能歸於腎經、心經。它有生津止渴、化瘀、通乳之效，所以能夠治療剛才那位病人的產後瘀血之症。此外，閉經、癰腫、乳汁不通、黃疸、消渴、噎膈反胃等都可以用王瓜治療。取一個炒過的瓜蔞，七個土瓜，四兩烘烤過的牛蒡子，將這三味一同研磨為末，以茶調和二錢於飯後服，此方可以治療痰熱頭疼之症。取一兩王瓜燒存性，半兩黃連，二兩地黃，將這三味研磨為末，加入蜂蜜製成梧桐子般大小的丸子，以酒服下，可治療大腸下血。王瓜還可以治療小兒瘡癤膿腫，可取鍛成末的王瓜果皮，將其與麻油調和塗抹患處。還有……。」龐憲滔滔不絕地說道。

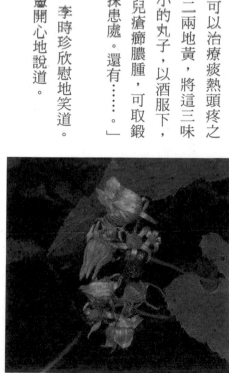

「好，可以了，掌握得很不錯！」李時珍欣慰地笑道。

「那我去給王奶奶送藥了！」龐憲開心地說道。

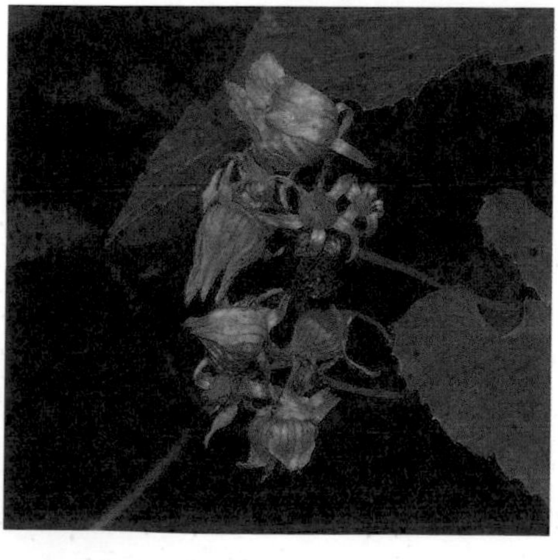

生津止渴的乾燥「根」

葛

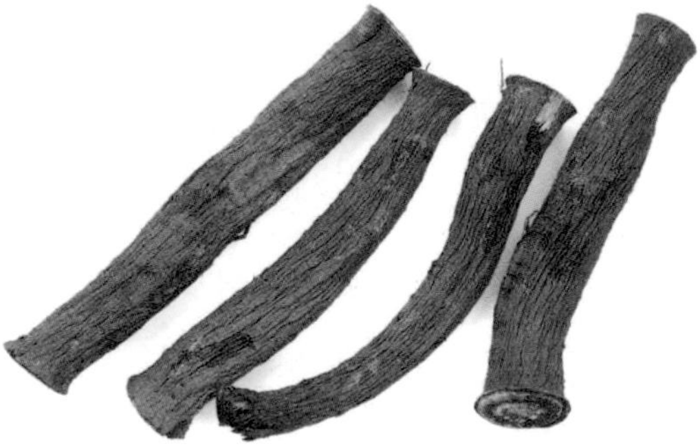

「憲兒，快來幫忙。」李時珍在門外喊道。

「來啦。」龐憲快步走來，「哇，這麼多藥材啊！」

龐憲趕緊幫師父卸藥材。

「師父，您去買藥怎麼不叫上我啊？」龐憲有點不開心。

「你還說，我叫了你半天，可怎麼也叫不醒你，只好自己去了。」李時珍無奈地說。

「哦……師父，您怎麼買了這麼多藥材啊？」龐憲很是不解。

「最近天氣不好，一直無法上山採藥，藥櫃裡已經有好幾味藥材用完了……。」李時珍邊說邊走，完全沒注意到龐憲並沒有跟上來，一回頭，發現龐憲還在原地，便問：「憲兒，站在那兒做什麼？」

「師父，您怎麼將小木塊也帶回來了？木塊這麼輕，肯定不是好柴。」龐憲兀自說道。

「哈哈，這可不是木塊啊，這是葛根，一種藥材。」李時珍笑道。

「師父，木柴和藥材我還是分得清的。」龐憲撇著嘴固執地說。

「你嚐嚐就知道了。」李時珍無奈地說。

龐憲半信半疑地嚐了下「木塊」的味道，「有點苦，還帶點甜味。」龐憲抬頭看向李時珍。

李時珍解釋道：「葛根是豆科植物葛的乾燥根，其性涼，味甘、辛，能歸於肺經、胃經。它能治療熱病口渴、脾虛泄瀉、熱瀉熱痢、麻疹不透、表證發熱、項背強痛之症。因其有透疹、升陽止瀉、生津止渴以及解肌退熱的功效。《本草經疏》中說，『葛根，解散陽明溫病熱邪主要藥也，故主消渴，身大熱，熱壅胸膈作嘔吐』。」

「那葛長什麼樣子呢？」龐憲頓時十分好奇。

「葛是一種粗壯藤本，長達八米，整株具毛以及粗且厚的塊狀根。葉片為羽狀複葉，具三枚小葉，小葉具三裂，寬卵形或斜卵形的小葉生於頂端，斜卵形的小葉生於側面。葛的花期在九到十一月，總狀花序，中部及以上較為密集，花冠為紫色，倒卵形，具倒卵狀的旗瓣、長圓形龍骨瓣以及鐮狀的翼瓣。葛的莢果為長橢圓形，具毛。」李時珍詳細地解說道。

李時珍見龐憲並未說話，只是一直皺著眉頭，於是問他：「你還記不記得鎮東頭的楊大爺？」

龐憲興奮地回答：「記得啊，楊

治療頭痛壯熱之症的葛根藥方

對症：頭痛壯熱之症，持續高熱不退，且極為怕熱。

藥材：葛根適量，淡豆豉一合。

用法：將洗淨的葛根搗出汁液，取一大盞，加入一合淡豆豉，煎至六分，去掉渣滓服用。服藥沒多久，病患出汗，病即好轉。

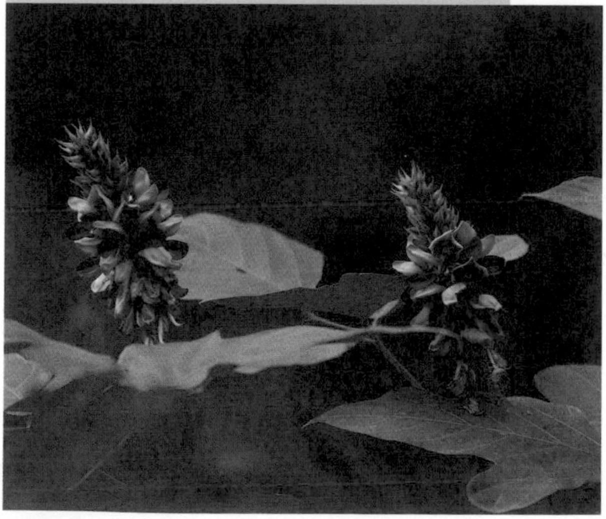

大爺人可好了，他還送給我一把弩！」

李時珍娓娓道來：「三年前，楊大爺得了頭痛壯熱之症，持續半個月高熱不退，且極為怕熱。當時已是嚴冬，楊大爺仍舊衣衫單薄，過了段時間，他不僅不感寒冷，反而面色赤紅，時常流汗，這是實熱症的症狀。他這病是因為病邪人體，邪熱旺盛，遂出現壯熱。我為楊大爺開出的藥方為：將洗淨的葛根搗出汁液，取一大盞，加入一合淡豆豉，煎至六分，去掉渣滓服用。服藥沒多久，楊大爺出了一身汗，病即好轉。此外，將二升葛根與半升淡豆豉，一升生地黃一同搗羅為散，於飯後以米飲服方寸匕，服用五日，可治療熱病。」

「徒兒明白了，看來真是不能小看這『木塊』。」龐憲認真地說道。

「何止是不能小看葛根，就是狗尾草也有它獨特的藥性，不可看輕，知道了嗎？」李時珍教育道。

滋陰潤燥的天門冬丸

天門冬

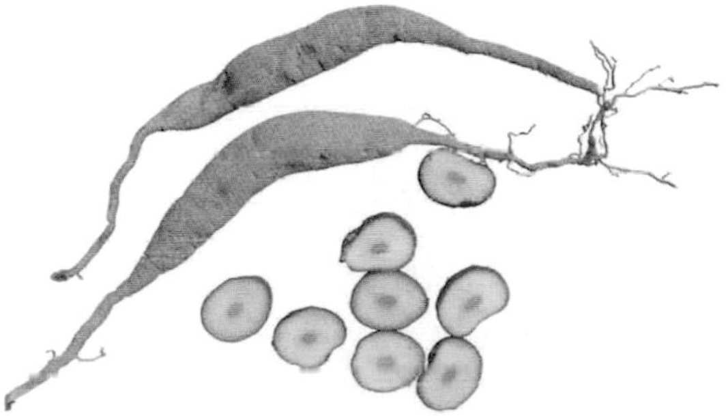

「師父，今日上山嗎？我們已經好久沒去山上了。」龐憲揉搓著手指，滿是希望地問。

李時珍抬頭看了看時辰，又看了看空曠無人的藥堂，遂道：「想必今日病人不會很多，你快去準備藥筐，我們現在就出發！」

「哇！太好了！又可以上山採草藥了！」龐憲開心地叫起來。

「師父，您給我講講天門冬這味藥材好嗎？徒兒經常在醫書中見到天門冬這三個字。」路上，龐憲問道。

李時珍摸了摸徒弟的小腦袋瓜，開始為他講解：「天門冬是一種攀緣植物，它具有紡錘狀的膨大根，不生毛的莖彎曲狀生長，並生有分枝。葉狀枝簇生，鐮刀狀銳三棱形，莖生葉呈鱗片狀，具硬刺。天門冬在五到六月開花，花朵生於葉腋，通常五朵聚在一起，淡綠色，花梗較短。其漿果成熟後變為紅色，具種子一顆。」

「師父，天門冬的藥性……。」龐憲正發問，突然被人打斷了。

「李大夫，龐憲！真是太巧了，我正想去藥堂看病呢。」說話之人是住在鎮西頭的錢大爺。

「錢大爺好！」龐憲微笑著招呼道。

「你們這是要上山採藥啊？」錢大爺問。

天門冬丸

對症：勞心吐血，因思慮過度引起，從而導致胃火旺盛，肝鬱生火，胃、肝均出現問題，最終出現吐血的症狀。吐出的血為紅色或暗紫色。

藥材：天門冬一兩，炙甘草、杏仁、白茯苓、去皮的貝母、阿膠、炒成珠子的蛤粉半兩。天門冬需用水浸泡後去掉心，杏仁也需去皮和尖，再炒熟，貝母也需要去心後炒熟。

用法：將藥材研磨為細末，加入蜂蜜製成形狀如彈子一般大小。將一粒藥丸放在嘴裡含化，連著唾液一同咽下，早、晚服用十丸即可。

「嗯。」龐憲點頭應道，又關切問：「錢大爺，您身體有什麼不適嗎？」

「我最近時常吐血，這可嚇壞我了。但奇怪的是我並未感覺到哪裡疼痛，只是大多時候心情不好，抑鬱煩悶而已。」錢大爺困惑地說。

「可否讓我診下脈？」李時珍主動開口說道。

「沒問題啊，煩請您給我看看，我這病還有得治嗎？」錢大爺一邊說著，一邊坐在了路邊的石頭上。

「吐出來的血是什麼顏色？」李時珍問。

「紅色的，不過有時候是暗紫色。」錢大爺回憶了下，答道。

「您這病屬於勞心吐血，因思慮過度引起，從而導致胃火旺盛，肝鬱生火，胃、肝均出現

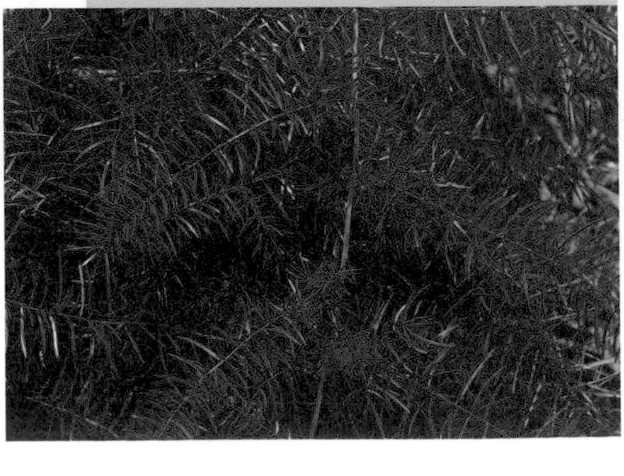

問題，最終出現吐血的症狀。您可以去藥堂買天門冬丸來服用，將一粒藥丸放在嘴裡含化，連著唾液一同咽下，早、晚服用十丸即可。」李時珍診斷後說道。「好好，我記住了，謝謝李大夫！」錢大爺樂呵呵地說道。

「對了，你們上山的話，一定要小心一些。前些天一直在下雨，山路被沖得特別不好走，有些地方軟綿綿的，一不小心就會陷下去，所以一定要多加小心。」錢大爺囑咐著。

「知道了！謝謝錢大爺！」龐憲笑著回答道。

「師父，天門冬丸是什麼呀？是只用天門冬這一味藥材製成的藥丸嗎？」錢大爺走後，龐憲求教。

「天門冬丸是取了一兩天門冬，半兩炙甘草、杏仁、白茯苓、去皮的貝母、阿膠、炒成珠子的蛤粉，將這幾味藥材研磨為細末，加入蜂蜜製成的。它的形狀如彈子一般大小。這副藥方中所用到的天門冬需用水浸泡後去掉心，杏仁也需去皮和尖，再炒熟，貝母也需要去心後炒熟。」李時珍回答。

「所以天門冬具有降火之效，對嗎師父？」龐憲猜測道。

李時珍點頭：「沒錯。天門冬還有滋陰潤燥，清肺之效。它以塊根入藥，其性寒，味苦，歸於腎經、肺經。肺熱咳嗽、內熱消渴、咽喉腫痛、陰虛勞嗽、熱病傷陰、腸燥便祕之症全都可以使用天門冬治療。此外，天門冬多方入藥時，還可與紫苑、地骨皮、桔梗、山豆根、麥門冬等藥材相配伍。」

「嗯，徒兒聽明白了。」龐憲笑著說道。

止咳殺蟲的「細長白薯」

百部

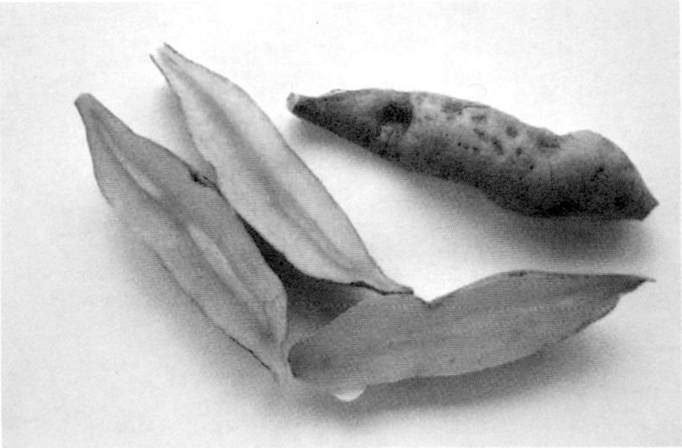

上了山，果真如錢大爺所說，到處是水窪。山間的小路泥濘不堪，每走一步，腳上便會多積一寸泥。

「師父，我後悔了，這一路上全是泥，我新做的鞋子都髒了啊！」龐憲苦著臉，一副後悔莫及的表情。

「好了，你就不要再抱怨啦！」李時珍笑道。

「師父您看，是百部！」龐憲看見了熟識的草藥，顧不得腳下的泥，一路小跑過去。

「慢點兒，別摔著了！」李時珍囑咐道。

「你怎麼知道這是百部的？」李時珍氣喘吁吁地來到龐憲身旁。

「您忘了？這可是您教給我的。因為百部，我還鬧出了笑話呢！我當時錯將百部認成了『細長白薯』，您為此還說了我一頓呢！」龐憲回憶道。

「我記起來了，確有此事。」李時珍想起徒弟的窘事，也笑了。

「我看到院子裡晾曬的百部，細細長長的，又有些彎曲，表面有些是淡棕黃色，有些是黃白色，質地較脆，斷面也極為平滑，下意識以為那是『白薯』。」說著，龐憲學起李時珍的模樣，「然後您板起臉，冷冷地說：『百部具肉質的成簇塊根，形狀多為長圓狀紡錘形，莖可達一米，分枝較少，上部攀緣生長，下部直立生長。葉片有卵狀長圓形、卯狀披針形、卵形之分，輪生，邊緣波狀，具五到九條主脈，細脈呈平形狀生長。百部的花開在五到七月，花朵有些形成聚傘花序，有些單生。百部的具扁平狀的卯形蒴果，外表為赤褐色；種子有兩粒，橢圓形，深紫褐色。』」

龐憲複述時誇張的表情引得李時珍哈哈大笑。

「我不僅記得百部的外形特徵，它的藥性我也記得！」龐憲得意地繼續說：「百部以乾燥的塊根入藥，其性微溫，味苦、甘，能歸於肺經。它具有潤肺下氣、止咳、殺蟲之效，內服可治療肺癆咳嗽、新久咳嗽、頓咳；外用可治療陰部瘙癢、體虱、蟯蟲病。《本草拾遺》中說，『火炙浸酒空腹飲，去蟲蠶咬，兼疥癬瘡』。」

「沒錯！」李時珍肯定道。

「我還記得您當時治療的病人是臨縣的一位漁夫，他患有肺癰咳嗽，並伴有輕微咳痰，您開出的藥方就是百部丸。百部丸的製作方法是：取三兩炒熟的百部、麻黃，四十枚杏仁，將這三味研磨為末，加入蜂蜜製成芡實大，再用熱水化開，加入五十粒松子仁，做成糖丸。」龐憲興奮地

百部丸

對症：肺癰咳嗽，並伴有輕微咳痰。

藥材：炒熟的百部、麻黃三兩，杏仁四十枚，松子仁五十粒。

用法：將百部、麻黃、杏仁研磨為末，加入蜂蜜製成芡實大，再用熱水化開，加入五十粒松子仁，做成糖丸服用。

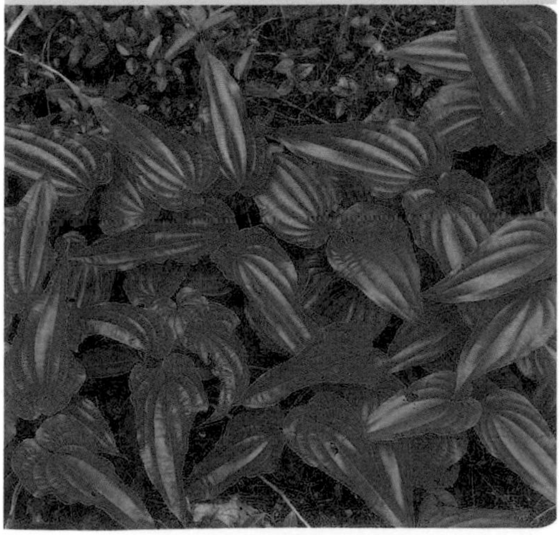

說道。

龐憲見李時珍點頭肯定自己，於是繼續說道：「治療寒邪入肺引起的咳嗽，可取一錢五分百部、紫苑、白前、桔梗，五分炙甘草，一錢橘紅，一同煎水服用，此方也被稱為止咳散。治療暴咳，可將百部的藤根搗出汁液，與等份蜂蜜相調和，將其煎成膏服之。治療久咳不已，可取一錢五地骨皮、沙參、白茯苓、桑白皮、黃耆，三錢麥門冬、百合、薏苡仁、百部，將上藥一同煎湯即可，它也被稱為百部湯。」

「很好，憲兒最近長進不少啊！」李時珍對龐憲的表現極為滿意，誇獎道。

「那都是師父教得好！」龐憲笑嘻嘻地說。

截瘧進補的何首烏

何首烏

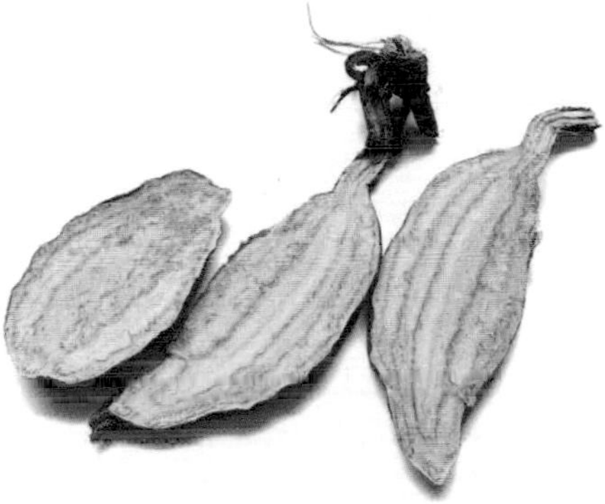

晌午時分，李時珍二人尋了一處乾淨的地方休息。龐憲一直悶悶不樂，引起了李時珍的注意。

「怎麼了，憲兒？」李時珍問道。

「哎，忙了一整個上午，就只採到了百部這一種草藥。一路上除了野草就是雜草。」龐憲噘著小嘴說著。

「草藥的生長都是有時節以及地域之分的，採不到草藥是很正常的事情。」李時珍寬慰他。

「師父，您再給我講一種草藥吧！不然徒兒總覺得這大半天沒什麼收穫。」龐憲撒著嬌說。

「那好吧，為師就給你講講地榆吧。」李時珍想了想，道。

「地榆這味藥材我已經學會了，換一個嘛！」龐憲央求道。

「那白及呢？」李時珍挑眉。

「白及也學會了！」龐憲應道。

「何首烏，你總該不知道了吧？」李時珍無奈地說。

「何首烏？這個我真的不知道，您給我講講好嗎？」龐憲望著師父，說。

李時珍便對徒弟講解：「何首烏是多年生的草本植物，具肥厚的長圓形塊根，外表呈黑褐色，莖的分枝較多，不生毛。葉片分為長卵形以及卵形，具托葉。何首烏的花開在八到九月，花朵生於頂端或葉腋，形成圓錐花序，具纖弱的花梗，花被有白色和淡綠色之分，呈橢圓形，大小不一。何首烏的瘦果為卵形，黑褐色，被宿存花被包裹著。」

「那何首烏的藥性呢？」龐憲迫不及待地問。

「何首烏以乾燥的塊根入藥，其性微溫，味苦、甘且澀，能歸於肝經、腎經。它不僅有滋陰養血、祛風之效，同時還有截瘧、解毒、潤腸通便的功效，鬚髮早白、遺精、燥腸便祕、腰膝酸軟、失眠心悸、癧瘡、瘰癧、風疹瘙癢、痔瘡等症都可以用何首烏來治療。」李時珍解釋道。

龐憲望向天空，突然嘆了口氣，然後垂下頭，一言不發。

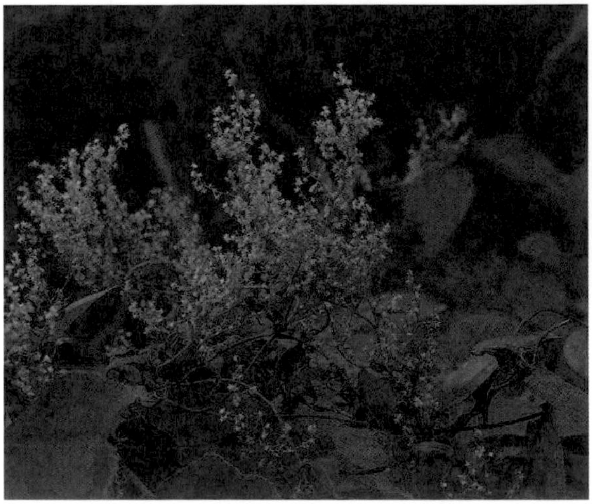

「這是怎麼了？心情又不好了？」李時珍問。

「哎，師父，我一想到今日只採了一味草藥，心裡就覺得虧了。」龐憲有些懊惱地說。

「憲兒，你還記得住在巷子後面的林叔叔嗎？」李時珍突然想起了一個話題。

「記得啊，他怎麼了？」龐憲瞪著小眼珠問。

李時珍邊回憶邊講：「你還沒有跟隨為師之前，有一年你林叔叔得了瘧疾。起初症狀較輕，只是四肢發冷，面色蒼白無血色，渾身不停顫抖；然後瘧疾長時間未痊癒，便出現冷感減弱，面色逐漸變紅，身體溫度升高，輾轉難安的症狀。久瘧導致了林叔叔身體陽虛，患瘧疾的時間越久，陰虛則越嚴重，熱增多而冷減少。治療此病，需截瘧並補之，所以我開出的藥方為：將何首烏研磨為末，加入鱉血製作成如黃豆大小的丸子，以辰砂包裹丸子，五更時分，於瘧疾發作之前，以白湯服下兩丸。這丸子就叫作何首烏丸。」

「何首烏丸……。」龐憲點了點頭，嘴裡重複著。

「若治療腸風下血，可取二兩何首烏搗羅為散，以溫粥飲調和一錢，於飯前服用；若治療自汗不止，可取適量何首烏末，用水調和，並塗抹於肚臍中，用紗布封住；若治療外傷出血，可取適量何首烏末敷在傷口處，血即止。此外，何首烏還可與當歸、人參、苦參、防風、昆布、夏枯草、土貝母、當歸、薄荷、陳皮、生薑等藥材相配伍。」李時珍繼續補充道。

「我明白了，也記住了！謝謝師父！」龐憲笑著說道。

利濕去濁的萆薢丸

萆薢

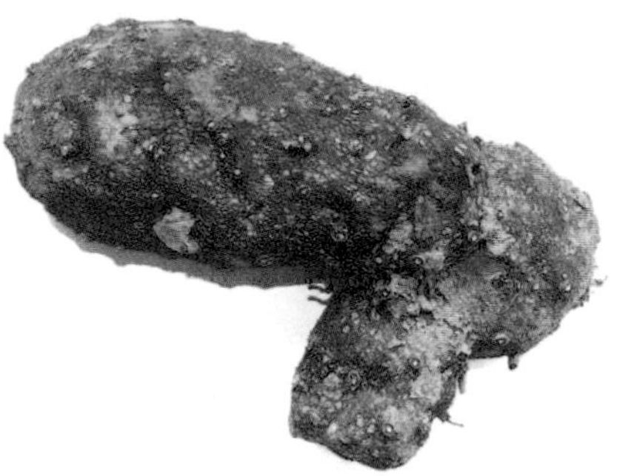

「走了一個下午，什麼也沒採到！氣死我了！」龐憲懊惱地嚷嚷道。

「憲兒，你怎麼又耍小孩子脾氣了呢？」李時珍拍了拍他的肩膀問。

「整日只採到一味藥材不說，還沾了滿腳泥，真是不划算！」龐憲低著頭嘟囔起來。

「憲兒，你看，那是什麼？」李時珍拉著龐憲向左前方走去。

「什麼呀？師父您要帶我去哪裡啊？這裡全是一堆雜草啊！」龐憲有點不高興。

「你看，萆薢！」李時珍指著地上的植物說。

「必謝？必須謝謝什麼？」龐憲一頭霧水，看著師父。

「必須謝謝？」李時珍這才意識到龐憲可能並不認識這兩個字，笑著解釋道：「萆薢藥的名字。『萆』字是草字頭下面一個卑微的卑，而『薢』字則是一個草字頭下面一個解釋的解，現在你明白了嗎？」

「原來這兩字念『萆薢』。我在師父您的筆記中見過這兩個字，我記得您寫的是：『萆薢之功，長於祛風濕，所以能治緩弱頑痺、遺濁、惡瘡諸病之屬風濕者。』」龐憲回憶道。

「說得沒錯。」李時珍笑著肯定。

「原來這就是萆薢啊，師父，您給我講講這味草藥好嗎？」龐憲走上前，邊仔細觀察邊要求道。

「萆薢來源於薯蕷科植物綿萆薢、粉背薯蕷的乾燥根莖。現在你所看到的是粉背薯蕷，它在我們湖北較為常見。粉背薯蕷是多年生的纏繞藤本，橫向生長的根莖具有較多鬚根，其莖向左旋轉，通常不生毛。葉片有卵狀披針形以及角狀心形之分，互生，正面綠色，背面灰白色，近全緣或波狀邊緣。萆薢的花期在五到八月，雌雄不生於同一株，雄花序有些簇生於葉腋，有些單生，不具梗，苞片卵形；雌花序單生，穗狀。萆薢的成熟蒴果，向相反方向下垂，並具有兩粒種子。」龐憲一邊聽，手上一邊採摘著草藥。聽到師父說完了特徵，他又問：「師父，那萆薢能治療哪些疾病呢？」

李時珍也不急著解答徒弟的疑問：「為師可以先給你講個案例。三年前，鎮北頭的劉爺爺小便頻數。症狀為小便次數逐漸增多，但並無疼痛之感。治療此病，需以鹽湯服下七十丸萆薢丸，並在飯前空腹服用。這萆薢丸的做法是：將川萆薢研磨為末，加入酒製成如餅子大小的丸子。」

龐憲聽後靈機一動，說：「所以萆薢有利濕去濁的功效，對嗎師父？」李時珍滿意地點頭：「沒錯，它不僅可以利濕去濁，還能祛風濕，對於白濁、瘡瘍、風濕痹痛、腰膝疼痛、遺精、淋濁、濕熱瘡毒、濕疹等具有極好的療效。萆薢性微寒，味苦，能歸於肝經、胃經、

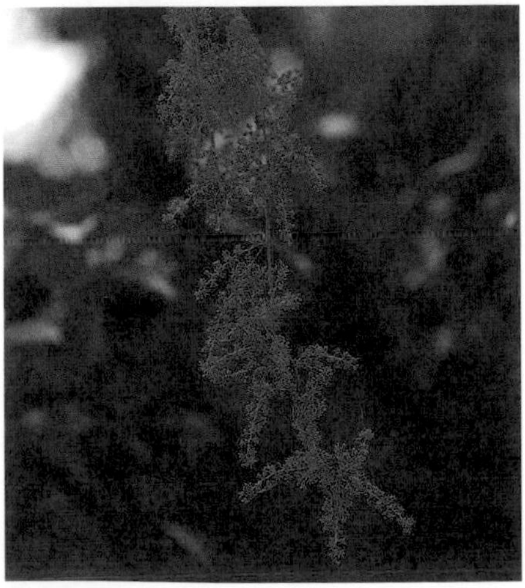

膀胱經。」

「師父，小便渾濁之症該如何治療呢？」龐憲又有了新的問題。

「取新鮮的萆薢根，去掉皮鬚，每次以二兩煎水服用。」李時珍解答。

「那風濕痹痛之症呢？」龐憲歪著腦袋又問。

「取五錢乾燥的萆薢根，將其同半斤豬脊骨一同燉服。」李時珍答。

「若是小便頻數，且排出的小便又帶有渾濁，那該如何治療呢？」

「你所說的症狀是由下焦虛寒引起，導致真元不足。此病需取等份川萆薢、益智仁、石菖蒲、烏藥，將這四味研磨為細，每次取三錢放入一半水中，再放入一撚鹽，一同煎至七分，溫時且於飯前服用，這副方子也被稱為萆薢分清散。說這麼多，你都記住了嗎？」李時珍敲了敲徒弟的小腦袋瓜。

「師父您放心，徒兒全都記住了！」龐憲拍拍胸脯說道。

解毒散瘀的「菝葜散」

菝葜

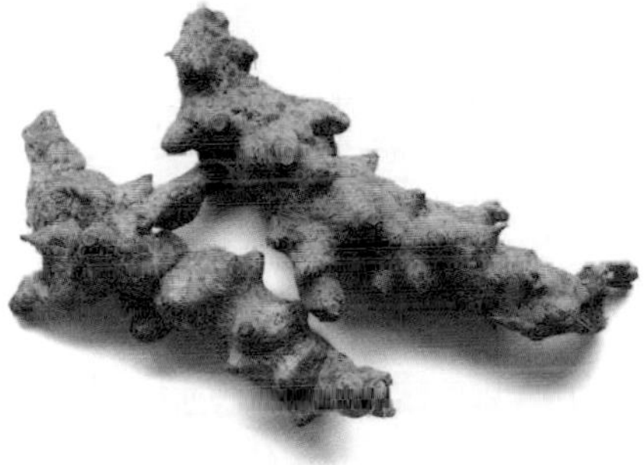

這日，來看病的人由藥堂排到了大門外。龐憲不停為病人抓藥、煎湯，直到傍晚才有空坐下來好好休息。

「這一天可累死我了。」龐憲坐在長凳上，伸長了腿，揉著自己的眼睛。

「今日早些休息，就不要看書了。」李時珍輕聲道。

「師父，我方才見到一個人，鬼鬼祟祟地在門外張望，該不會是壞人吧？」龐憲小聲跟李時珍說，「我還是出去看一下比較保……。」

「打擾了，我想找李大夫瞧病。」龐憲正準備到門口去，門外傳來一個男子的聲音。龐憲抬頭一看，正是那個行為詭異的人。

「您……您請進。」突然冒出來的人，讓龐憲有些不知所措。

「李大夫，我，我……我得了，一種難以啟齒的病……。」男子四下望瞭望，又向李時珍的身前湊了湊，方才說道：「我排出的小便裡帶有沙。您說我身體裡怎麼還生出沙了，我該不會得了什麼絕症吧？」

李時珍為男子診過脈後，說道：「您放心吧，只是身體出了一些小問題，很快會痊癒的。您的病為沙石淋，排出沙，則症狀較輕，若是排出了石子，那才著實需要擔心。」

「那太好了！可是李大夫，我這病要如何醫治呢？」男子又喜又優地問。

李時珍告訴他：「此病需服用菝葜散，即取二兩菝葜，將其搗羅為散，每次以米飲調和一錢匕服下，喝過藥後，再以地椒煎湯沐浴，要連同腰身一同浸泡。」

「好，我這就去抓藥，回家以後一定堅持用藥！」男子激動地說道。

「憲兒，你知道菝葜長什麼樣子嗎？」男子走後，李時珍問徒弟。

龐憲回答：「當然記得！園子裡種了菝葜這味藥材。菝葜是一種攀緣灌木，具有粗且硬的根狀莖，塊狀。莖最長可長到五米，但為少數。葉片多為圓形、卵形，正面淡綠色，反面蒼白色，變乾後呈古銅色、紅褐色；葉柄較短，具卷鬚。菝葜的花開在二到五月，常以十幾朵花聚集為傘形花序，於生有嫩葉的小枝上，花朵黃色。菝葜的漿果較小，逐漸由綠色變為紅色。」

李時珍雙手抱胸，不時點頭。

龐憲繼續滔滔不絕：「因為菝葜有利濕去濁之效，因此能夠治療剛才那位病人的小便淋濁之症。菝葜以乾燥的根莖入藥，其性平，味澀、甘並微有苦味，能歸於腎經、肝經。它還有祛風除痹、解毒散瘀的效用，疔瘡腫毒、帶下、風濕痹痛之症全都可以用菝葜治療。」

「筋骨麻木該如何治療？」李時珍靠在椅背上，提問。

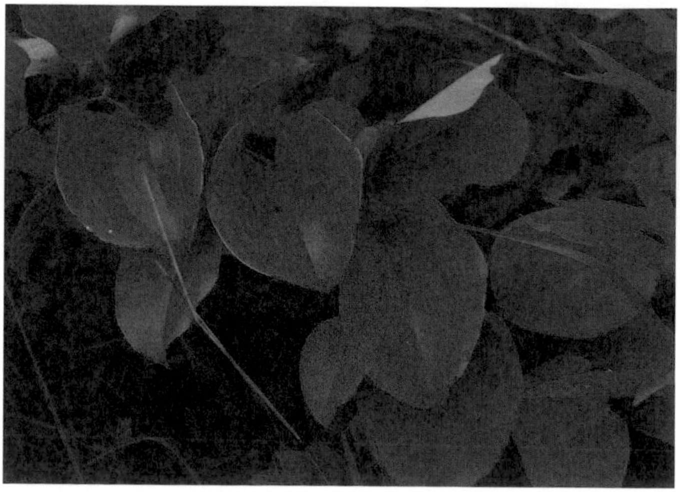

「取菝葜浸入酒內服用。」龐憲答道。

「消渴之症如何治療？」李時珍又問。

「一兩菝葜，一兩湯瓶內堿，一兩烏梅，將這三味搗羅並篩出細末，取二錢加入一盞水中，於瓦器內煎至七分，過濾掉渣滓，微熱時慢慢飲下，此藥方被稱為菝葜飲。但是，方子裡的菝葜需炒；烏梅也應連著核一同鑿碎，並焙烤乾。」龐憲對答如流。

「嗯，不錯。收拾一下就回屋休息吧，忙了一天你也累壞了。」李時珍關心道。

「好，師父您也早休息！」龐憲地說道。

通利關節的多效藥

土茯苓

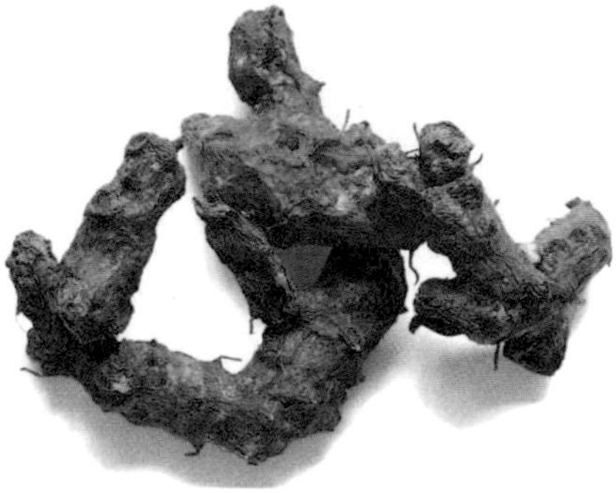

這日，建元一個人坐在院子裡，不時搔弄著胳膊，看起來十分痛苦。

「建元，你坐在這裡做什麼啊？」龐憲拍了一下建元的肩膀，坐在了建元身旁。

「嘶……癢死了……。」建元一邊說著，一邊不停地撓著胳膊。

「你這是怎麼了？長蝨子了？」龐憲急忙詢問道。

「我也不知道是怎麼回事。哎呀，哎呀，癢死了，整個身體都癢癢的，憲哥哥，你幫我撓撓後背。」建元將後背對著龐憲。

「你身上發癢是從什麼時候開始的？」龐憲邊幫建元撓癢邊問。

「嗯……好像是三天前，我記不清了。」建元想了想說。

「我看看。」龐憲一手抓著建元胳膊，一手掀起建元的袖子，只見他的胳膊上已生出了一片片紅腫。

「你該不會是得了皮膚炎症吧？」龐憲心裡生出了一種不好的預感，「讓師父看過了嗎？」

建元噘起嘴，搖了搖頭。

「師父，您在哪裡啊？」龐憲大喊起來。

「怎麼了？」李時珍從書房裡探出頭來。

「師父您快來看看元兒。」龐憲著急道

「怎麼了這是？你們又吵架了？」李時珍走過來，笑問。

龐憲一臉嚴肅答：「不是的，我懷疑元兒得了皮膚炎症，師父您給看看吧。」

李時珍趕緊給兒子把脈，邊問他：「元兒，生病了怎麼不同爹爹說呢？」

「元兒前些天做錯事，爹爹懲罰元兒。元兒怕爹爹還在生氣，所以不敢說。」建元低著頭，小聲說道。

「知錯能改善莫大焉。你既然已經改正，爹爹便不會再生你的氣了。」李時珍摸了摸建元的頭，「你這不是大問題，不過是風寒引起的皮膚發炎。取二兩土茯苓煎水，當作茶水飲用，不出幾日就會好的。」

「憲哥哥，土茯苓是什麼你知道嗎？」看父親去抓藥了，建元便問龐憲。

「土茯苓是一種攀緣灌木，最高能長到四米，莖不具毛。根狀莖呈塊狀，較粗，具匍匐莖。葉片由狹橢圓狀披針形過渡至狹卵狀披針形，葉片正面綠色，反面淡綠色。土茯苓的花開在五到十一月，常以十幾朵花聚集為傘形花序，單生，於葉腋處開花，較大的花序托與小苞片形成蓮座狀；花朵呈球形，白綠色。土茯苓的成熟漿果為黑色。」龐憲回答道。

「我明白了，那土茯苓的藥性又有哪些呢？」建元接著問。

「土茯苓除了可以治療皮膚炎症，還可治療帶下、

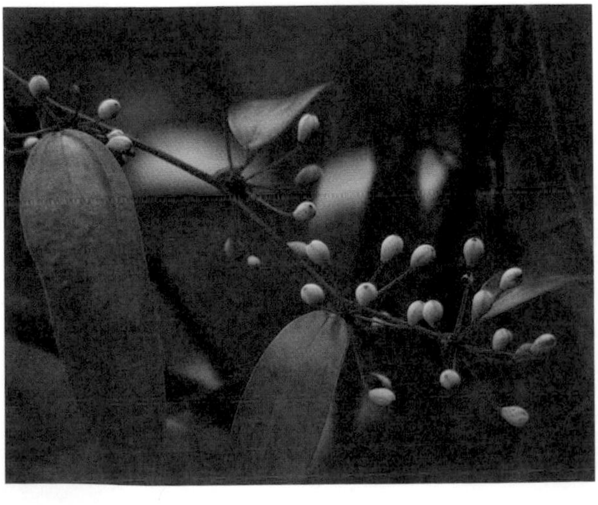

癰腫、瘰癧、疥癬、癭瘤、腳氣病、泄瀉、濕熱淋濁、梅毒等症。其性平，味甘、淡，能歸於肝經、胃經。醫書中說它『健脾胃，強筋骨，去風濕，利關節，止泄瀉。治拘攣骨痛，惡瘡癰腫。解汞粉、銀朱毒』。所以土茯苓是一種可清熱解毒、通利關節、除濕、泄瀉的草藥。」龐憲為建元解答道。

「土茯苓只可單方入藥嗎？」建元繼續問。

「當然不是，土茯苓可與黃連、川楝子、金銀花、梔子、訶子、瞿麥一同入藥，製成七味土茯苓湯，用以治療咽喉腫痛，崩漏之症；土茯苓還可與川椒、黑鉛、甘草相配伍，用來治療筋骨腫痛；土茯苓與金銀鎖開、白毛藤、烏蘞莓根、蒲公英、甘草、黃藥子、金銀花相配伍，用來治療癭瘤。」龐憲告訴他。

「哦……原來土茯苓還有如此多的妙用。」建元若有所思地感慨道。

「我去給你煎藥！」龐憲站起身來，準備去藥堂。

「我同你一起去！」建元拉著龐憲的手說道。

生肌斂瘡的君藥

白蘞

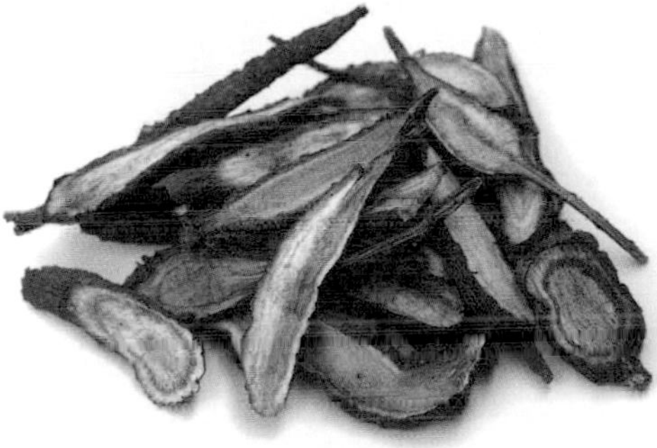

「憲兒，你已站在藥櫃前兩個時辰了，你到底在做什麼？」李時珍對徒弟的行為有些不解。

「我在『看藥材，辨藥性』呀！」龐憲面向櫃子，悶聲說道。

「哦？怎麼個看法，又是怎麼個辨法呢？」李時珍十分好奇。

「師父，先前我都是以藥櫃上的藥名來辨認藥材。而這次呢，我打算換一種做法，那就是不看名字，直接辨認藥材。」龐憲認真說道。

「聽起來好像很有意思。」李時珍笑道。

「那是當然，以這種方式溫習藥物知識很有趣呢。」龐憲轉過身來，手裡舉著一味藥材，「不過我現在遇到了一個大問題，我不認識這味藥材。」

李時珍走近些，看清了藥材，於是說：「你認真回憶一下，這種植物屬於落葉攀緣藤本，它具有粗大的塊根，其外形分為長圓形、長紡錘形、卵形三種，肉質，並聚在一起。莖上有許多分枝，無毛，具條紋以及短鬚。它具複葉，互生，外形為掌狀，具淡紫色光滑葉柄，有較深的鋸齒生於邊緣，具羽狀分裂，且上下不生毛。這種植物的花開在五到六月，花朵較小，葉片相對而生，黃綠色，形成聚傘花序。它還具有球形的漿果，成熟後變為白色、藍色。」

李時珍詳細地描述著，好讓徒弟回憶起有關此藥材的知識。

「啊！我知道了，這是白蘞！這是白蘞的乾燥塊根！」龐憲突然間大喊道。

「沒錯，那它的藥性你還記得的吧？」李時珍問徒弟。

「記得！白蘞性微寒，味苦，能歸於心經、胃經，它具有生肌斂瘡，清熱解毒，散結止痛的功效，對於燙傷、驚癇、腸風下血、痔漏、疔瘡、瘰癧、瘡瘍腫毒、跌打損傷、外傷出血之症，有極好的療效。」龐憲自信地說道。

「那這白蘞還……。」李時珍剛要開口說什麼，龐憲已經自信地開口接話：「我知道！我記得先前周姐姐一直咳血不止，您讓她服用了白蘞湯，半個月後周姐姐的病便痊癒了。這白蘞湯的方子是：二兩阿膠，三兩白蘞，將這兩味藥材搗羅成粉末，過篩出細末，每次取二錢匕與二合地黃汁、一盞酒一同入藥，煎至七分，過濾掉渣滓，於飯後溫時服用。《本經》中說它『主癰腫疽瘡，散結氣，止痛。除熱，目中赤，小兒驚癇，溫瘧，女子陰中腫痛』。但是，白蘞不可與川烏、草烏、制草烏、附子一同入藥，此外，脾胃虛寒又無實火之人不可服用白蘞，胃氣虛弱之人也最好不要服用。」

李時珍滿意地點頭，又補充道：「沒錯。若是有人耳朵流出膿血，可將白蘞與龍骨、黃連、赤石脂、烏賊魚骨相配伍；若是有人生瘰癧，且病發部位為頸腋，可將白蘞與玄參、甘草、木香、川大黃、赤芍藥相配伍；若是有人患癰腫，可將白蘞與藜蘆相配伍；若是有人耳朵上生了凍瘡，有癢或痛之感，可將白蘞與黃柏相配伍。以上四種藥方均被稱為白蘞散，且白蘞於藥方中為君藥。」

「原來白蘞還有如此多的配方，今天可真是大漲了見識！」龐憲的心裡早已樂開了花。

「『看藥材，辨藥性』……，不錯、不錯。」李時珍自顧自說著，隨後又不自覺笑了起來，「憲兒，你好好努力吧！」

利水消腫的假「泥鰍」

千金藤

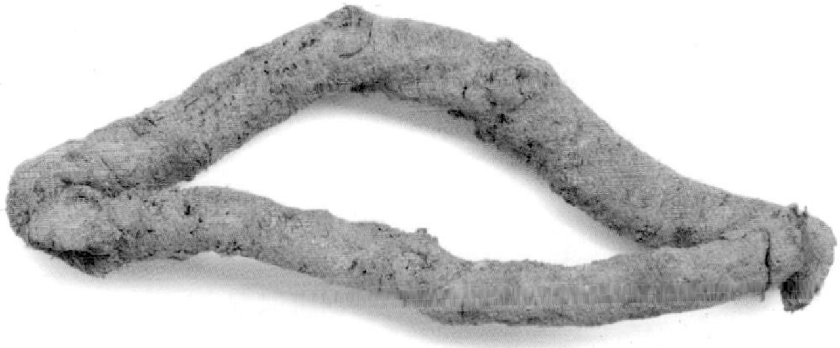

天晴了沒幾日，又開始下起了綿綿細雨，天空陰沉沉，心情也跟著低落起來。風輕輕吹拂著，樹葉與枝條在半空中搖曳，一抹綠色映襯在半空中，反倒添了幾分生機。

「糟了。」還在睡夢中的李時珍突然醒來，坐起披上一件蓑衣就跑了出來。

「師父，您怎麼出來了？」龐憲一邊收著草藥問道。

「我聽見了雨聲，這才想起昨日晾曬的草藥還沒收。」李時珍邊說邊跟著收起草藥。

昨日是近幾日來難得一見的晴天，師徒倆就將前陣子採來的草藥晾曬起來。卻沒料到今日又下起了連綿細雨。

「師父，我今日在院子裡見到好幾條泥鰍，個頭可大了，還很粗呢！」龐憲笑嘻嘻地說。

「哦，那一定是從藥園子裡爬出來的。」李時珍並沒有在意。「您看，就在那邊，好多條呢！」龐憲指著牆角道。

李時珍順著徒弟手指的方向看過去，見不遠處的地上確實有粉紅色的物體，於是湊近瞧了瞧。只看了一眼，李時珍便回過頭來看著徒弟，很是無奈地搖了搖頭。

龐憲本來挺高興，但見師徒的表情，丈二和尚摸不著頭腦：「師父，您這是什麼意思？」

看徒弟疑惑不解，李時珍也不賣關子，直接說道：「你看，這哪裡是泥鰍？這明明是千金藤啊！」說著，李時珍將千金藤拿到龐憲眼前。

「嗯……，果然不是泥鰍。可是它從遠處看，真的很像，再加上天氣陰沉，地上還有水，我就沒多想……。」龐憲難為情地捂著臉說。

「草藥收完了快進屋吧！」李時珍催促道。

「師父，千金藤是一種什麼樣草藥啊？」龐憲跟在李時珍身後問他。

「千金藤又被稱為小青藤，是一種多年生的落葉藤本植物，最長能有五米，整株植物不具毛。根圓柱狀，內為黃白色，外為暗褐色。葉片分為闊卵形、卵圓形，具全緣，正面綠色，反面粉色，不具毛，葉片上生有七到九條掌狀脈。花開在六到七月，個頭較小，有雌雄之分，花朵聚集為複傘形的聚傘花序，雌、雄花的花瓣為三到四枚。千金藤的核果呈紅色，外形近似球形。」李時珍解釋道。

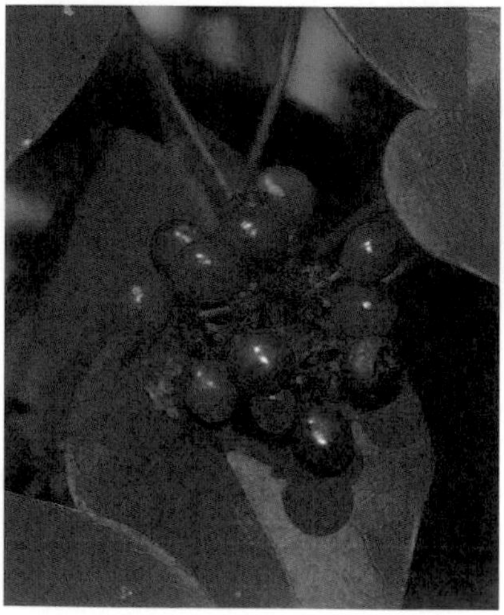

「這『泥鰍』是千金藤的根嗎？」龐憲拿著師父給他的千金藤，問。李時珍點點頭：「沒錯。千金藤不僅可以以根入藥，它的莖葉也同樣是很好的藥材，其性寒，味苦、辛，能歸於肺經、膀胱經、腎經、肝經。千金藤作為一種利水消腫、清熱解毒、祛風止痛的藥材，能治療腳氣、水腫、風濕痹痛、癰腫瘡癤、咽喉腫痛、胃疼等多種病症。」

「取二錢千金藤根煎水服用，可治療咽喉腫痛、痢疾。取一錢千金藤的根研磨成粉末，用熱水服用，可治療胃部疼痛。取二錢千金藤根加水服用，可治療風濕性關節疼痛。」李時珍繼續補充道。「嗯，徒兒記住了！」龐憲一邊用布擦乾藥材，一邊說，「師父，時間尚早，您再去屋裡休息一會兒吧。」

「好，那你將藥材擦乾以後，也去歇一會兒吧。」李時珍叮囑道。

祛風除濕的靈藥

威靈仙

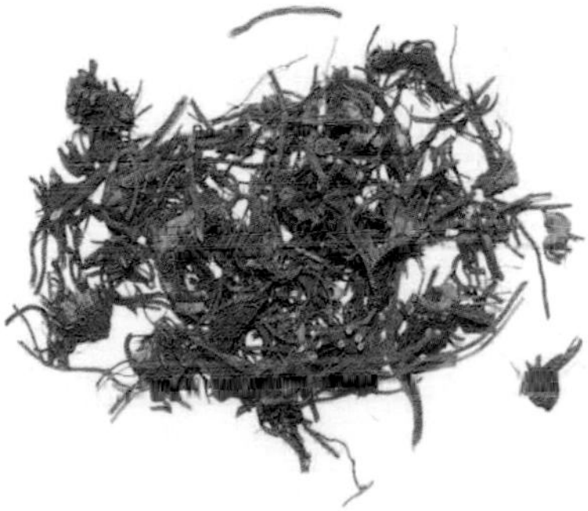

「李爺爺，您在家嗎？我給您送藥來了。」龐憲敲了敲門，一邊喊道。

「是龐憲來了嗎？」李大爺慢慢走來開了門。

「李爺爺，您近來感覺怎麼樣啊？身體可有好轉？」龐憲進了門，關心地問道。

「好多了，好多了。」李大爺樂呵呵地說。

「李爺爺，您這病除了按時服藥，還要注意保暖，千萬別受涼。最近天氣多變，您也要及時添加衣物。」龐憲叮囑道。

「龐憲啊，我患的是什麼病呀？」李大爺年事已高，有些健忘。龐憲每次來送藥，都要回答一遍他的疑問。

「您這是風寒引起的手腳麻痹，也就是手腳沒有知覺，尤其是手部最為嚴重，還時常伴有疼痛。」龐憲在李大爺耳邊大聲說。

「啊，我知道了。那這藥裡放的都又什麼草藥啊？」李大爺又問道。

「這是由五兩炒過的威靈仙，加上四兩生川烏頭以及四兩五靈脂，將這三味研磨成末，加入醋做成梧桐子大小的丸子。」龐憲耐心地解釋。

「啊，原來是藥丸子啊……。」聽後李大爺仰起頭，好像在思考著什麼。

「李爺爺，您別忘了，每日服用七丸，以鹽湯服下。服藥期間可千萬別喝茶。」放好藥，龐憲又叮囑李大爺道。

「好好好，我記住了！」李大爺笑呵呵地應道。

「我還是給您寫下來吧。清姐姐最近不在家，沒法照顧您。」說著，龐憲拿出紙和筆，用大字寫下服藥方法和用量，並貼在了屋內最顯眼的位置。做好這一切，他才告辭：「沒什麼事，我就回藥堂啦。李爺爺再見！」

一會兒，龐憲哼著小曲走了回來。

「藥已經送過去了？李大爺的情況怎麼樣？」正在整理藥材的李時珍問徒弟。

龐憲答：「李爺爺人精神了不少，手腳麻痹的情況也緩解了一些。對了師父，威靈仙這味藥材是長這副模樣嗎？多年生的藤本植物，顏色逐漸變為黑色，通常不具毛。葉片為一回羽狀複葉，通常具有小葉，小葉形狀較多，卵圓形、線狀披針形、卵形逐漸過渡為卵狀披針形，具全緣。其花開在六到九月，花朵白色，形狀分為長圓狀倒卵形、長圓形兩種，有些生於葉腋，有些生於頂端，數量較多，聚集為圓錐狀的聚傘花序。威靈仙通常結三到七個瘦果，形狀由卵

治療手腳麻痺的威靈仙藥方

對症：風寒引起的手腳麻痹、手腳沒有知覺。

藥材：炒過的威靈仙五兩，生川烏頭、五靈脂各四兩。

用法：將這三味藥材研磨成末，加入醋做成梧桐子大小的丸子。每日服用七丸，以鹽湯服下。服藥期間可千萬別喝茶。

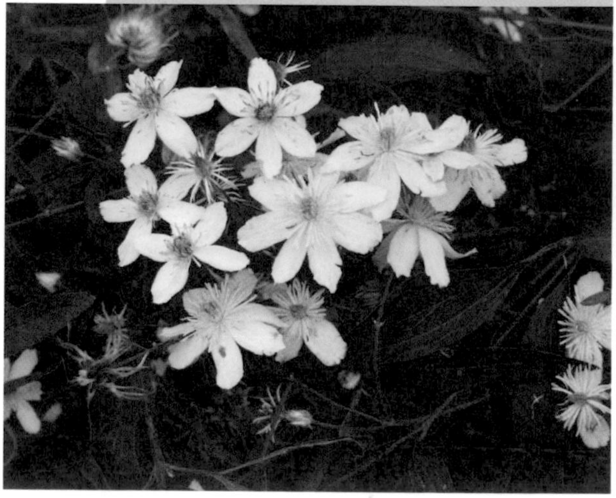

形逐漸變為寬橢圓形。」

「對，沒錯。看來你已經很熟悉威靈仙這味草藥了。」李時珍笑道。

「可是師父，我對威靈仙的藥性還不是清楚。我只知道它有祛風除濕，通絡止痛的功效，能夠治療李大爺的手腳麻痹之症。」龐憲撓了撓頭，皺眉道。

李時珍拍了拍徒弟的肩膀，告訴他：「威靈仙性溫，味辛、鹹，能歸於膀胱經，對於瘧疾、四肢屈伸不利、四肢麻木、風濕痹痛、筋脈痙攣、骨鯁咽喉之症極為有效。應用時將威靈仙研磨為末，加入蜂蜜製成梧桐子般大小的丸子，每次以溫酒服用八十丸，可治療腎臟風壅之症。將威靈仙加入一鐘酒中，煎至一鐘，於病發前溫服，可治療瘧疾。將三兩威靈仙加入一斗水中煎湯，再以湯藥熏洗，若是變涼，只需將湯藥再次加熱熏洗；將一錢二兩威靈仙與一兩砂仁、一盞砂糖一同入藥，再加入一升水煎至一鐘，溫時服用；取一兩威靈仙，一兩楮桃，將這二味研磨為細末，每次以溫酒調和三錢服下，都可治療癖積。」

「我要趕緊將這些寶貝藥方記下來！」龐憲說完，急匆匆地跑向書房。

「但凡有不明白的地方盡可來問為師！」李時珍喊道。

涼血、活血的草藥

茜草

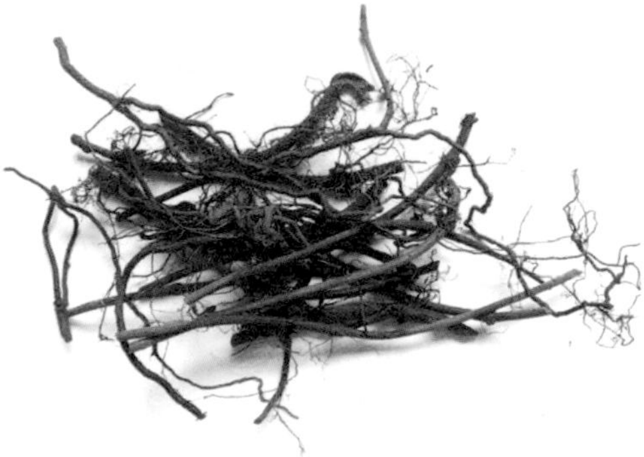

這日午覺後，龐憲在桌子上鋪了一張宣紙，又將一個紙包裡的粉末倒在碟子裡，用水化開，然後提起筆蘸上顏料，在紙上行雲流水般揮灑起來。

「龐先生，在作畫嗎？」李時珍經過書房，見徒弟一本正經的模樣，忍不住調笑道。

「不敢當，不敢當，雕蟲小技而已。」龐憲裝出大人的口氣說。

「可否讓我欣賞欣賞您的大作呢？」李時珍笑道。

龐憲一把捂住桌上的紙，想了想，才扭捏地答應：「可以是可以，不過您可不許笑話我。」

李時珍走過來，俯身看了一眼桌上的畫，身子僵硬了一瞬，但立刻又恢復如常。

龐憲眼巴巴地望著師父，希望師父開口說點什麼。但李時珍卻不發一語，只是不斷摸著自己的下巴。

「師父，您下巴疼嗎？」龐憲等了半天也不見師父有任何評價，於是不明所以地發問。

「憲兒啊，以後還是跟隨為師好好學習醫術吧！」李時珍語重心長道。

「師父，您嘲笑徒兒！」龐憲捂著紅彤彤的小臉嗔怒道。

「那你告訴為師，你畫的是什麼？」李時珍笑著問。

「大公雞啊！這火紅的雞冠您都沒有看出來嗎？」龐憲理直氣壯。

「憲兒啊，你這顏料是從哪裡得來的？咱們家裡好像並沒有這種顏料。」李時珍用手指沾了一些未沾水的粉末，聞了聞，又用指尖搓了搓，問道。

「這顏料王大娘給我的，說是從外地帶回來的。這有什麼問題嗎，師父？」龐憲不解道。

「沒什麼問題。為師只不過想告訴你，這種顏料也是一種染料，而且它是由一種名為茜草的草製成的。」李時珍說道。

「茜草？這名字有點耳熟，師父您給我講講好嗎？」龐憲拉住師父的衣袖，央求道。

李時珍慈愛地拍了拍小徒弟的肩膀，告訴他：「茜草屬攀緣灌木，最高可長至三米，具有紅色的根狀莖以及鬚根，莖的數量較多，並生於根狀莖的節上，方柱形具四棱，有皮刺生於棱上。葉片有披針形以及長圓披針形之分，多以四枚輪生，葉片粗糙，有小皮刺生於葉脈，同時具三條基礎脈。茜草的花期在八到九月，花朵生於葉腋或頂端，常以數十朵形成聚傘花序，花冠淡黃色。茜草的成熟果為橘黃色。」

「啊，我想起來了！茜草可以治療吐血。上次我隨師父去竹山縣，遇見一位老大爺常吐血，血色鮮紅，血裡還伴有食物殘渣。於是您取了一兩茜根，將其搗成末，每次用水煎二錢讓老大爺服下。沒過多久，老大爺的病就好了！」龐憲興奮地說。

李時珍輕輕點了點頭，微微笑著。

「還有一次，有位婦人氣血紊亂導致閉經，您開出的藥方為：一兩茜根煎酒服用，神奇的是，那婦女的病在當天便好了！」龐憲說得更加起勁。

李時珍讚許地看著徒弟，追問：「那你還記得它的藥性嗎？」

「記得！茜草性寒，味苦，能歸於肝經，它有涼血、活血，祛瘀通經之效，所以常用來治療崩漏下血、閉經、跌撲腫痛、吐血、衄血、外傷出血等症。」龐憲一口氣作答。

「沒錯。將一把茜草、石榴皮與一碗酒一同煎至七分，溫時服用，可治療脫肛；取三分茜根、蘘荷葉加入四升水中，煮成二分服用，可解蠱毒。」李時珍補充道。

「原來茜草還可以治療脫肛之症，徒兒記住了！」龐憲高興地笑著。然而當他低頭看見桌上的「畫」，頓時又十分遺憾：「早知道這是茜草，我就不拿來畫畫了。我畫得這麼醜，簡直是太浪費了！」

祛風活血的毒草

剪草

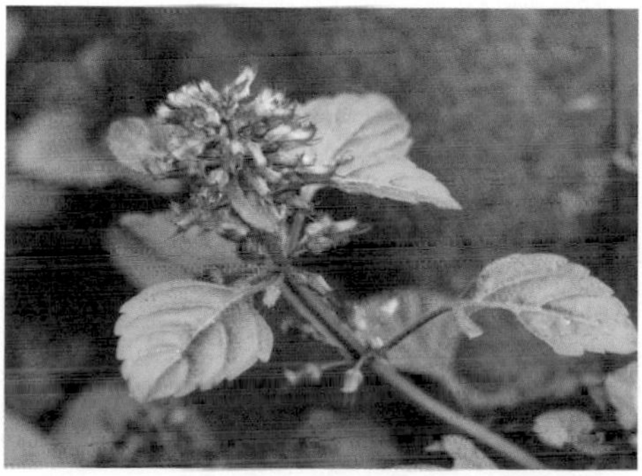

大雨漸漸停了，天空依舊陰沉著。天氣因這場大雨涼爽了一些，窗外多了小鳥嘰嘰喳喳的吵鬧聲。

「憲兒，昨天……。」李時珍站來到龐憲的房間門口，見龐憲正在抄寫著什麼，便問，「在寫什麼呢？」

「我在抄書。」龐憲認真回答道。

「《說文解字》？你總算知道要讀點書了！」李時珍笑著說道。

「我見您對這本書喜愛有加，經常翻看，所以也想看看這書裡到底寫了什麼。」龐憲眯著眼睛笑道。

李時珍讚許地點點頭，這才想起本來要跟龐憲說的事，便道：「昨日為師出診回來的時候，遇見了你陳叔。他讓我替他好好謝謝你，說你治好了他的傷。我還沒來得及細問，他就走了。你告訴為師，到底是怎麼回事。」

龐憲一聽「陳叔」，便想起了前兩日的事，於是答道：「也沒什麼要緊的。就是前幾天，陳叔叔不小心摔了一跤，弄傷了膝蓋。我便取了一些剪草搗爛，敷在了他的傷口處，想來現在他應該無礙了。」

「憲兒何時認識剪草這味藥材了？」李時珍頗意外地看著徒弟。

「我可是翻看了很多醫書學會的呢！」龐憲有些得意地說。

「哦？那你具體說說這味草藥，為師來判斷一下你學得如何。」李時珍說。

龐憲也不怯懦，自信地說：「剪草是絲穗金粟蘭的全草或根。它是一種多年生的草本植物，較為矮粗的根莖上生有較多鬚根，莖直立生長，有鱗狀的葉生於節上。葉片對生，具葉柄，形狀分為長橢圓形、寬橢圓形、倒卵形三種，有鋸齒生於邊緣。剪草的花開在四到五月，花朵生於頂端，形成穗狀花序，花朵為白色。剪草的核果呈球形，並有縱向條紋生在上面。」說完，龐憲眨著眼睛看向李時珍。

「嗯，完全正確。那它的藥性呢？」李時珍接著問道。

「剪草以全草或根入藥，其性平，味辛、苦，能歸於肝經和肝經。它有祛風活血以及解毒消腫之效，所以常用來治療風濕痹痛、毒蛇咬傷、跌打損傷、瘡癬癬疥等症。不過這剪草具有毒性，不可多服，懷有身孕的人也最好不要服用。」龐憲回答道。

李時珍滿意地點點頭，嘴角滿是笑意。

「師父，您是不是很想誇讚我？」龐憲調皮地問。

「你呀你！真是個鬼靈精！」李時珍笑著回答道。

祛風止痛的妙用藥

防己

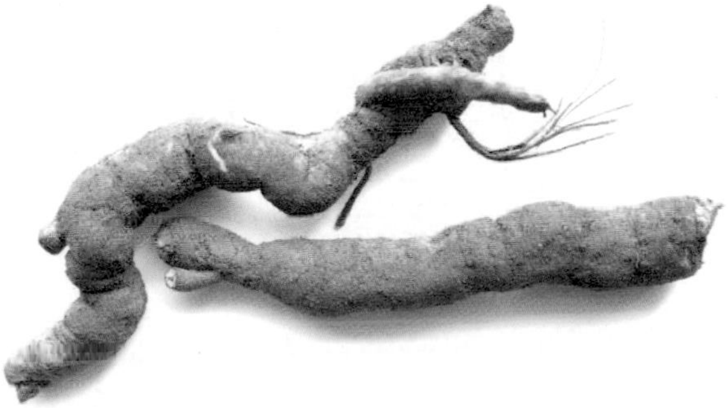

龐憲這幾日不知為何總是心神不寧的，有時候面對著師父都靜不下心來，心裡感覺煩躁難安。為了避免遇事衝撞師父，龐憲便整日待在屋子裡。這日，龐憲照舊坐在屋子裡發呆，剛好被路過的李時珍看到了。

「憲兒，你最近怎麼了？怎麼總是悶悶不樂的？」李時珍關切地詢問道。

龐憲搖了搖頭，淚水卻從臉上滑落下來。

「怎麼了？怎麼哭了？是哪裡不舒服，還是想爹娘了？」龐憲一直是副小大人的模樣，極少哭鼻子。這一哭，倒讓李時珍有些手足無措了。

「都不是。憲兒是覺得對不起師父。近日來不知怎的，我根本無心看書，更不想學習草藥知識，每天總是莫名感到焦慮，結果越是焦慮，越是什麼事也不想做。」龐憲哭得更厲害了，抽噎著道，「我總是將草藥記混，不然就是記不得藥性。世上的草藥有萬千種，一想到我還有好多草藥不認識，我就覺得活著真沒什麼希望。」

李時珍輕輕拍了拍龐憲的後背，溫柔安慰道：「憲兒，別哭了。你看我手裡這是什麼？」李時珍試圖轉移他的注意力。

龐憲揉了揉眼睛，看了一眼說：「這是防己。」

「那防己與漢防己有什麼區別呢？是炮製方法不同，

還是來源有所不同呢？」李時珍故意問道。

「都不是啊。它們不過是名字不同而已。防己也被稱為粉防己、土防己、漢防己、粉寸己。」龐憲睜大了眼睛回道。

「那它具有哪些外形特徵呢？」李時珍又問。

「這防己是多年生的落葉藤本，具有圓柱形的根。纖長的莖上生有縱向的條紋。葉片呈卵形，寬三角狀，互生，全緣，具柔毛，葉片正面為綠色，背面由灰綠色逐漸變為粉白色，並生有五條掌狀脈。防己的花期在五到六月，花朵個頭較小，雌雄生於同一株上，黃綠色，具四枚花瓣，雄花聚集為聚傘花序，總狀。防己的核果紅色、球形。」龐憲吸著鼻涕，毫不猶豫地說了出來。

「藥性你肯定也記得！」李時珍鼓勵徒弟。

「防己以根入藥，其性寒，味辛、苦，能歸於膀胱經、肺經。上個月，劉大爺患了腳氣腫痛之症，他的腳趾間先是生出許多小水泡，水泡變乾後則出現了皮屑，皮屑被撕掉後，則露出了濕且泛紅的糜爛腳面，不僅癢而且疼。您開出的方子為：三錢防己、牛膝、木瓜，一錢枳殼，

治療腳氣的防己藥方

對症：腳氣腫痛之症，腳趾間先是生出許多小水泡，水泡變乾後則出現了皮屑，皮屑被撕掉後，則露出了濕且泛紅的糜爛腳面，不僅癢而且疼。

藥材：防己、牛膝、木瓜三錢，枳殼一錢，桂枝三分。

用法：將所有藥材一同煎水服用。

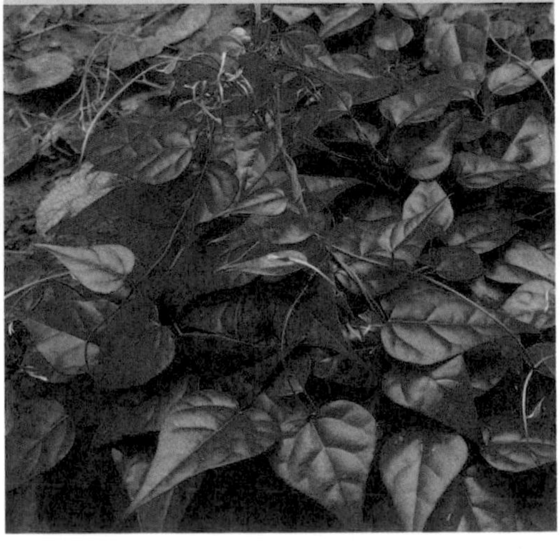

三分桂枝，將其一同煎水服用。前些日子，劉大爺回來複診，他的腳氣腫痛之病已經完全好了！」

說著，龐憲不自覺露出了微笑。

「所以防己是一種能夠祛風止痛，消腫利水的草藥，它能夠治療風濕痹痛，肺痿喘嗽，小便不利，濕疹瘡毒，膈間支飲之症。」李時珍在一旁微笑著補充道。

「沒錯！如有人患有小便澀痛之症，可取一兩防己、防風、葵子，將此三味與五升水煮至二分半，分三次服用；若有人患有水臌脹，可取一兩防己，五錢生薑，一同翻炒後加水煎湯；如有人患有肺癆且痰多，可取等量防己與葶藶，將二者研磨為末，以糯米飲調和一錢服下。」

龐憲積極地說道。

「說得沒錯！憲兒，你要對自己有信心。你年紀尚小，隨著時間的增加和經驗的增長，現在認不好的藥材總有一天會分辨清楚的。心情煩悶的時候，可以做些別的事情轉移注意力，但是不要自暴自棄、自怨自艾，知道了嗎？」李時珍語重心長地教導著徒弟。

「是！徒兒知道了，徒兒謹記師父教誨！」龐憲大聲回答道。

行氣下乳的「白麵條」

通草

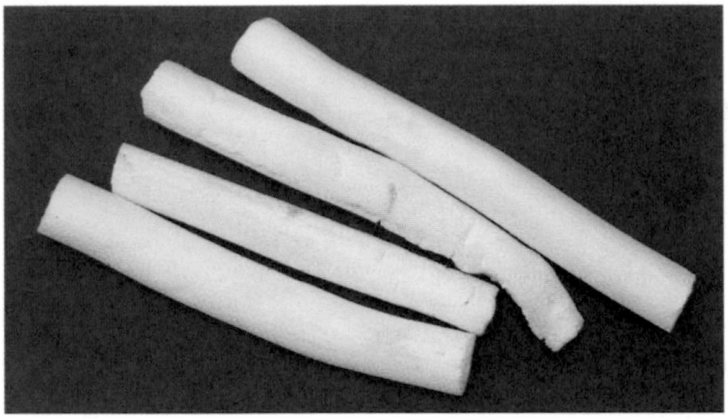

「哈哈哈哈……。」藥堂裡傳出了一陣詭異笑聲，不明所以的李時珍狐疑著跑來詢問發生了何事。

「師父，我剛才整理草藥的時候……哈哈哈……。」龐憲還未說完，又笑了起來。

李時珍看著龐憲這副模樣，也跟著笑了起來。

「師父，我發現了一種好笑的草藥，您看，像麵條一樣……哈哈哈……。」龐憲咧著嘴，眼淚都要笑出來了。「不過是味藥草而已，居然能讓你開心成這樣。」李時珍搖著頭嘆道。

龐憲終於止住了笑聲，清了清嗓子，跟李時珍說：「師父，我今日整理藥櫃的時候發現了通草這味藥材。要不是它被放在寫有『通草』兩個字的抽屜裡，打死我也不相信這一把白白的『麵條』竟是藥材！」

「這就是乾燥通草的模樣啊，你所說的白白的『麵條』是通草的莖髓，它是圓柱形的，表面純白，上面具縱向生出的溝紋，但是較淺。摸起來富有彈性，質地較輕、柔軟，容易被折斷，半透明的薄膜生於中間。」李時珍解釋道。

「師父，我們後山可有通草這種植物？我怎麼一次也沒見過？」龐憲不解。

「這裡並沒有。通草多生於四川、雲南、廣西等地。」李時珍答道。

「那您知道通草長什麼樣子嗎？該不會全株都是白色的吧？」龐憲歪著腦袋問道。

李時珍想了想，告訴徒弟：「通草是一種落葉藤本，它具有圓柱形的纖長莖，灰褐色的莖皮上生有皮孔。葉片為掌狀複葉，有些互生，有些則簇生，具五枚小葉，小葉有倒卵狀橢圓形以及倒卵形之分，葉片正面深綠色，背面青白色，具五到七條側脈。通草的花開在四到五月，腋生，花朵形成總狀花序，一到二朵雌花以及四到十朵雄花，花朵散發香氣。通草的果分為橢圓形和長圓形兩種，有攣生、單生之分，紫色為成熟後的顏色；種子數量較多，且為卵狀長圓形。」

「哦，原來它只有莖髓是白色的。那這莖髓能治療什麼病呢？」龐憲十分好奇，問道。

李時珍並不著急回答徒弟的問題，反問道：「你還記得那個小女孩淼淼嗎？」

「記得。她當時好像是得了心熱尿赤這種病，而且面色發紅，嘴唇發乾。」龐憲皺著眉頭，努力回想著。

李時珍點點頭，才說道：「對，我當時開出的方子是：等量通草、炙甘草、生地黃一同研磨為末，每次取三錢同七片竹葉一同煎水。沒出七天，淼淼的病便痊癒了。所以這通草有行氣下乳，痛熱利尿之效，多用於治療水腫、乳汁不下、尿少、濕熱淋症之症，通草性微寒，味甘、淡，能歸於胃經、肺經。《別錄》中詳細記載它能『療脾疸，常欲眠，心煩噦，出音聲，治耳聾，散癰腫諸結不消，及金瘡惡瘡，鼠瘺，踒折，鼻息肉，墮胎，

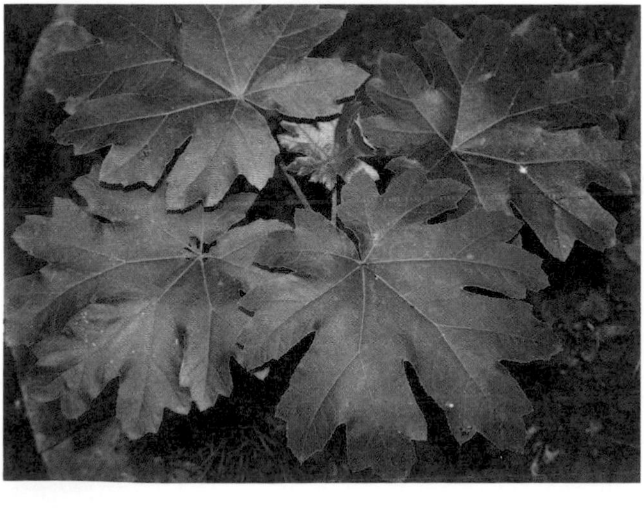

去三蟲』。」

「那通草應該是所有人都可以用的藥材吧？」龐憲問。

「不是的，孕婦是千萬不能服用的！」李時珍解釋，然後道，「好了，快點將草藥放回藥櫃裡，我們去一趟陳爺爺家。」

「好！」龐憲應道。

清熱利水的特效藥

通脫木

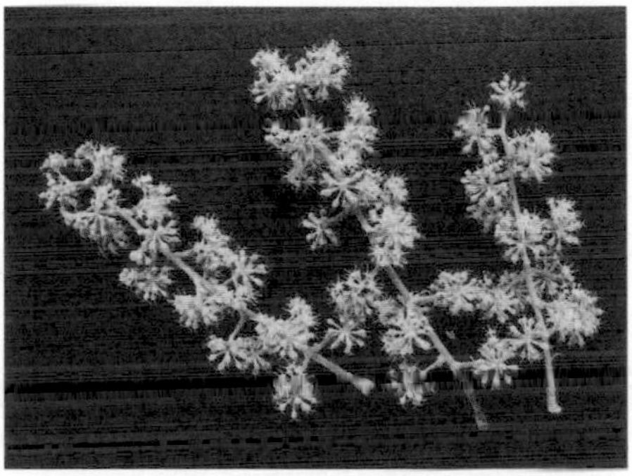

「師……父……。」龐憲又像往常一樣，口中喊著李時珍，一路小跑到了藥堂。

「怎麼了？」李時珍站在院子裡迎龐憲。

「師父，我剛剛跟小胖去了鎮北頭的王大爺家。您猜我新學到了什麼？」龐憲神神祕祕地湊到李時珍身旁問。

「學到了什麼？磨芝麻？」李時珍想了想回道。

「不對，不對，您再猜！」龐憲拉著李時珍撒嬌。

「嗯……該不會是學做宣紙吧？」

「哎呀，師父，您怎麼這麼快就猜到了！」龐憲低垂著腦袋，一屁股坐在了長凳上。

「你自己一開始便告訴我是鎮北頭的王大爺家，他們家做出來的宣紙可是上等之品，於是我就猜到了。如此說來，你知道宣紙是如何製成的囉？」李時珍挑眉問道。

「那是當然，它是由一種名為通脫木的植物所做成的。」龐憲頓時來了興致，得意地說。

「那你知不知道，通脫木也是可以入藥的？」李時珍問道。

「入藥？」龐憲一臉吃驚的表情，他沒想用來做宣紙的植物還可以入藥。

「沒錯，通脫木也是一種藥材。先前陳大爺患有鼻癰，鼻子不僅不通氣，還聞不見氣味。治療陳大爺之病的藥方為：取等量通脫木、細辛以及炮製過後去掉皮和臍的附子，將這三味藥材研磨為末，加入少許蜂蜜調和，並用棉包裹住，放入鼻中。通脫木性微寒，味甘、淡，能歸於肺經、胃經，具有清熱、利水、通乳之效。」李時珍詳細地講解道。

「原來通脫木還有這等功效。那它長什麼模樣呢？」龐憲好奇地問。

「通脫木又被稱為木通樹、天麻子，有小喬木和常綠灌木之分；深棕色的樹皮上略帶褶皺。葉片有些呈倒卵狀長圓形，有些為卵狀長圓形，形狀較大，集中生在莖部頂端，具五到十一裂掌狀，正面深綠色，背面覆蓋較厚的絨毛，全緣或邊緣具粗齒。通脫木的花開在十到十二月，花朵數量較多，淡黃白色，形成圓錐花序，具四片花瓣，三角狀卵形。通脫木的果實為紫黑色、球形。」李時珍答道。「師父，通脫木還能治療哪些疾病呢？」龐憲又問。

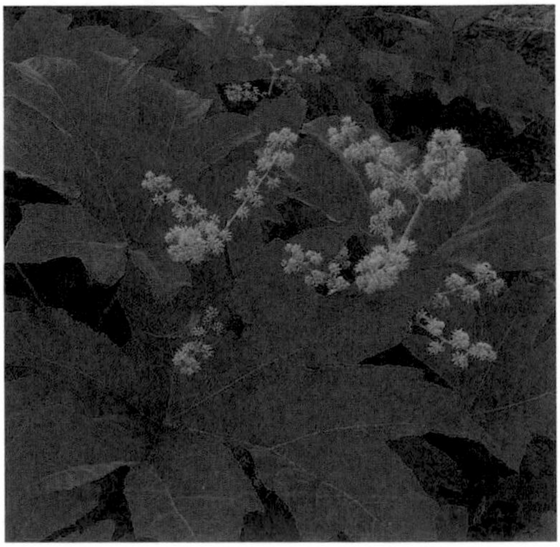

李時珍摸摸徒弟的頭，告訴他：「三兩通脫木，一兩橘皮，一升生蘆根，三合粳米，將這四味放入五升水中煮湯，取二升飲用，可治療傷寒痊癒後的嘔噦之症。」

「我明白了，謝謝師父。」說完，龐憲立刻站了起來，「師父，我出去一下，很快回來。」

「又去哪裡啊？」李時珍不放心，問道。

「我再去一趟王大爺家，我要告訴他通脫木也是味藥材！」龐憲做了個鬼臉後立刻跑了出去。

清熱解毒的藤莖

黃藤

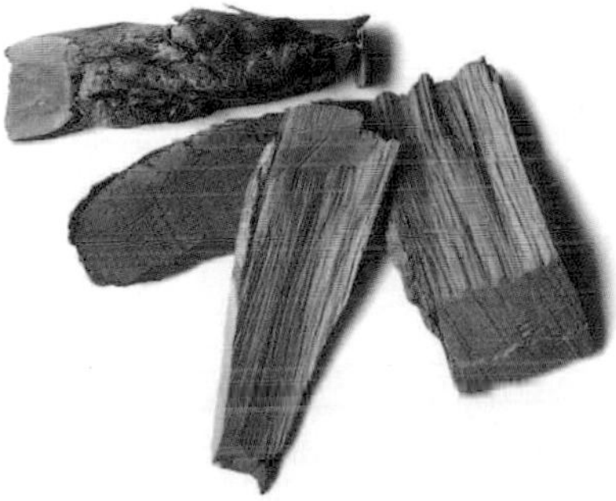

「篤篤篤……。」門外傳來輕微的敲門聲。

「憲兒，是不是有人在敲門？」李時珍問徒弟。

「沒有吧，我沒聽見啊？我去看看。」龐憲放下手中的草藥後跑了出去。

「請問李大夫在嗎？」門外傳來了一位女性的聲音。

「在呢、在呢，請稍等。」龐憲加快腳步開了門。

「您好，我想請李大夫看診。」來者是一位三十歲左右的女子。

「我師父在家，您請進。」龐憲引領著女子來到藥堂坐下。

「李大夫，我今日來是想請您為我瞧瞧病。前些日子不知道怎麼回事，我嘴邊長了些小水皰，既無疼痛也無奇癢之感，我沒有在意，但這幾日脖子處也出現了黃豆粒般大小的水皰，有灼燒感，而且水皰極易破裂，流出透明的水。」女子說著將頭髮撥至頸後，露出大片泛紅的糜爛皮膚，有些地方早已結痂。

李時珍為其診斷過後，說道：「你的病屬天皰瘡。此病因情志抑鬱而起，長時間心情不佳，導致身體臟腑器官能力較低，再加之體內有火，所以才會出現上述的症狀。此病需取五錢黃藤、山東管，將二者研磨為末，以茶油調和後塗抹在患病的部位。」

「我知道了。謝謝您，李大夫，真是太感激您了！」女子連聲道謝。

「不客氣，這本是我的職責所在。你現在隨我徒兒去抓藥即可。」李時珍回答道。

「師父，黃藤是味什麼樣的藥材啊？」女子走後，龐憲倚在案几上，問李時珍。

「黃藤是一種高大的攀緣灌木，多年生，能長到十米以上，它具有圓柱狀的根，灰褐色。粗壯的莖幹上長有條紋和裂紋，顏色有淡灰褐色、灰綠色、灰棕色三種。葉片分為橢圓形、卵狀長圓形、狹卵形、卵圓形四種，互生，正面亮綠色，反面淡綠色，具全緣。黃藤在四到五月開花，老莖上生花，花朵密集，形成圓錐花序，雌雄不生於同一株。黃藤核果為長橢圓形，其種子為長圓形。」李時珍解釋道。

「那黃藤有哪些藥性呢？它是不是只能治療天皰瘡這一種病症呢？」龐憲又發問。

「當然不是。黃藤以乾燥的藤莖入藥，其性寒，味苦，能歸於肝經、心經。黃藤有清熱解毒、利濕、通便、利尿之效，因而能夠治療黃疸、小兒飲食不消、食物中毒、痢疾、瘡癰、咽喉腫痛、赤眼、燒傷、火燙傷、咽喉腫痛之症。其治飲食中毒，利小便，煮汁頻服即可。不過，脾胃虛寒的人最好不要服用黃藤。」李時珍說道。

「師父，我記得有一種草藥叫黃連藤。它和黃藤有什麼區別嗎？」龐憲聯想到學過的其他草藥，便問道。

李時珍滿意地看了徒弟一眼，才告訴他：「並無區別。黃藤又被稱為土黃連、黃連藤、天仙藤等。」

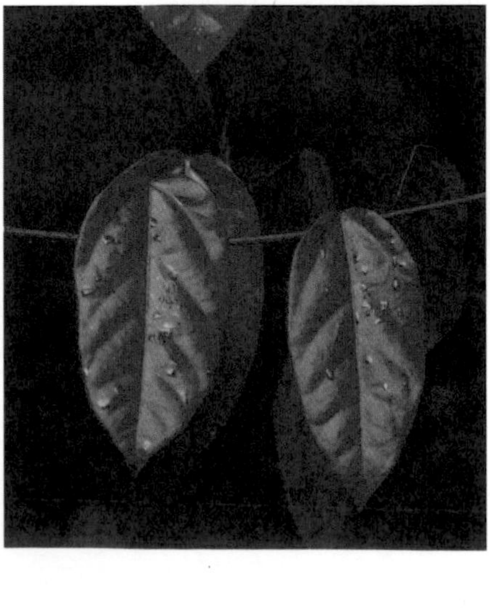

「原來這二者是同一種草藥啊！」龐憲恍然大悟。

李時珍點點頭，說：「把剩下的藥材清洗乾淨，我帶你去集市逛一逛！」

「好！」龐憲開心地應道。一想到可以去集市上玩，龐憲開心得哼起歌來。

消腫利濕的排風子

白英

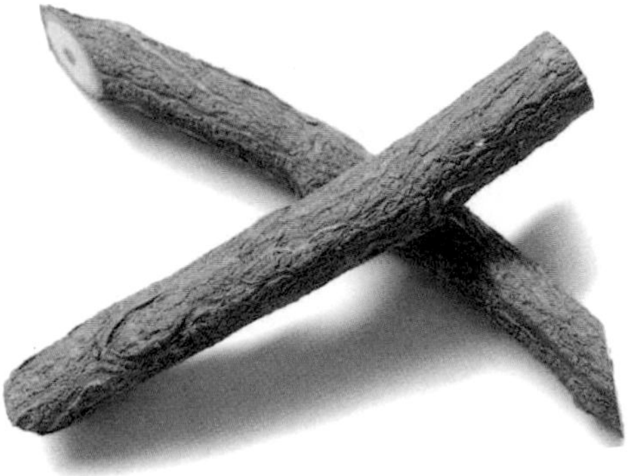

「咦，師父，您又買蓬虆了嗎？可是我看藥櫃裡還有好多呢！」

龐憲看著李時珍從布袋裡拿出了一堆紅色的果實，疑惑地問道。他還記得，自己曾將蓬虆與覆盆子錯認成同一種植物。

「這可不是蓬虆！」李時珍笑。

「啊？我又認錯了？難不成是懸鉤子？」龐憲拿起一串果實仔細觀察起來，又很快搖了搖頭：「不對、不對，不是懸鉤子，這肯定是覆盆子！」龐憲斷言。

「你呀，一見到紅色的果實就犯糊塗，每次都要鬧出笑話。」李時珍調侃龐憲。

「您快告訴我吧，這到底是什麼藥材呀？」龐憲一副委屈的模樣，拽著李時珍的袖子不放手。

「這個叫作……。」

「請問，李大夫在家嗎？」門外站著一位女子，正向院子裡張望。

「在，您請進。」龐憲將攤在地上的紅果實移到旁邊，開門請女子進來。

「李大夫，我這幾天頭總是暈暈沉沉的，眼睛也很不舒服，不停地流眼淚。煩請您給看看，我這到底是得了什麼病啊？」女子苦惱地說。

李時珍仔細觀察了一下女子的眼睛，又用手按了按其眼周。

「啊！疼疼疼，疼死了，嘶……。」女子疼得大喊，倒吸了一口冷氣。

「你這是風熱上攻症，即風、熱邪入侵於體內，導致內火逆轉上攻，所以出現了頻繁流淚，眼角紅腫疼痛並且不可按的症狀。你這病需取一兩焙烤過的排風子，一兩焙烤過的菊花，一兩炙甘草，將其一同研磨為末，每次於臥時服用二錢，溫水送服即可。」李時珍遞給龐憲。

一刻鐘後，龐憲跑回到李時珍跟前，身低聲說：「師父，我找遍了櫃的每一個抽屜，沒有排風子這味藥材啊！」

「啊，忘記告訴你了，我今日拿回來的便是排風子。」李時珍這才想起來先前師徒倆的對話被看診的病人打斷了。

於是龐憲抓好了藥交給女子，並將她送出門去。

治療風熱上攻的白英藥方

對症：頭暈暈沉沉，眼睛也很不舒服，不停地流眼淚。風、熱邪入侵於體內，導致內火逆轉上攻，所以出現了頻繁流淚，眼角紅腫疼痛並且不可按的症狀。

藥材：焙烤過的排風子一兩，焙烤過的菊花一兩，炙甘草一兩。

用法：將藥材一同研磨為末，每次於臥時服用二錢，溫水送服即可。

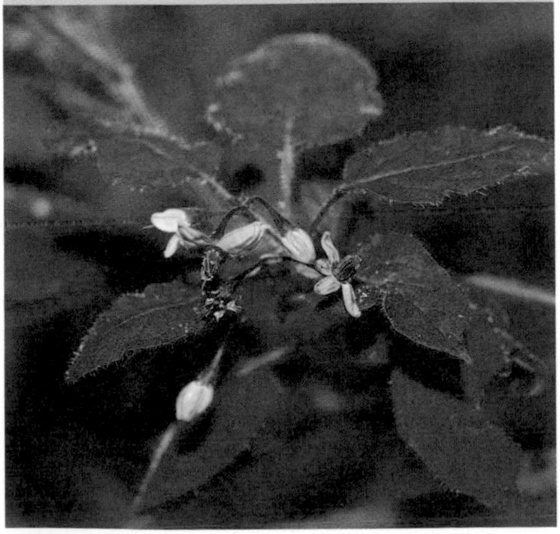

「原來這藥材叫排風子啊！」回來後，龐憲再次拿起一串紅果子仔細觀察，邊看邊說，「師父，您給我講講排風子這味藥材好嗎？」

李時珍點點頭，說道：「排風子也被稱為鬼目，它是白英的果實，其性平，味酸，能歸於胃經、肝經，有明目、止痛之效，對於目赤頭暈、翳障、迎風流淚、牙痛等症有極好的療效。白英全草也可以入藥，其性微寒，味苦，能歸於肝經、胃經，具有清熱解毒、消腫利濕的功效，所以多用來治療惡瘡、乳癰、濕熱黃疸、白帶、癰癤腫毒之症。」

「師父、師父，白英又有哪些外形特徵呢？」龐憲追問。

「白英是多年生的藤本植物，莖、葉均具毛。葉片呈楔形，基部生有深裂，並有側裂片與中裂片之分，每邊具五到七條側脈。白英開花在七到八月，有些生於頂端，有些生於葉腋之外，形成聚傘花序，具毛。白英的漿果呈球形，成熟時逐漸由紅色變為黑紅色；其種子扁平，近似盤狀。」李時珍講解道。

「我明白了，也記住了。」龐憲咧著嘴，露出了整齊的小白牙。

「那將鬼目洗乾淨，曬乾後收入藥櫃吧！」李時珍也笑道。

補益精氣的藥材

蘿藦

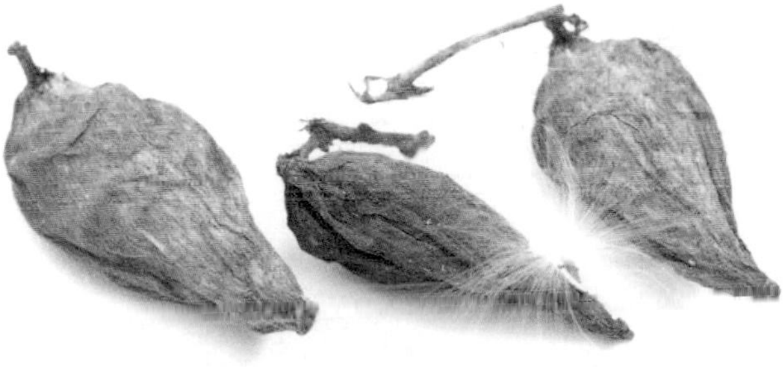

「師父，趙奶奶來了。」龐憲一邊攙扶著趙奶奶，一邊向屋內喊道。

「趙大娘，您來啦！快請坐。」李時珍放下手中的醫書，快步上前。

「李大夫呀，我那孫媳婦給老趙家生了個大胖小子，可是她卻沒有奶水給我的重孫子喝，這給我急的喲！」趙奶奶激動地拍著自己的大腿，說：「您說說這事趕得巧不巧？我兒子去了外地做生意，恰恰這時家裡面孫媳婦生孩子，如今無人照顧，只得我這個老太太來找您要下奶的方子。」說完話，趙奶奶才勉強坐了下來。

「趙大娘您別著急，取三錢蘿藦煎水服用便可下奶。」李時珍道。

「真的？這方子如此簡單，真能奏效？」趙奶奶一臉懷疑地看著李時珍。

「您放心，您先回去給孫媳婦試試。萬一不靈驗，我再親自上門診治。」李時珍微笑道。

「我信、我信，您可是鎮子上的名醫，我信你！」趙奶奶笑著說。「憲兒，去為趙奶奶抓藥。」李時珍命令道。

「師父，蘿藦是什麼啊？」龐憲抓完藥，送趙奶奶回家後，立刻飛奔回來向李時珍請教藥理知識。

「蘿藦是多年生的草本植物，整株植物含有乳汁。

莖纏繞而生，最長能長到兩米。葉片為卯狀心形，對生，不具毛，正面綠色，背面粉綠色、灰綠色，具葉柄。蘿藦於七到八月開花，花朵生於葉腋，形成聚傘花序；具花粉塊，且呈卵圓形。蘿藦具角狀長圓形的蓇葖果以及褐色的種子。」李時珍解答道。

「我應該見過蘿藦這株植物，但是完全不記得它的特徵了。」龐憲皺著眉頭，又問，「對了，師父，它除了可以下乳，還有沒有其他功效呢？」

「陶弘景曾經說過，蘿藦可『補益精氣，強盛陰道』，它以全草、根入藥，其性平，味甘、辛。你還記得李爺爺的瘰癧症嗎？他的病症較輕，有櫻桃大的塊狀物長於脖子處，推之能移動。」李時珍提醒徒弟。

龐憲忙點頭道：「記得！我還記得李爺爺脖子上的塊狀物沒有繼續變大，也沒有膿血流出。」

「沒錯，李爺爺的病也可用蘿藦來治療，取七錢至一兩蘿藦根，煎水以甜酒服下。」李時珍說道。龐憲認真點了點頭，小聲重複著李時珍所說的話。

看徒弟滿臉認真的樣子，李時珍滿心欣慰，又道：「繼續說來，如有人因虛損而引起吐血，可服用蘿藦散，即三兩蘿藦、柏子仁、地骨皮、五味子一同研磨為細末，以空心米飲服下；如有人因腎臟發炎而出現水腫，可取一兩蘿藦根，用水煎湯服用；如有小孩得了疳積症，可取適量蘿藦莖葉研磨為末，每次以白糖調和一至二錢服用。此外，蘿藦還可治療丹毒遍及全身，各種跌打損傷以及百步蛇咬傷。《本草滙言》中說，『蘿藦，補虛勞，益精氣之藥也。此藥溫平培補，統治一切勞損力役之人，筋骨血脈久為勞力疲痹（僡）者，服此立安』。」

「想不到這蘿藦竟有如此多的功效，真是味絕佳的藥材呀！」龐憲感嘆道。

「那是當然。沒有哪一味藥材是無關緊要的。藥理知識深奧繁雜，你還須好好學習啊。」李時珍教導徒弟。

「嗯，師父的話徒兒記住了！師父放心，徒兒以後一定會更加用心的。」龐憲挺著胸脯保證道。

清熱解毒的解毒草

烏蘞莓

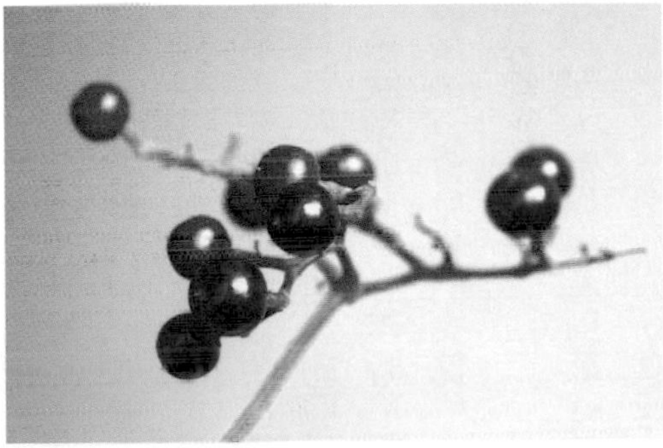

「師父……，我剛才見到一個男子躺在地上，他好像被毒蛇咬傷了。我見他虎口處有兩處咬痕，呈八字狀，並且傷口周圍泛紅，手部以及小手臂腫脹，已呈現暗紫色。」龐憲一路小跑回藥堂，把自己所見彙報給李時珍。

「還有其他症狀嗎？」李時珍想了想，繼續詢問。

龐憲愣了一秒，才答道：「對了，他說他眼前發黑，看不清東西。」

「取一把新鮮的烏蘞莓葉，搗出二兩汁液，帶上，再帶上米酒。」李時珍立即吩咐。

聽完師父的吩咐，龐憲向藥堂跑去。一切準備就緒，李時珍就隨龐憲來到那被蛇咬傷的男子跟前。龐憲將男子頭部微微抬起，李時珍將草藥汁液就著米酒餵男子服下，並將搗爛的草藥敷在他被毒蛇咬傷的位置。不久，男子便緩緩地睜開了眼睛。

「太好了，你終於醒了！」龐憲激動地喊道。

「我……。」男子掙扎著坐了起來。

「你剛才中了蛇毒，多虧我師父救了你！」龐憲忙告訴他。

「謝謝您……如此大恩大德，我張某人無以為報……我……。」男子沙啞著聲音說。

「此乃行醫之人本分之事，無須掛齒。」李時珍說。

「我本來只是路過此地，誰知半路被毒蛇咬傷。走至此處時，我只覺眼前一黑，便看不清事物了，身子也漸漸沒了力氣。我聽到了小弟弟跟我說話，才勉強說出幾個字，之後便失去了知覺。若是沒有遇見二位，我怕是要死在這裡了。」男子半驚半怕地說道。

「行醫救人本就是郎中的職責。」龐憲裝作大人的模樣，拍了拍男子的肩膀，笑著說道。男子休息了一段時間，便啟程上路了，臨走前，李時珍將剩餘的烏蘞莓葉送給了他。

「師父，烏蘞莓這味藥材除了可以治療蛇毒，它還具有哪些藥性呀？」龐憲抑制不住好奇心，問道。

「烏蘞莓可以治療疔瘡、熱毒癰腫、咽喉腫痛、丹毒、蛇蟲咬傷、風濕痹痛、瀉痢、白濁、黃疸以及水、火燙傷，因其有清熱解毒、利濕消腫的效用。烏蘞莓以全草、根入藥，性寒，味苦、酸，能歸於肝經、胃經、心經。若治療蝦蟆瘟，可取一把烏蘞莓搗爛，敷在患病部位；若治療白濁，可取一兩烏蘞莓根，八錢牛膝、土茯苓一同入藥。」李時珍耐心地解釋道。

「那烏蘞莓到底長什麼樣子呢？我還沒見過一整株烏蘞莓呢！」龐憲睜大了眼睛問。

「烏蘞莓是多年生的攀緣灌木，最高可達三米，圓柱形的小枝上長具縱向的棱紋。具五枚小葉，鳥足狀，生於中央的小葉分為橢圓披針形、長橢圓形，生於側面的小葉分為長橢圓形、橢圓形，有六到十五個鋸齒生於邊緣，正面綠色，背面淺綠色。烏蘞莓的花序生於葉腋，並形成聚傘花序；花瓣呈三角狀卵圓形，四枚。烏蘞莓的果實近似球形，並具有二到四粒種子，其形狀為三角狀倒卵形。」李時珍解釋道。

「師父，一會兒我們去採些烏蘞莓回來吧。藥櫃裡的烏蘞莓葉子都用光了！」龐憲眼巴巴地看向李時珍。

「好好好，帶你去看烏蘞莓長什麼樣子也好！」李時珍笑著說道。

利尿通淋的拉拉蔓

葎草

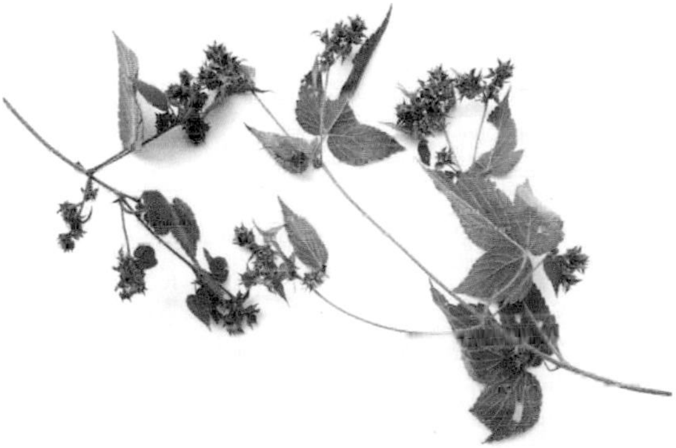

吃過午飯後，龐憲在院子裡悠閒地散著步，曬著太陽。突然，他看向了院子的牆角處，呆愣了幾秒後，他便衝過去一陣拔，然後拿著拔到的草往屋裡跑。

「師父、師父，我採了些草藥，您快來看呀！」龐光興沖沖地跑回藥堂。

桌子上並排擺放了四種植物，李時珍一一看過去，問：「憲兒，你這是從哪裡採來的？」

龐憲笑嘻嘻地指了指院子，「從牆角挖來的。徒兒想起先前在路邊、泥沼處、瓦房頂上都能見到草藥，我錯認成野草的植物最後也都會變為草藥。今天我看到牆角這些植物就隨手摘了幾株，這些肯定也都是草藥。」龐憲十分肯定地說道。

「可是你這次採的的確都是野草啊！你這孩子，就算有了幾次經驗，也不可想想當然耳下結論啊。」李時珍無奈地說道。

「不會吧？一個也不是？」龐憲仔細翻看著桌子上的草藥，翻了半天，捏起一棵小草，滿懷希望地對李時珍說：「這一小株好像同其他的不一樣，師父，您看看！」

「還真讓你給歪打正著了。」李時珍笑道，「這株植物名叫葎草，確實是一味藥材。」

「哇，我真是太厲害了！」龐憲興奮得跳起來，拉著李時珍央求道，「師父，您給我講講葎草這味藥材吧。」

「葎草是一種纏繞草本，有倒鉤刺生於莖、枝。葉柄處。葉片呈腎狀五角形，五到七掌狀深裂，粗糙且具毛，背面具黃色腺體，邊緣具鋸齒。葎草在春季開花，黃綠色，形成圓錐花序。並結瘦果。」李時珍講解道。

「是因為它全株都是綠色才被稱為綠草的嗎？」龐憲呵呵笑道。

「當然不是。葎草的『葎』是草字頭下一個嚴於律已的『律』，並不是綠色的『綠』。」李時珍糾正龐憲。

「原來此『葎草』非彼『綠草』啊！」龐憲恍然大悟。

「葎草也被稱為拉拉藤、拉拉秧、拉拉蔓、割人藤、五爪龍……。」李時珍還未說完，就被龐憲的一聲驚呼打斷。

「它就是拉拉蔓？拉拉蔓我在張嬸家見過，我還被它刺傷過呢！」對於被刺傷的事龐憲記憶猶新，下意識縮了縮手。

「肯定是因為你調皮才被刺傷的。」李時珍笑道。

「才不是呢，師父！您剛才還教育徒兒不可想當然耳地下結論，現在您就這樣想當然地說我，可不對哦！」龐憲小大人一般手插著腰對李時珍說。

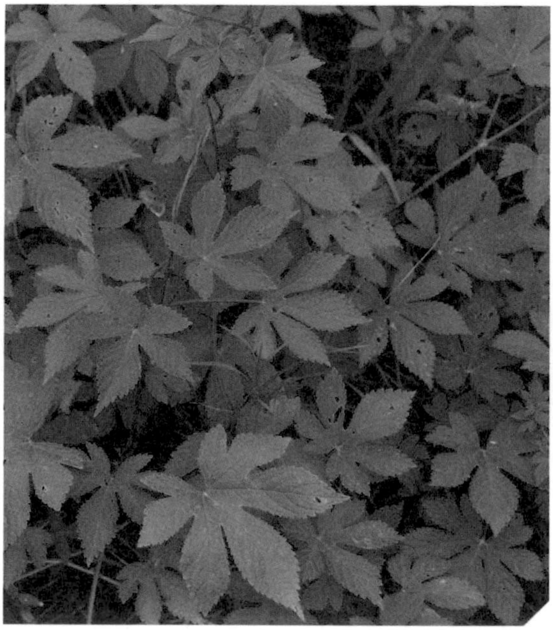

李時珍哈哈大笑，道起歉來：「好好好。是為師錯了！你快告訴為師事情的原委吧。」龐憲清了聲嗓子，這才說道：「那次我去張嬸家，正巧她在院子裡割草，見我去了，她便招待我吃糕點。吃了張嬸的糕點。我自然該有所表示，便提出幫她一塊兒割草。割的那草便是拉拉蔓。張嬸那時候得了無名腫毒，身上生出了塊狀的硬物，只不過病情較輕，所以並無紅腫。也無痛癢。當時您讓張嬸每次取一握拉拉蔓的葉，用冷木洗乾淨後放人紅糖一起搗爛，加熱後敷在患病處，每日更換兩次。張嬸家自己有草藥，便自己採了入藥用，不過幾日，張嬸的病果然就好了。」

李時珍聽完點點頭，告訴徒弟：「沒錯。葎草是一種清熱解毒，利尿通淋的藥材，它性寒，味苦、甘，能歸於肺經、腎經，常被用來治療肺神、小便不利、熱淋、濕熱瀉蜊、肺熱咳嗽、虛熱煩渴、熱毒瘡瘍之症。取四至五兩新鮮葎草的莖，將其搗爛後逐漸加人開水，服汁，此方可治療沙石淋……。」

「半個月前，吳大爺得了沙石淋之症，小便時出現沙子，所以這個病也能用這個藥方來治療。對嗎，師父？」龐憲頓時想起了具體病例。

李時珍點了點頭，又繼續說：「取二至四兩新鮮的葎草，用水煎湯，於飯前服用可治療小便淋瀝或痢疾；取適量葎草煮水熏洗患病部位，可治療皮膚瘙癢；取二兩新鮮的葎草葉，二兩黃酒，四兩紅糖，將三者一同煎水。於飯後服用可治療瘰癧症。」

「師父，我多採一些拉拉蔓回來。」說完，龐憲快速轉身跑了出去。

止痛又止血的絡石藤

絡石

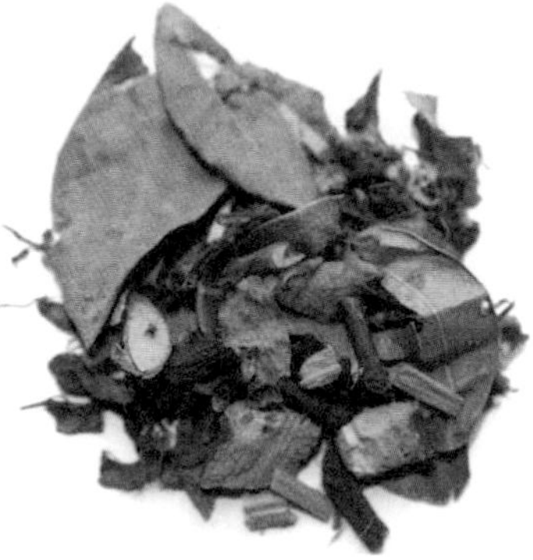

這日天氣晴明，李時珍早早起床到院子整理昨日採摘回來的草藥。龐憲因昨日太累，比平時起得晚了些。

「啊！天氣可真好啊！」龐憲伸著懶腰，活動著手腳，看到李時珍忙碌的身影，問道：「師父，您今日怎麼起得這麼早？」

「哪裡早了？太陽就要曬屁股了。是你今日起晚了。」李時珍說道。

「我來幫您。」龐亮揉著眼睛，似乎還沒睡醒。

李時珍無奈道：「你還是先去洗洗臉吧，一副沒睡醒的模樣，洗把臉精神精神。」

「等一下吧，先幫您整理。」龐憲坐下，動起手來。當他看見李時珍手裡的草藥，立刻問：「師父，您手裡拿的是什麼草藥啊？我好像從未見過。」

「這種草藥叫作絡石。我手裡的是絡石帶葉的藤莖——絡石藤，這也是絡石入藥的部位。」李時珍答。

「絡石的莖是圓柱形的，赤褐色，上面具小的皮孔。有些葉片為寬倒卵形，有些則由橢圓形過渡至陽狀橢圓形，正面不具毛。背面具柔毛，並具扁平的側脈，凹陷的中脈。花朵生於頂端成葉腋處，形成圓錐花序，白色的花能散發出香氣。」龐憲描述道。

「沒錯，絡石是一種常綠的藤本，具二歧聚傘花序，花萼具深裂，五枚。絡石的蓇葖果不生毛，雙生。呈線狀披針形；其褐色的種子數量較多，呈線形。」李時珍補充道。「師父，絡石有哪些藥性呢？」龐憲問。

「絡石有清熱解毒、涼血消腫、通絡止痛、止血。利關節的功效，其性微寒，味辛、苦，能歸於腎經、肝經。《本經》中寫道，『主風熱死肌癰傷。口乾舌燃，癰腫不清，喉舌腫，水漿不下』。絡石可治療咽喉腫痛、跌打損傷、風濕痹痛、筋脈拘攣、腰膝酸軟、外傷出血等症。」

「外傷出血……。」龐憲面露難色，皺起了眉頭。

「取適量絡石藤，將其曬乾後研磨為末，將末撒在傷口處並包紮。先前周夫人因為情志抑鬱，肝鬱氣滯引發了吐血之症，治療此病，可取一兩絡石藤葉，五錢烏韭。雪見草，將這三味藥材一同煎水服用。此外，取一至二兩絡石藤浸入酒內服用，可以治療筋骨疼痛；取二兩絡石草，切碎後加入一升半水中，煮至一盞，過濾掉渣滓，慢慢服用；取一兩絡石藤、五加根。五錢牛膝根，將二者一同煎水服用，以白酒服下，此方可治療關節疼痛。」李時珍詳細地解說道。

龐憲一邊聽李時珍講解，一邊觀察著絡石的全草。突然，他又想起了什麼，問道：「師父，絡石在使用時應該沒有禁忌吧？」

「當然有。《本草經集注》中明確說道，『杜仲、牡丹為之使。惡鐵落，畏菖蒲、貝母』。」李時珍嚴肅地說道。

「哦，看來使用絡石這味藥材時還得多加小心，謹慎用藥。」龐憲認真地說道。

「好了，草藥都整理得差不多了。快去洗臉吧，小懶蟲！」李時珍調笑道。

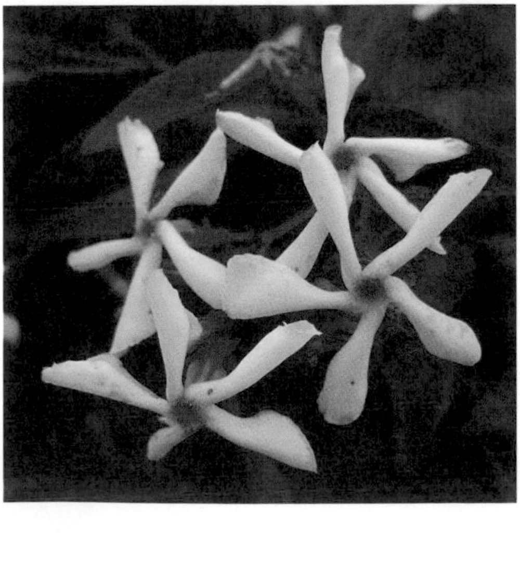

通便止咳的紫松球

木蓮

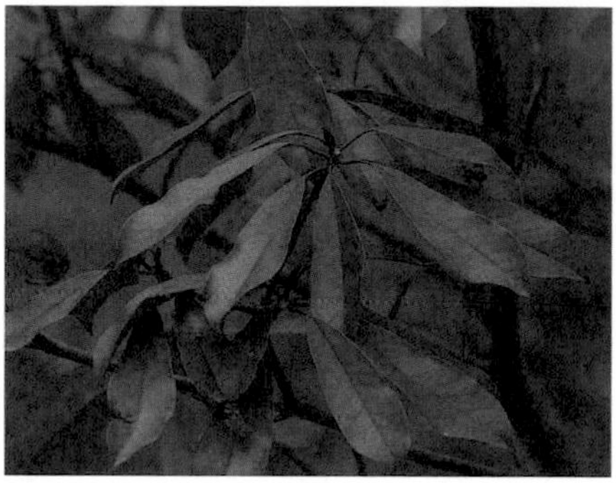

傍晚，師徒二人出外看診回來。龐憲一蹦一跳地跟在李時珍身後，一會兒踢石子，一會兒搖頭晃腦地念叨。

「你今天怎麼如此開心啊？」李時珍好奇地問道。

「有嗎？可能是因為吃了糖的緣故吧！」龐憲笑嘻嘻地說道。

今日李時珍看診的那戶人家生活富足，臨走前，女主人送了好些從北方帶回來的糖果給龐憲，把他樂壞了。

「哎，李大夫，……又去給病人看診了？」說話之人是鄰居孫大娘。

「孫大娘，您怎麼了？嗓子不舒服嗎？」龐憲聽孫大娘不停地咳嗽，關切地問道。

「是啊，可能是因為前些天下雨著了涼。我最近總是咳嗽……咳咳。」孫大娘說著，又捂著嘴咳嗽起來。

「孫大娘，您咳嗽的時候嗓子裡可有痰？」李時珍開口詢問道。

「沒有痰，就只是咳嗽……咳咳……。」孫大娘搖著頭說道。

「孫大娘，近來天氣多變，您注意保護身體，適當添加衣物。過一會我讓憲兒給您送些草藥來。」李時珍微笑著說道。

「哎喲，李大夫您真是個大好人。您可真是菩薩心腸啊……咳……。」孫大娘有些激動地說道。
「舉手之勞而已。那我們就先回去了。」李時珍說道。
「師父，您要給孫大娘開的是什麼方子啊？」路上，龐憲好奇地問道。
「四錢木蓮果煮汁。每日作為茶水服用。」李時珍解釋道。
「木蓮果？是一種水果嗎？」龐先皺著眉問道。
「木蓮果是木蓮的果實，其性涼，味辛，能歸於肺經、大腸經。它有通便、止咳的功效，對於濕熱便祕、老年人乾咳有極好的療效。」李時珍解釋道。
「那這木蓮到底長什麼樣子啊？徒兒很是好奇。」龐憲忙追問道。
李時珍想了想，告訴徒弟：「木蓮是一種喬木，最高可長至二十米，嫩枝具毛，長大後毛則脫落。葉片分為狹倒卵形、倒披針形、狹橢圓狀倒卵形三種，邊緣向內捲曲，八到十二條側脈生於一邊，具葉柄。木蓮的花開在五月，花期較短，花梗較短，具純白色的花被片，每三枚生於一輪，形狀為橢圓形、長圓狀。木蓮具有褐色的聚合果，形狀為卵球形，具凸起以及紅色的種子。」
「木蓮、木蓮……，我好像在藥櫃裡見過這味藥材。」龐憲皺著眉頭思索道，突然靈光一閃，道：「師父，木蓮果是不是外形好似松球，基部較為膨大，表面是紫褐色的，裡面則是棕褐色？」
「沒錯，你說的的確是木蓮果。」李時珍肯定道。
龐憲並不滿足，又問道：「師父，剛才您說木蓮還可以治療便祕，那藥方又是什麼呢？」
「六錢木蓮果煎湯，放入白糖服用，需於每日飯前服用。」
「回到藥堂後，我來為孫大娘煎藥！」龐憲擼起袖子，信心十足地說道。
「好！憲兒真是個厲害的小幫手！」李時珍誇獎道。

舒筋活絡的常綠灌木

扶芳藤

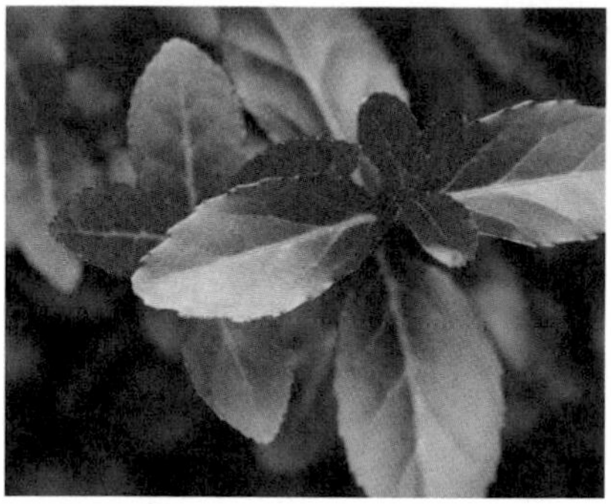

「龐憲，李大夫在家嗎？」周誠在門外喊道。

「咦，周哥哥！快請進。」龐憲開心地跑了過去。

「許久不見，你又長高了不少啊！」周誠摸著龐憲的頭說道。

「周哥哥你倒是瘦了不少，我差點沒認出是你呢！」龐憲開心地說著。

「我最近生了病，可能就瘦了吧。李大夫在家嗎？我找他瞧瞧病。」周誠嘆了口氣道。

「在呢，在呢。周哥哥你先在這裡坐一會，我去請師父。」龐憲說完便跑走了。

「李大夫，好久不見！」周誠見李時珍來了，急忙站起來行禮道。

「好久不見了，快請坐！」李時珍微笑道，又說，「你瘦了許多啊！」

「這兩個月，我反覆出現腹瀉的症狀，大便的次數逐漸增加，大便也多半不成形，有時還伴有膿血。」周誠說著病情，臉上浮現出一絲苦澀。

「腹部是否有不適之感？」李時珍問道。

「有，尤其是肚臍周圍最為明顯。」周誠回答。

「有無裡急後重之狀？」

「並沒有。」

「便出的顏色如何？」

「嗯……顏色較淺。」周誠想了想後說道。

李時珍為周誠診斷道：「你這是慢性腹瀉，其病因在於小腸，多半因寒邪而起。你這病需取一兩扶芳藤，一兩白扁豆，十枚紅棗，將其一同煎水服用。按我開出的藥方，按時服藥。但你的病為慢性腹瀉，所以需靜下心來慢慢調理，不可心急。」李時珍叮囑道。

「好！我一定聽您的話按時服藥！」周誠如釋重負，語氣輕快了不少。

謝別過李時珍後，周誠便離開了。龐憲繼續整理著草藥。

「憲兒，今日你話似乎格外少啊。」李時珍有些不習慣地說。

龐憲咧嘴笑道：「師父，我要是不問問題，您是不是就心癢癢呀？」

李時珍被徒弟逗笑了，配合道：「你這小鬼靈精！對呀，今日你怎麼不問了？」

「那是因為我已經認識扶芳藤了呀！」龐憲得意地說道。

「哦？那你說給為師聽聽。」李時珍一臉好奇的樣子。

「這可難不倒我！」龐憲放下手中的藥材，一本正經地坐到李時珍對面，說道，「扶芳藤是一種常綠灌木，最高可長至數米。葉片分為長方橢圓形、長倒卵形、橢圓形三種，基部為楔形，前端較尖，邊緣具淺齒，但較為模糊。扶芳藤在六月開花，具三到四次分枝，以四到七朵花形成聚傘花序，花朵密集，呈白綠色，第二次分枝較第一次分枝短。它具粉紅色的蒴果，近似球

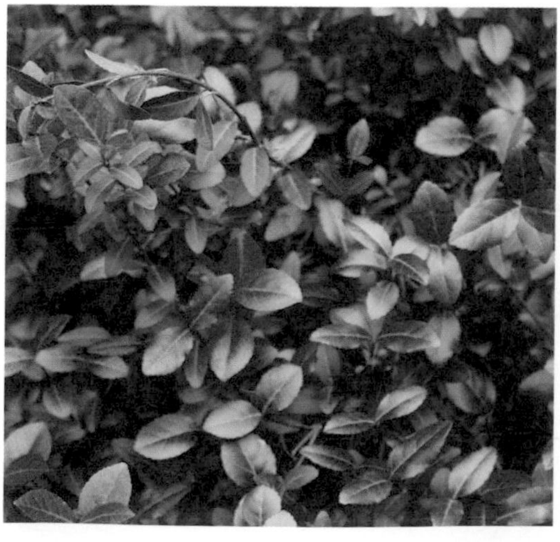

狀，外表不具毛，其種子為棕褐色，長方橢圓形。」

「那扶芳藤的藥性你肯定不知道！」李時珍故意說道。

「哼，您可不要小看我！扶芳藤性平，味辛、苦，能歸於肝經、脾經、腎經，它有舒筋活絡、止血化瘀之效。《本草拾遺》中說它，『主一切血，一切氣，一切冷，大主風血。以酒浸服』。所以扶芳藤常用於治療風濕痹痛、血崩、月經失調、腰肌勞損、創傷出血、骨折等症。如有人患有腰肌勞損之症，可取十錢扶芳藤，五錢大血藤、梵天花根，將其一同煎水，並以黃酒服下；如果有人咯血，可取六錢扶芳藤煎水服用；如有人患有風濕疼痛，可取適量扶芳藤泡酒，每日服用兩次；如有人骨頭折斷，可取新鮮的扶芳藤葉搗爛，敷於患病的部位，每天換一次即可。」

「嗯，表現得非常不錯！為師獎勵你點什麼好呢？」李時珍笑道。

「我想吃桂花糕！可以嗎，師父？」龐憲大聲喊道。

「好！就這麼決定了！」李時珍笑著回答道。

祛風解毒的三角風

常春藤

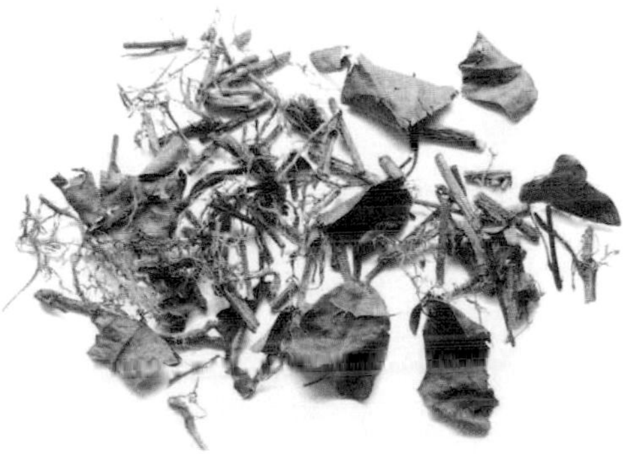

這日整理完草藥後，龐憲躡手躡腳地來到李時珍的書房前。他左看看，右看看，確認四周無人，便走進去。剛踏出腳，卻聽見李時珍的聲音：

「憲兒，你在門外鬼鬼祟祟地幹什麼？」

「師父，您是有千里眼和順風耳嗎？我敢保證，我沒發出一點動靜！」龐憲用書擋著臉，偷偷看向李時珍。

「房上的鳥兒被你嚇跑了。」李時珍低垂著眼眸，淡淡地說道。

「可惡的鳥兒，居然暴露了我的行蹤，我真是太大意了！」龐憲捶了下大腿，懊惱地說著。

「說吧，找我有什麼事情？」李時珍了然地說道。

「其實也沒什麼事。」龐憲轉過身去，眨了眨眼，隨即又轉過身來說：「師父，醫書中所說的『主風濕流注疼痛，及癰疽腫毒』，您知道這在說哪種草藥嗎？」

「常春藤。」李時珍毫不猶豫地回答道。

「那麼常春藤有哪些外形特徵呢？」龐憲繼續問道。

「你是不知道常春藤的特徵，還是特意來考我的？」李時珍抬起頭，向龐憲問道。

「……哎……我肯定是不知道才來問您的呀！」龐憲心虛地說道，並將手掌在衣服上蹭了蹭。

李時珍看了小徒弟一眼，還是告訴他道：「常春藤是常綠攀緣灌木，多年生，最高可達二十米；莖上具氣生根，不具毛，顏色有棕色和黑棕色之分，並有十到二十條輻射肋生於鱗片。葉為二型，互生，花枝所生的葉片分為橢圓狀披針形、圓卵形、稀卵形，披針形，條橢圓狀卵形；不花枝生出的葉片為戟形、卵形，兩枝的葉片均具全緣，正面深綠色，背面淡綠色或黃綠色。九到十一月是常春藤開花的時節，花朵生於頂端，單生，形成傘形花序，有些為圓錐花序；它能開五到四十朵花，具五枚花瓣，顏色呈淡綠白色或淡黃白色，卵形。常春藤具圓球形的果實，有黃色、紅色……它的藥……。」

「李大夫、李大夫啊……」院子裡傳來了叫喊聲。

「怎麼了李嬸？」李時珍急忙跑出來。

「李大夫，我老伴一起床，眼睛和嘴巴全都歪了，可嚇壞我了，請您給看看吧！」只見李嬸身旁站著眼歪嘴斜的李叔，李叔的嘴歪向一邊，並有口水流出來，歪了的那只眼睛更是無法閉合。

「先坐下。」李時珍急忙為李叔把脈。

「昨晚睡覺的時候，窗戶沒有關緊，不知道是不是受了寒，今早一起來就這副模樣了……。」李嬸急得直掉眼淚。

「李嬸您別著急，李叔這是口眼喎斜之症。您先將這一斤藥酒拿回去，每次服用五錢，不用幾日，李叔的病應該就能好轉！」李時珍說著從藥櫃最左邊的大抽屜裡拿出一壇酒給李嬸。

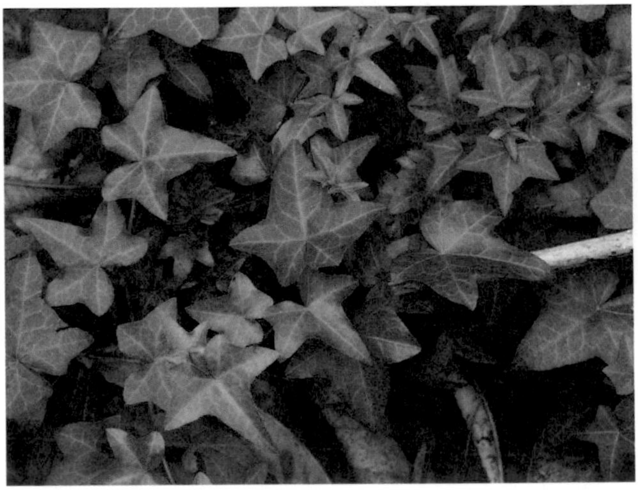

李嬸二人走後，龐憲連忙問道：「師父，您給李奶奶的是什麼藥酒呀？」

「那藥酒是用五錢三角風，七個鉤藤，五錢白風藤，一同泡入酒內製成的。」李時珍笑道。

「三角風是什麼藥材啊？」龐憲好奇地問道。

「三角風就是常春藤，小傻瓜！」李時珍笑著說道，「三角風性微寒，味苦，歸於肝經、脾經。它具有祛風解毒、平肝利濕之效，所以口眼喎斜、風濕性關節疼痛、衄血、頭暈、目翳、癰疽腫毒之症全都可以由三角風來治療。」

「我知道了！謝謝師父！」龐憲笑嘻嘻地說道。

「那現在你該告訴我，剛才為何要偷偷摸摸來到書房了吧？」李時珍笑著問道。

「這個……是祕密！」說著，龐憲向自己的屋子裡跑去。

行氣活血的天仙藤

天仙藤

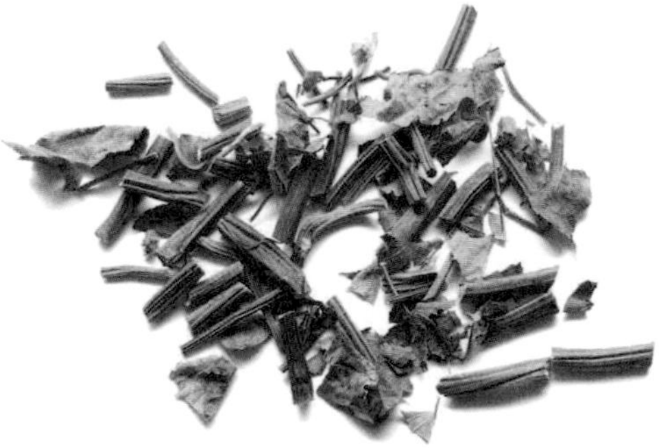

「李大夫啊，錦兒自從生產後經常腹痛，至今過了兩週。她不會是落下什麼毛病了吧？」說話之人是住在鎮西頭的王嬸，錦兒是她的女兒，不久前剛生了個兒子。

「王嬸，您先別急，我為錦兒診過脈後方可知道。」李時珍安慰道。

「李大夫啊，錦兒這病是怎麼回事啊？到底嚴不嚴重啊？」王嬸擔心地問道。

「不要緊的。錦兒的病為產後腹痛，此病由氣血兩虛所引起，從而導致瘀血滯留於體內無法排出，進而引發疼痛。王嬸您不用太過擔心，錦兒只要按時服用我開出的藥方，便可痊癒。」李時珍說道。

「真是太好了，謝謝李大夫！」王嬸感激地說道。

「那我和憲兒便先回藥堂了，晚些時候憲兒會將草藥送過來。」李時珍起身告辭道。

「師父，您給錦兒姐姐開的是什麼藥方啊？」回去的路上，龐憲問道。

「是天仙藤散，五……。」

「天仙！師父，還有草藥名為天仙的嗎？它長什麼樣子啊？」龐憲聽到「天仙」二字便驚呆了，也沒聽到李時珍隨後說了什麼。

「是天仙藤散！你這個小傢伙怎麼只聽前兩個

字！」李時珍捏了下龐憲的臉。

「天仙藤散……。」龐憲揉著自己的臉蛋重複道。

「五兩天仙藤炒焦後研磨為末，每次服用二錢。錦兒之病屬血氣病，服用時應以溫酒調和。」李時珍接著說道。

龐憲用力點了點頭，又問「師父，天仙藤長什麼樣子啊？名『天仙』二字，它一定長得很好看吧？」

李時珍瞥向龐憲，搖著頭說道：「天仙藤屬大藤本，木質，通常可長至十米以上，褐色的莖具裂紋。葉片多為長圓狀卵形，少數為闊卵狀近圓形、闊卵形，正反面不具毛，具掌狀脈。天仙藤在春夏兩季開花，衰老的枝條或莖上生有圓錐花序，性狀較大；雄花具較小花梗。天仙藤具長圓狀橢圓形的核果，黃色。」

「……看來這天仙藤也並沒有很美嘛！」龐憲一隻手托著腮說道，「師父，天仙藤有什麼藥性呢？既然它可以治療產後腹痛，那一定有止痛的功效，對不對？」

「沒錯。天仙藤性溫，味苦，能歸於肝經、腎經、脾經。它具有行氣活血、化濕以及通絡止痛的作用，對於風濕痹痛、腹脘刺痛、婦女妊娠期水腫、疝氣病等有極好的療效。」李時珍說道。

「師父，疝氣作痛該如何治療呢？」龐憲繼續問道。

「一兩天仙藤與一碗酒一同煮至半碗服用。」

「妊娠水腫又該如何治療呢？」

「等份的甘草、陳皮、洗淨且炒過的天仙藤、炒過

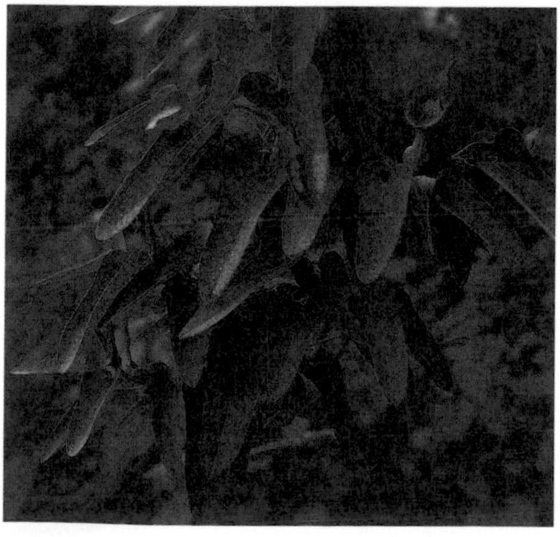

的香附子、烏藥，將其一同研磨為末，取五錢與三片木瓜、生薑、蘇葉一同煎水，每日三次。此方也被稱為天仙藤散。另外，將新鮮的天仙藤搗爛後敷在患部，還可治療蛇蟲咬傷。都記住了嗎？」李時珍嚴厲地看向徒弟。

「嗯，徒兒記住了！」龐憲點點頭。

「回去之後不要忘記為錦兒抓藥！」李時珍提醒道。

利水殺蟲的藤蘿

紫藤

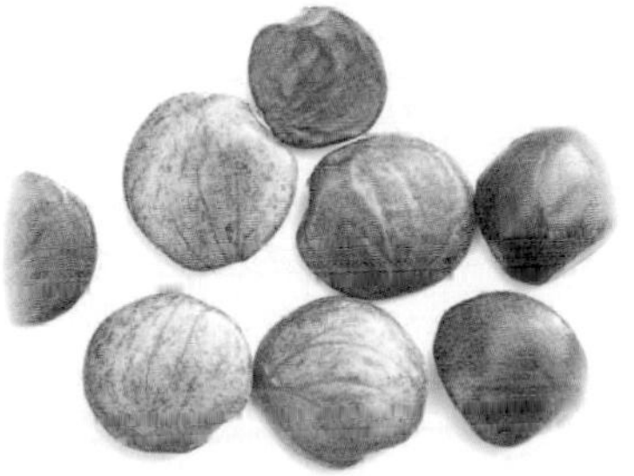

「請問李大夫在家嗎？」門外響起了一位女子的聲音，並伴有小孩的哭聲。

「在，請進吧。」龐憲放下手中的草藥，將二人帶到藥堂。

「李大夫，我的孩子總是哭，看起來也沒什麼問題，可他就是哭。他每次哭起來總是用手指著肚子喊『痛、痛、痛』。煩請李大夫看看……。」女子的話還未說完，身旁的孩子哭得更厲害了。

這個孩子有七、八歲，身形消瘦，面色萎黃。李時珍用手輕輕摸了摸那孩子的肚臍四周，孩子嘴裡大聲喊著痛，並想要掙扎著躲開。

「他是否還有便祕以及不思飲食的症狀？」李時珍為小孩診過脈後，問道。

「對對對。孩子整日吃不下飯，無精打采的。李大夫，我兒子是不是胃部出了什麼問題啊？」女子急切地問道。

「並不是，他這是得了蛔蟲病。蛔蟲寄生於大腸內，再加之他發起了高燒，體內溫度升高，蛔蟲在腸子裡蠕動、扭結，因而阻塞了大腸的運作，所以才會出現間隔性絞痛。幸好送來的及時，若是病情嚴重，蛔蟲很可能穿透腸壁，引發炎症甚至致死。」李時珍詳細地說道。

「蛔蟲病……，天哪，李大夫，求求您了，求您一定要救救我兒子啊！」女子突然跪了下來，不住向李時珍磕頭。

「不敢當、不敢當！您快請起，他的病一定能治好的，您放心！」李時珍說著將女子扶了起來，吩咐徒弟道，「憲兒，將三錢的紫藤莖皮以及紅藤一同煎水。紫藤在藥櫃第三層第四個抽屜裡。」

「是！」龐憲趕忙抓了草藥向堂前跑去。

「師父，藥煎好了！」一刻鐘的工夫，龐憲端著一碗熱騰騰的湯藥回到藥堂。

小孩喝過藥後，沒多久，便告訴母親想去茅房。

「將蛔蟲拉出來就好了。」李時珍笑道。

果然，從茅房回來後，這小孩不再哭了，臉色也好多了。

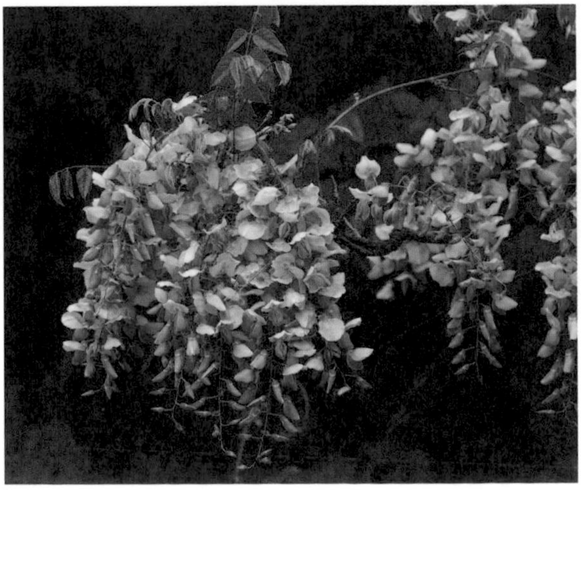

「回去之後，吃幾天清淡之物，身體慢慢復原之後，便可正常飲食了。」李時珍叮囑道。

「師父，剛才藥方中所提到的紫藤就是藤蘿嗎？」那對母子走後，龐憲趕忙問道。

李時珍點頭：「沒錯。你認識紫藤這味藥材？」

「我不認識，只是我聽張虎哥哥講起過。」龐憲老實說道。

「哦？那你把你知道的說給為師聽聽好嗎？」李時珍眯著眼睛笑道。

「好！紫藤屬落葉藤本，它的莖較為粗壯。複葉為奇數羽狀，形狀由卵狀橢圓形過渡至卵狀披針形，正反面均具毛。紫藤的花開在四到五月，於芽頂端或腋芽處生出，形成總狀花序，紫色，能散發出香氣；紫色的花冠為圓形；龍骨瓣為闊鐮形。紫藤的具有倒披針形的莢果以及褐色的圓形種子。」龐憲流利地說道。

「說得沒錯，那紫藤的藥性你知道嗎？」李時珍又問道。

龐憲搖了搖頭，「徒兒只知道紫藤的模樣，因為紫藤花可以做成紫藤糕！」龐憲笑著說道。

「你啊你，就知道吃！紫藤以莖或莖皮人藥，其性微寒，味甘、苦，能歸於腎經。紫藤具有除痹、利水、殺蟲的功效，所以多用於治療浮腫、蛔蟲病、水痼病、關節疼痛等。不過要特別注意的是，紫藤的莖皮中含有紫藤苷，這種物質可致人中毒，出現嘔吐、腹瀉等症狀，所以在使用時一定要多加注意。」李時珍特意叮囑道。

「是！徒兒記住了！」龐憲回道。

清熱利濕的九里明

千里光

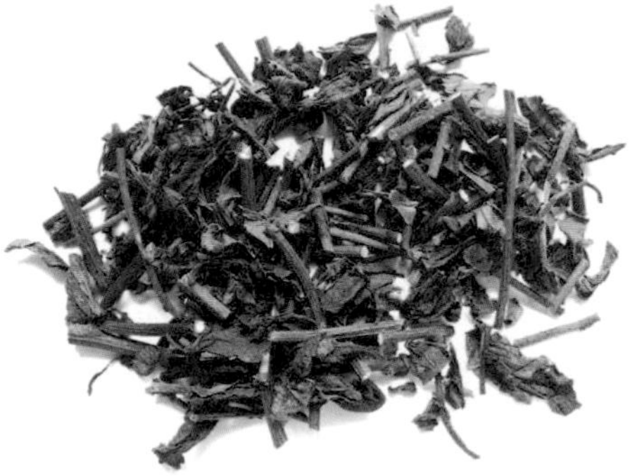

這日一早，龐憲剛打開門，便見一團黑乎乎的人影蜷縮在牆角。龐憲上前將人叫醒。原來這人一早便等候在門外，想求李時珍看病，怎料藥堂還未開門，他就倚在牆邊睡著了。

「李大夫啊，您看看我這手。指甲縫隙處長了許多小皰疹，尤其是到了夜裡，簡直是奇癢難耐，攪得我夜夜無法人睡！而且近幾天來，指甲邊緣處又出現了血痂還有膿包。」男子嘆著氣述說著。

龐憲仔細觀察了一下男子的手，便貼近李時珍身旁，小聲說道：「師父，這病是濕疹吧？」

李時珍聽後，搖了搖頭，對男子說：「你是否在指甲縫隙處用針挖出過蟲子？」

「對，沒錯！確實挖出過蟲子，真是噁心到我了！」男子使勁點著頭。

「你患的病是疥瘡，而挖出來的蟲子則是雄蟲。」李時珍道。

「疥瘡？這病能治好嗎李大夫？」男子立刻詢問道。

李時珍拿出一張紙，邊寫邊說道：「取適量千里光煎出濃湯，將手指浸在湯藥中；再取十錢千里光煎水服用。在使用藥物的同時，也要勤洗澡、勤換衣物，保持身體乾淨。」

「好，我一定謹遵您的醫囑。」男子激動地說道。

男子走後，龐憲立刻返回藥櫃處，將千里光這味藥材拿出來仔細觀察。

「怎麼？有什麼不對嗎？」李時珍見龐憲拿著千里光不放手，於是問道。

「師父，這草藥的名字真奇怪。千里光、千里光，難不成是千里極光的意思？」龐憲胡亂猜測道。

「你這鬼靈精，又開始胡說八道了！」李時珍笑著說道。

「師父，這千里光到底長什麼樣子啊？是不是像一束光一樣？」龐憲好奇地問道。

李時珍無奈地笑了，告訴徒弟：「千里光又叫作九里明、千里及、九龍光、野菊花。它是一種多年生的攀緣草本，具有較粗的根狀莖。莖最長能長至五米，彎曲狀，具分枝。葉片形狀由卵狀披針形過渡至長三角形，多數具齒；葉脈為羽狀，具七到九對側脈。千里光的花數量較多，生於莖頂端，並形成圓錐花序，複聚傘狀；八到十朵舌狀花，具黃色且為長圓形的舌片，花冠黃色。千里光的瘦果為圓柱形，並具白色的冠毛。」

「原來千里光是這副模樣啊，我還以為……。」

「你還以為它像一束光一樣又細又長對不對？」

「名字與草藥特徵根本不相符，真不知道是誰給它起了這樣的名字。」龐憲噘著小嘴說道，又問道，「師父，這千里光除了可以治療疥瘡，還能治療哪些病症呢？」

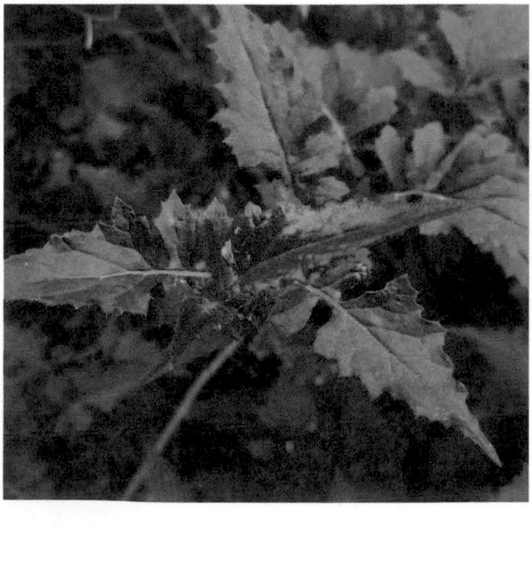

「千里光以乾燥的地上部分作為藥材，其性寒，味苦，能歸於肺經和肝經。《本草拾遺》中說其『主疫氣，

結黃，瘧瘴，蠱毒，煮服之吐下，亦搗敷瘡、蟲蛇犬等咬傷處』。因為它有清熱解毒、利濕、止癢、明目退翳的作用，所以也可以用於治療目赤腫痛、皮膚濕疹、泄瀉、痢疾、癰腫瘡毒、丹毒、燒燙傷等病。取適量千里光煎水洗患病處，可治療腳趾間的濕癢；取五至八錢千里光泡水，當作茶水喝，可預防中暑。」李時珍詳細地解答道。

龐憲認真點了點頭，隨後笑著說道：「千里光、千里光，有些不同尋常，我要將它記錄下來。」

祛風利濕的攀緣藤本

清風藤

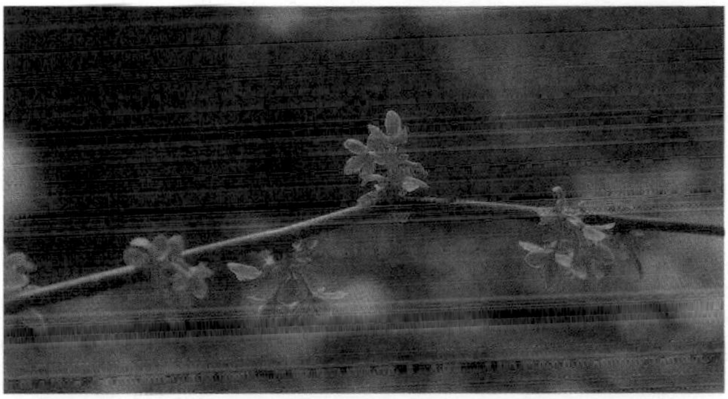

晌午時分，天氣晴朗，陽光灑落在院子裡。龐憲躺在樹蔭下乘涼，瞇著眼享受這大好時光。

「請問李大夫在家嗎？」門外一位老者詢問道。

「在呢，您……。」龐憲急忙站了起來。「李爺爺，是您呀！」龐憲開心地喊道。

「我是來複診的。」李爺爺樂呵呵地對龐憲說道。

「您先請坐。我師父在書房看書呢，我這便去請他。」龐憲給李爺爺搬來一把椅子，又轉身去找師父。

不一會兒，李時珍與龐憲一同來到藥堂。

「李大爺，您來啦，最近感覺怎麼樣啊？」李時珍笑著問道。

「整個人精神多了，也不咳嗽了，這脖子上生出的硬塊也不見了，多虧了您啊！」李爺爺十分感激地說道。

「我再為您把一下脈。」撫上李大爺的脈搏，李時珍原本微笑的臉龐，卻不禁皺起了眉頭，「李大爺，您近來可有四肢疼痛的症狀出現？」

李爺爺猛地點了點頭，不覺嘆了口氣：「何止四肢疼痛，手指也跟著疼。最近天氣變化太快，時常下雨，我這一把老骨頭真是禁不起折騰。」

「您這是風濕痹痛的老毛病又犯了。之所以手指疼，是指關節疼痛所造成的。我先前給您開的治療風濕之病的藥，您可有按時吃？」李時珍詢問道。

「有有有。只不過前陣子得了肺熱咳嗽，你讓我先不要服用治療風濕的中藥，剛巧那副藥也吃完了，便停了。」李大爺回答道。

「那好，我給您重開一副藥方，您按時服藥即可。」李時珍說著，將藥方遞給龐憲，示意他去抓藥。

「師父，藥櫃裡尋骨風這味藥材已經用完了。」龐憲站在藥櫃前，對李時珍喊道。

李時珍想了想，隨後告訴徒弟：「將尋骨風換成虎杖與松節用量不變。」

送走李爺爺後，龐憲急忙向李時珍請教：「師父，您開出的第一個方子為：三錢的清風藤、尋骨風一同煎湯服用。這第二個方子則是三錢的清風藤、虎杖、松節一同煎湯服用，兩個方子裡都有清風藤，這清風藤是種什麼樣的草藥呢？它既然能治療風濕痹痛，一定有祛風之效吧！」龐憲一臉好奇地問道：

李時珍點點頭，肯定道：「沒錯，清風藤不僅可以祛風，它還有利濕、活血、解毒的效用，它能治療多種病症，例如水腫、腳氣病、骨折、瘡瘍腫毒、跌打腫痛、化膿性關節炎、皮膚瘙癢。清風藤以莖葉、根入藥，其性溫，味辛、苦，能歸於肝經。取三錢清風藤、豨薟草煎水服用，可治療偏癱；取三至六錢清風藤根，煎水服用，可治療跌打損傷；外用時，可將適量新鮮

治療風濕痹痛的清風藤藥方

對症： 風濕痹痛，關節疼痛難耐。
藥材： 清風藤、尋骨風三錢或清風藤、虎杖、松節三錢。
用法： 將所有藥材一同煎湯服用。

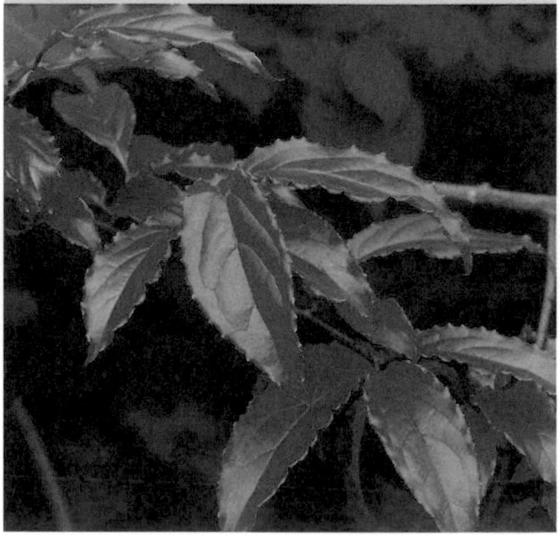

的清風藤與少量紅糖一同搗爛，將其敷在受傷的部位，乾時更換，能治熱癤腫毒。」

「師父，清風藤的植物形態具有哪些特徵呢？」龐憲好奇地問。

「清風藤是一種落葉攀緣的藤本植物，新生枝條嫩綠且具毛，衰老的枝條則呈紫褐色，表面生有白蠟層。葉片分為卵狀橢圓形、闊卵形、卵形，正面深綠色，背面略白，三到五條側脈生於每一邊。花朵於二到三月在葉腋處開放，單生。有五枚花瓣，形狀分長圓倒卵形、倒卵形兩種，顏色為淡黃綠色。清風藤的分果爿為兩種形狀，腎形和近圓形。」

「師父，等下次上山，我們採一些清風藤吧。徒兒還沒見過它呢！」龐憲道。

「可是它並不生長在我們居住的地方。」李時珍搖著頭說道。

「啊……真遺憾！」龐憲噘著嘴說道。

殺蟲止血的樹脂

藤黃

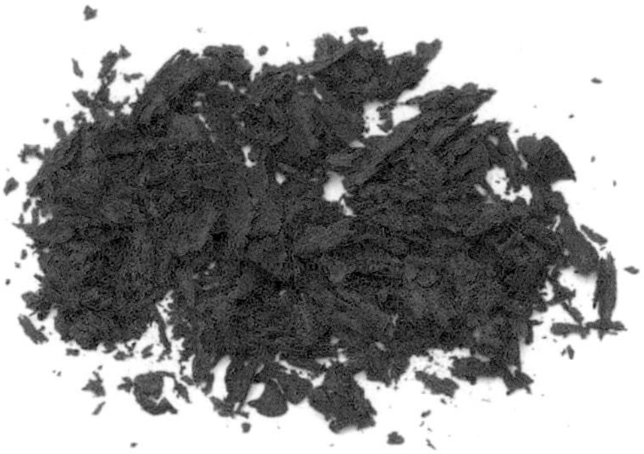

這日吃過午飯後，一陣睡意來襲，龐憲剛要閉上眼睛休息一會，便被來看診的病人打斷了。

「李大夫、李大夫，您在家嗎？」門口處傳來一個青澀的聲音。

「在，您請進。」龐憲急忙翻身下床，將病人帶到藥堂。

「李大夫，我這頭皮癢得很，每天洗頭也不見好轉。而且這些日子以來，我眼看著自己的頭髮從黑色變為灰白色，還大把大把地掉頭髮，李大夫，求您救救我吧！」男子哀聲道。

李時珍查看了男子頭部的症狀後，說道：「若想根治此病，需要剃掉頭髮，你介意嗎？」

男子連忙擺手道：「不介意，不介意，只要能將這病治好，怎樣都行！」

「憲兒，將剃刀拿來，然後取一錢五分明礬與川椒，將二者一同煎水。」李時珍命令道。

龐憲將剃刀遞給李時珍，便跑去堂前煎湯。

李時珍一邊為男子剃頭髮，一邊說道：「你這病是癩痢頭，其症狀為頭皮處生有灰白色的圓形塊斑，並有灰白色的鱗屑覆蓋在這上面，同時伴有瘙癢。」

「師父，湯藥煎好了。」龐憲將一大盆湯藥端來，放在病人身旁。

「用這湯藥清洗頭皮。」李時珍說道，「隨後塗抹藥膏，每日塗一次便可，痊癒後停用。」龐憲按照李時珍所說的，幫男子塗抹藥膏。男子走後，龐憲忍不住問道：「師父，那瓶子裡的藥膏是用哪些草藥製成的呀？」

「取一錢藤黃，五分輕粉，一錢枯礬，五分明雄，將這四味一同研磨為末，再加入三錢黃蠟、白蠟，四兩麻油，將其一同熬乾後製作成膏。」李時珍毫無保留地說道。

「藤黃……，我在藥櫃裡見到過這味藥材。它的表面有些是棕紅色，有些為橙棕色，形狀不一，但通常為圓柱形或塊狀，外面有一層粉霜，摸起來硬硬的，易破碎。」龐憲回憶道。

李時珍點點頭，說道：「沒錯。藤黃的入藥部位為樹脂，其性涼，味酸、澀，它具有殺蟲止血、攻毒、消腫、祛腐斂瘡的功效，除了可以治療癩痢頭，還可治療濕瘡、跌打腫痛、創傷出血、燙傷、癰疽腫毒等症。」

「哦，原來如此！師父，藤黃的植物形態又是什麼樣子的呢？」龐憲又問道。

「藤黃是一種常綠喬木，高可達十八米。葉片分為橢圓狀卵形、卵狀披針形兩種，對生，具全緣。花朵在十一月開放，於葉腋處生長，單性，具四枚黃色花瓣，圓形；雄花以二到三朵簇生，雌花單生。藤黃的漿果為亞球形，並具四粒種子。」李時珍告訴徒弟。

龐憲仔細回憶了一遍自己看過的醫書，問師父道：「師父，藤黃也具有毒性嗎？」

「對，所以在使用藤黃時，一定要小心。」見徒弟一臉後怕的樣子，李時珍摸摸他的頭，又說道，「藤黃與銅綠、草烏、硼砂、雄黃、白蠟、牛黃、生大黃、乳香、沒藥、五倍子、硫黃、薑黃等藥材一同配伍時，可治療無名腫毒，一切癰腫以及跌打損傷。都記清楚了嗎？重複一遍給我聽聽。」

「啊？哦，藤黃可治療……。」龐憲只得將剛記下的藥理知識說給李時珍聽。

水草

澤瀉
羊蹄
酸模
菖蒲
白菖
蒲黃
菰
水萍
蘋
海藻
海帶
昆布

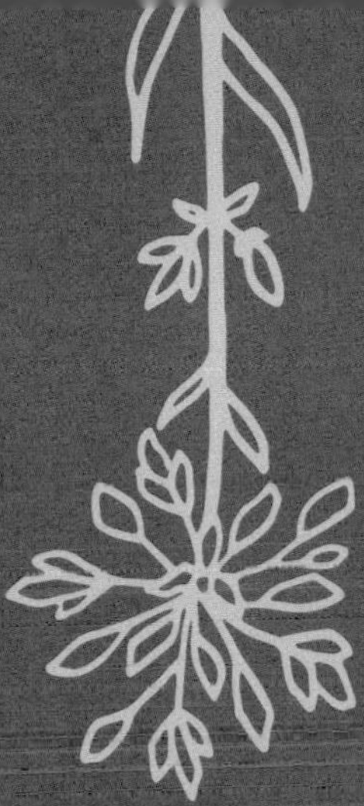

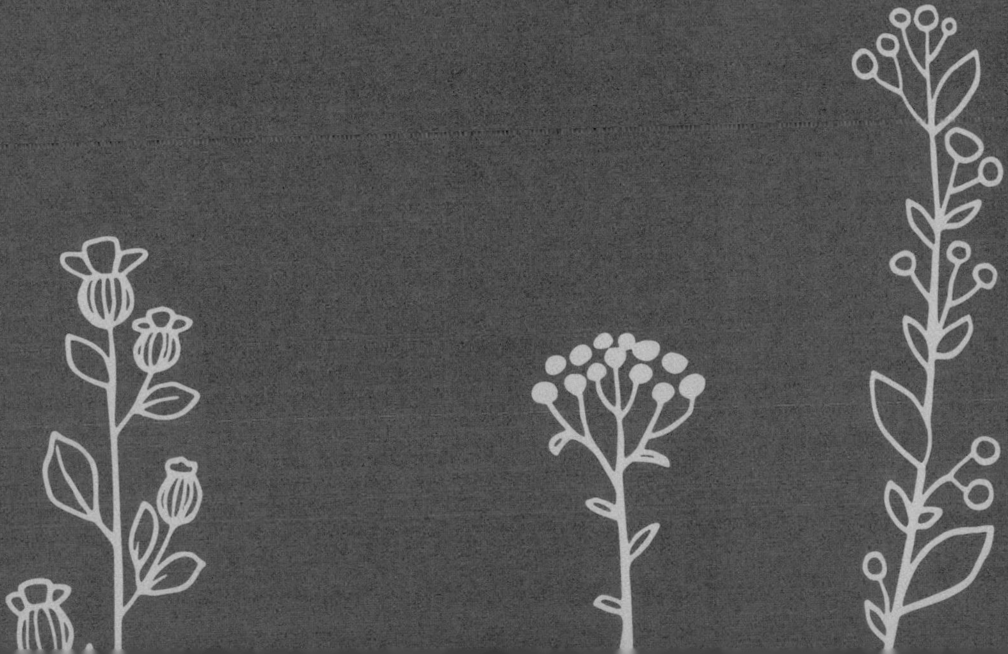

瀉熱通淋的澤瀉散

澤瀉

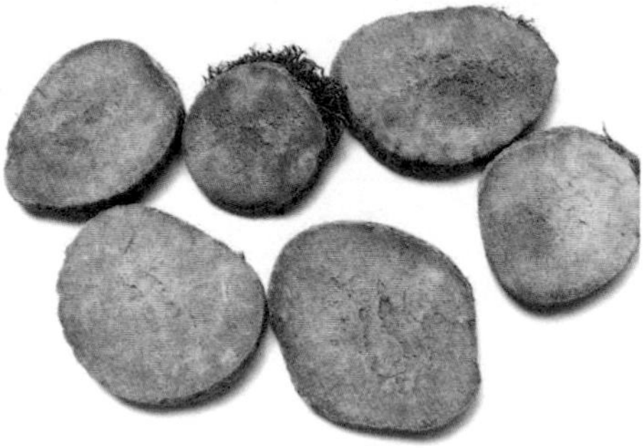

「憲兒，門外似乎有敲門聲。」李時珍一邊煎湯藥，一邊對徒弟說道。

「我沒有聽見聲音啊。再說，這個時辰應該不會有人來瞧病了。」龐憲研磨著藥材回應道。

「還是去門外看一看吧。」李時珍放心不下，令龐憲去門外查看。

沒一會兒，龐憲小跑著回來說道：「師父，果真有人來問診。」

「真是太不好意思了，這個時辰還來找您。我從外縣來，趕了四、五天的路程才到蘄春縣，我實在是等不到明天了。」李時珍剛剛坐下，來看診之人便開口說道，此人是一位三十歲左右的男子。

「不要緊的，藥堂現在也不忙。」李時珍微笑地說道。

「李大夫，我最近飲食減少了許多，卻總是感到胃部不適。不僅如此，我還總是感到渾身沒有力氣，提不起精神。更重要的是，我小便不暢，排尿極為困難，並時常伴有疼痛之感。請您給我看看吧。」男子詳細地敘述道。

「你這是虛勞症。」李時珍為男子把過脈後，說道，「你的病因在於脾，脾氣虛弱，所以脈弱，舌苔淡薄，氣凝滯於膀胱，遂引發小便淋痛。你的病需服用澤瀉散。每日取三錢澤瀉散，用一盞水將其煎至六分，過濾掉渣滓後於飯前溫熱服用。不出半個月，你的病應會有所好轉。稍後隨我徒兒去取藥便可。」

待男子走後，龐憲立刻追問道：「師父，您剛才開出的藥方為：一兩澤瀉，三分桂心、牡丹、白朮，一兩赤茯苓，一兩剉過的木通，三分剉過的榆白皮，三分炙成微紅且剉過的甘草，將這八味藥材搗羅為散。其中，桂心、牡丹、白朮、茯苓、甘草、木通、榆白皮這七味藥材徒兒很是瞭解，但是為何要加入澤瀉呢？」

「澤瀉在此方裡起到了瀉熱通淋的作用。此外，它還具有利水滲濕，化濁降脂的功效。澤瀉性寒，味淡且甘，能歸於腎經和膀胱經。」李時珍解釋道。

「那它還能治療哪些別的病症呢？」龐憲追問道。

澤瀉散

對症：虛勞症，飲食減少了許多，卻總是感到胃部不適，總是感到渾身沒有力氣，提不起精神，小便不暢，排尿極為困難，並時常伴有疼痛之感。

藥材：澤瀉一兩，赤茯苓一兩，剉過的木通一兩，桂心、牡丹、白朮三分，炙成微紅且剉過的甘草三分。

用法：將所有藥材搗羅為散。每日取三錢澤瀉散，用一盞水將其煎至六分，過濾掉渣滓後於飯前溫熱服用。

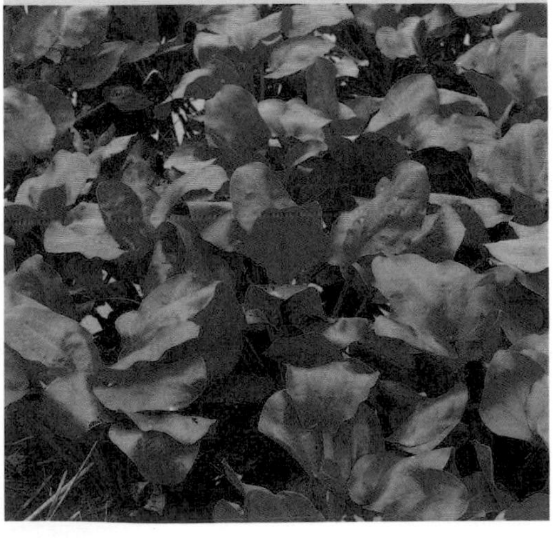

「水腫脹滿，熱淋澀痛，泄瀉，痰飲暈眩，遺精，小便不暢等症皆可用澤瀉來治療。」李時珍道。

「那這澤瀉長什麼樣子呢？我只在藥櫃裡見過這味藥材。」龐憲遺憾地說。

「澤瀉是多年生的沼生植物，最高可達一米。球形的塊莖生於地下，較粗，具有較多鬚根。葉片由寬橢圓形逐漸變為卵形，根生，通常具五到七條葉脈，具全緣，葉片正反面不具毛。澤瀉的花開在六到八月，白色的花形成複傘形花序，圓錐狀，花序生分枝，有些則從分枝上生出分枝；花瓣較小，容易掉落，倒卵形。澤瀉的扁平狀瘦果數量較多，同樣為倒卵形。」李時珍詳細地向徒弟描述著。

龐憲歪著頭記憶著李時珍說的話。

「將五兩澤瀉與二兩白朮加入二升水中煎湯，煮至一升溫服，可治療心下有支飲之症，此方被稱為澤瀉湯。澤瀉還可與白茯苓、茵陳、木瓜、蒼朮、柴胡、黃明膠、白朮、杜仲等藥材相配伍，用以治療濕熱黃疸、小兒齁蛤、濕寒腳氣、中暑吐瀉、風虛多汗、婦女妊娠期周身浮腫以及霍亂之症。」為了使龐憲可以深刻記住，李時珍詳細地補充道。

「嗯！謝謝師父，徒兒記住了。」龐憲笑著說道。

清熱解毒的「羊蹄子」

羊蹄

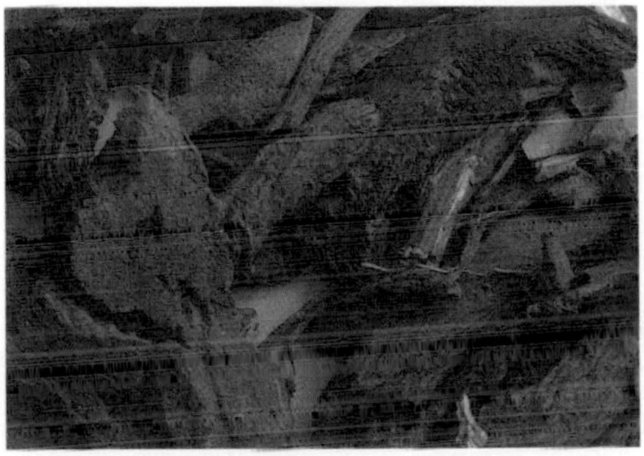

「憲兒，去買些羊蹄回來。」李時珍在堂前喊道。

「羊蹄？這不過年不過節的，也有羊蹄吃嗎？太好了，吃羊肉囉！」龐憲激動地跑了過來。

「羊肉？」李時珍一愣，才明白龐憲的意思，頓時笑道，「我說的羊蹄是一種草藥，並不是羊的蹄子。」

「哦，我說呢，師父怎麼突然想起吃肉了！」「藥櫃裡羊蹄這味藥材已經用完了，你去藥房買一些回來。」李時珍說道。

「居然有草藥叫羊蹄，真是有意思，它的形狀是不是同羊的蹄子很像啊？」龐憲好奇地問道。

李時珍笑著說：「羊蹄是多年生的草本植物，它具有直立向上的莖，最高可達一米，具分枝以及溝槽。」

「這『羊蹄子』肯定能開花！」龐憲機靈地說。

李時珍看了一眼龐憲，並未說什麼。

「我錯了，徒兒再也不隨意打斷您說話了。」龐憲立刻低下頭去，乖乖認錯。

「羊蹄的莖生葉片為狹長圓形，具易壞的托葉；基生葉則為披針狀長圓形或長圓形，基部較圓，前端很尖。羊蹄的花開在五到六月，輪生，花朵形成圓錐花序，且有雌雄之分；花被片呈綠色，並有內外之分。羊蹄的瘦果呈暗褐色，寬卵形且兩頭較尖，具棱。」李時珍緩緩說完。

「果然猜對了！」龐憲開心地小聲嘀咕道。

「又嘟囔什麼呢？」李時珍見龐憲的小嘴動來動去，不由問道。

「啊，我是說，還不知道這羊蹄藥性呢。師父您能給我講講嗎？」龐憲嘿嘿笑了起來。

「羊蹄的根是入藥的材料，其性寒，味酸、苦，是一種清熱解毒、通便止血，並能殺蟲的良藥。一年前，我曾為你趙大叔醫治過濕熱黃疸之症。他的病屬陽黃，體內蘊於濕熱，邪氣侵於肝膽，肝膽之液向外滲透，所以出現了眼睛橘黃，飲食減少，小便色黃之表象。治療你趙大叔的病，需取五錢羊蹄根、五加皮，一同煎水服用。另外，羊蹄根三至五錢煎水服用，可治療赤白濁；羊蹄根與麥門冬一同煎湯飲用，可治療鬱熱吐血；羊蹄根搗爛後與醋相調和，可治療奇癢難耐並出黃水的濕疹；羊蹄根與連皮的老薑相配伍，可治療腸風下血。所以羊蹄還可治療癰腫、跌打損傷、內痔、外痔、肛周炎症、婦女產後風祕、白禿、疥癬、流鼻血等症。」李時珍詳細地講解道。

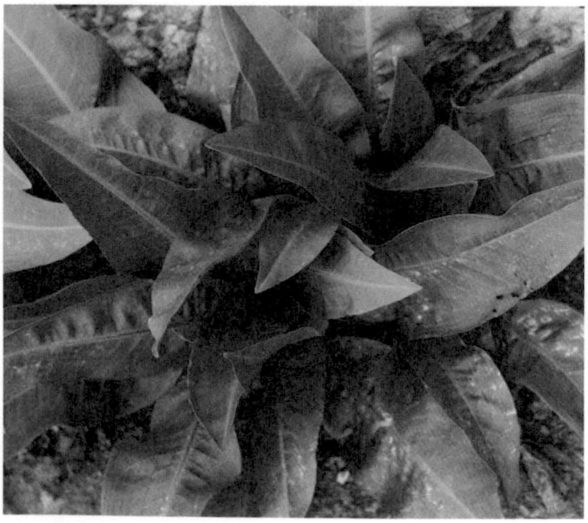

「看來這『羊蹄子』可真是個寶貝！」龐憲總結道。「不過，羊蹄具有毒性，所以內服時一定要十分小心。」李時珍提醒道。

「果然名字與眾不同的草藥，藥性也比較『剛烈』呢！」龐憲打趣道。

「憲兒，你打算什麼時候去買羊蹄啊？我這湯藥怕是快熬乾了！」李時珍無奈地說道。

「師父您別急，我馬上就去。」龐憲回答道。

瀉熱通便的草藥根

酸模

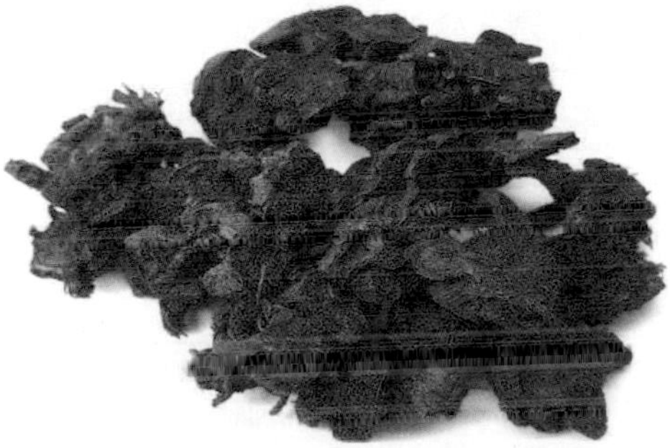

「龐憲、龐憲、龐憲……。」小胖一邊喊著一邊跑進了藥堂。

「咦，小胖，你怎麼來了？」龐憲見到小胖，開心極了。

「走啊，出去玩啊！」小胖一邊說著一邊不停眨著眼睛，好像很不舒服的樣子。

「小胖，你的眼睛怎麼了？怎麼這麼紅啊？」龐憲關切地問道。

「我也不知道，可能是進了沙子吧，要不就是沒休息好。」小胖不以為然地說道。

「我看看。」龐憲拉著小胖坐在凳子上，並輕輕按了按他的眼睛。

「哎呀！疼死了！」小胖打掉了龐憲的手，嗷嗷大叫起來。

「我覺得你這是目赤之症，也就是常說的火眼病。」龐憲若有所思地說道。

「啥？火眼？你別嚇唬我啊！很嚴重嗎？」小胖不覺擔心起來。

「不好說，還是等我師……。」龐憲搖著頭，話還未說完，便被打斷了。

「小胖來了啊？來找憲兒玩嗎？」李時珍一邊走著，

一邊放下出外診的藥箱。

「師父，您回來啦！」龐憲趕忙幫李時珍拿藥箱。

「李大夫好！」小胖起身問候道。

「師父，您回來得正好。小胖可能得了火眼病，但我不敢確定，還得請您給看看。」龐憲連忙說道。

李時珍喝了口水，又洗了洗手，這才坐下來為小胖瞧病：「憲兒說得對，小胖確實得了目赤之症。通常來說，目赤分為三種，風助火鬱為其一，火盛為其二，燥邪傷肝為其三。而小胖眼周有疼痛之感，按之不得，其眼較紅，眼白處有明顯的暗紅色血絲，這便是肝火旺盛上攻於目竅，並伴有肝氣瘀滯的症狀。」李時珍仔細察著，說道。

「李大夫說的話，我怎麼一句也聽不懂啊？」小胖小聲向龐憲問道。

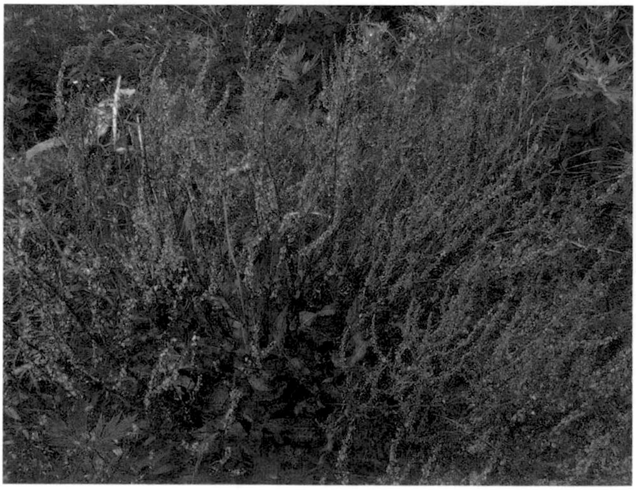

「那小胖這病該如何醫治呢？」龐憲對小胖眨眨眼，示意他不要著急。

「取一錢酸模根研磨成末，加入牛乳一同蒸熟，敷在眼睛邊沿；再取三錢酸模根煎湯服下。去給小胖煎藥吧！」李時珍說道。

「龐憲，你知道什麼是酸模嗎？」聽完李大夫的話，小胖好奇地問道。

龐憲邊取藥，邊回答道：「知道。酸模是一種多年生的草本植物，具鬚根。其莖直立生長，最高可長到一米，大多時候不分枝。莖生葉分為上部和下部，下部與基生葉同為箭形，基部具裂片，先端尖或鈍；莖下部生出的葉片較小，並具易壞的托葉。酸模的花開在五到七月，花朵生於頂端，形成狹圓錐狀花序，雌雄花不生於同一株，但均具有內、外花被片。酸模的瘦果具棱，且為黑褐色的橢圓形。」

「哎，雖然你講得如此詳細，我還是想像不出它是什麼模樣。」小胖撇著嘴說道，「那要不你給我說說它的藥性吧？這個我能聽懂。」

龐憲不以為意地笑了笑，說著：「酸模以根作藥材，其性寒，味微苦且酸，能歸於大腸經和肝經，有涼血止血，利尿殺蟲，瀉熱通便的效用。它除了可以治療目赤，還能治療吐血、便血、淋濁、濕疹、惡瘡、疥癬、痢疾、內痔出血、疔瘡等症。比如，酸模根搗爛後塗抹在患處，可治療瘡疥；一錢五分的酸模根與水煎湯，可治療小便不暢。」

沒過多久，龐憲將一碗湯藥遞給小胖：「藥煎好了，趁熱喝掉。」

「我剛才聽你說酸模又酸又苦，我不想喝。」小胖為難地說道。

「快點喝掉，不然病是不會好的！」龐憲強硬地命令道。

小胖拗不過龐憲，只得乖乖喝下湯藥。

祛風止痛的菖蒲散

菖蒲

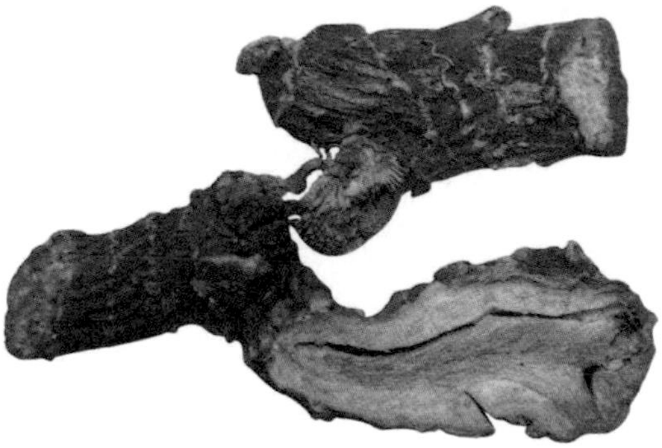

近來，來藥堂看病的人逐漸減少了，龐憲因此多了許多看書的時間。這日，龐憲坐在院子的角落裡，一邊看書一邊納涼。

「又在發呆！」李時珍將書卷成卷，敲了一下龐憲的頭。

「哎喲，師父……。」龐憲揉著頭說道，「您怎麼又打我啊？」

「這一個時辰內，你不是發呆就是傻笑，書也未見你翻一頁。你這小腦袋瓜整日在想些什麼呢？」李時珍坐到龐憲身旁，搧著扇子說道。

「徒兒想起了剛跟隨您學醫的時候。那時候我什麼也不懂，正巧有一位老奶奶來藥堂看病。我記得那老奶奶剛坐下，就不停喊著痛，先是手臂痛，再是雙腿痛，最後連著整個身體痛。您說她的病是因風冷而起，冷入侵於體內，導致經絡閉塞，氣血無法順利運行，而風邪可使病邪游走於體內，所以老奶奶才會全身疼痛。」

「那你還記得為師是如何治療這老奶奶的嗎？」李時珍溫和地問道：

「當然記得。您開出的藥方為菖蒲散，即四兩剉過的菖蒲，四兩去土後切碎的生地黃，四兩去心的枸杞根，八兩切成薄片的生薑，四兩去土後切碎的生商陸根，二兩烏頭，這裡的烏頭需炮裂，去掉皮臍後再剉碎，將這六味藥材放入三升清酒內浸泡一晚，烈日下曬乾後再次放入酒中，直到容器裡的酒用盡，再次暴曬後搗羅並篩出細末。您讓老奶奶每次以溫酒調和一錢匕，於飯前服下，一個月過後，老奶奶的疼痛便減輕了很多。」龐憲清楚地回答道。

李時珍點了點頭。

「我還記得當時因為不認識菖蒲二字還鬧了笑話。」龐憲傻笑著說道。

「為師是不是給你講解過菖蒲的外形特徵？」李時珍問道。

「嗯，講了！您說菖蒲是一種多年生的草本植物，它具有橫向生長且具分枝的莖，並能散發出香氣，根的數量較多，具鬚根。基生葉片為劍狀線形，基部較寬，前端較狹，綠色，具隆起的中肋以及三到五對側

菖蒲散

對症：因風冷而起，冷入侵於體內，導致經絡閉塞，氣血無法順利運行，而風邪可使病邪游走於體內，造成的全身疼痛。

藥材：剉過的菖蒲四兩，去土後切碎的生地黃四兩，去心的枸杞根四兩，切成薄片的生薑八兩，去土後切碎的生商陸根四兩，烏頭二兩（需炮裂，去掉皮臍後再剉碎）。

用法：用法將這六味藥材放入三升清酒內浸泡一晚，烈日下曬乾後再次放入酒中，直到容器裡的酒用盡，再次暴曬後搗羅並篩出細末。每次以溫酒調和一錢匕，於飯前服下。

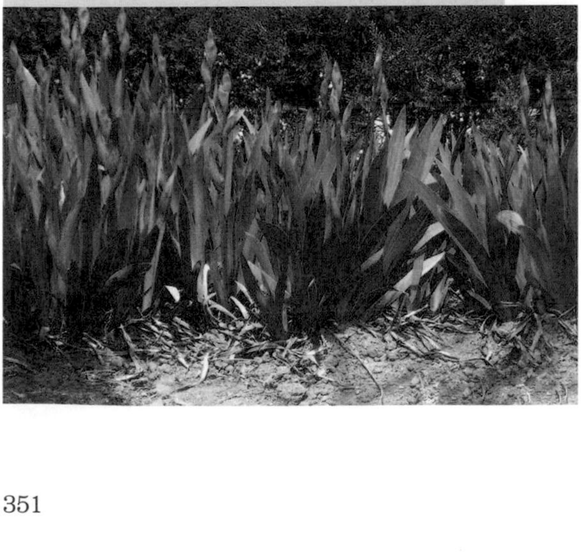

脈。菖蒲的花開在六到九月，花朵黃綠色，形成圓錐形的肉穗花序，具劍狀線形的佛焰苞。菖蒲的漿果呈紅色，是長圓形的。」龐憲回答道。

李時珍臉上露出欣慰的笑，卻又說：「記得很清楚。那它的藥性你應該也記得吧？」

「記得，菖蒲以其根莖入藥，性微溫，味辛且苦，能歸於肝經、脾經。菖蒲是一種即可祛濕行氣、消腫止痛，又可化痰開竅、祛風利痛的草藥，所以它常用來治療跌打損傷、腹脘脹痛、健忘、耳鳴、癲癇、癰疽疥癬之症。但是，咳嗽、吐血、陰虛陽亢的人需謹慎服用。《本草經集注》中說，『秦艽、秦皮為之使。惡地膽、麻黃』。」龐憲搖頭晃腦地背誦道。

李時珍心裡很滿意，卻不動聲色，讓龐憲自己發揮。龐憲見師父什麼話也不說，於是繼續說了起來：「後來藥堂又來了一位老者，他患有耳聾之症，您便給他開了菖蒲根丸。做法是取一寸菖蒲根，一粒去掉皮心的巴豆，將二者搗羅後過篩，做成七顆丸子；用法則是以棉花包裹丸子，病人躺下的時候塞入耳內，等到晚上拿掉即可。此外，菖蒲多方入藥時，還可與車前子、生地黃、地骨皮、苦參、川貝母、茯苓、斑蝥、川黃連、甘草、補骨脂等藥材相配伍，以治療風癇，記性差，濕熱證，諸氣積、血積，霍亂不止，赤白帶下等症。師父，我說的可對？」

龐憲說完，半天也不見李時珍有所反應。他抬起頭來，才發現李時珍已經累得睡著了。

健脾利濕的妙藥

白菖

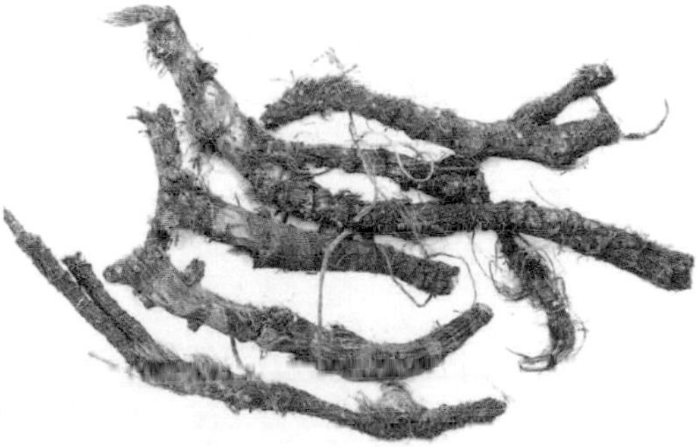

上個月，小胖的娘親感染了風寒，於是小胖每隔幾天便來藥堂為母親取藥。這日，小胖又來取藥，龐憲卻察覺出了小胖的異樣。

「小胖，我覺得你瘦了。」龐憲擔憂道。

「有嗎？不過你這麼一說，我確實覺得最近身子輕了不少，至少跑得比以前快了。」小胖拍著自己的大腿，笑嘻嘻地說著。

「你最近有沒有感到身體不適？」龐憲總覺得哪裡不對勁，但是又說不上來是怎麼回事。

「我說你呀，還沒當上郎中呢，就整日疑神疑鬼的。我這不好好的嗎，哪裡有……。」說著小胖突然想起了什麼，改口說道：「我最近肚子脹得很，吃不下東西，明明肚子已經餓得咕咕叫了，剛吃了兩口東西就飽了。我倒沒覺得這是病，除了吃不下東西這點讓我有些不開心，倒也沒有特別不舒服的感覺。」

「腹脹……吃不下東西……。」龐憲嘴裡一邊嘀咕著，眼珠也不停轉動著。終於，他想到了，便說道，「小胖，我覺得你這病可能是消化不良。」

「別開玩笑了，你看我體格這麼健壯，怎麼可能消化不良呢？」小胖對龐憲的話並不在意，反而覺得好笑。

「你不要輕視身體所發出的每一個信號。」龐憲對小胖的態度很是不滿，轉過身去不再理會他。

「李大夫，您回來啦？」小胖禮貌地問候道。

「小胖又來取藥了啊？怎麼你瘦了許多啊？」李時珍熱情地說道。

「師父，我覺得小胖患了消化不良之症。」被質疑的龐憲還有點不高興，低沉著聲音向李時珍說道。

「哦？生病了？過來，我看看。」李時珍為小胖仔細檢查了一番，才道，「你這是脾胃失和，脾、胃運化失調，胃無法引氣下行，於是出現了腹脹、消化不良的情況，不是太大的問題。取三錢白菖、神曲、炒過的萊菔子，四錢香附，一同煎湯服用，不出幾日便可好轉。隨憲兒去取藥吧，記得按時服用。」李時珍叮囑道。

「師父，白菖是什麼草藥啊？徒兒從未聽說過這個名字。」遇到了自己不認識的草藥，龐憲急忙向李時珍請教。

「白菖是多年生的草本植物，它具有橫向生長的根莖，具分枝，並能散發香氣，根的數量較多，肉質，具鬚根。葉片基部較寬，向上逐漸變狹，呈劍狀線形，綠色且具光澤；三到五對

解消化不良的白菖藥方

對症：脾胃失和，脾、胃運化失調，胃無法引氣下行，於是出現了腹脹、消化不良的情況，肚子脹痛，吃不下東西。

藥材：白菖、神曲、炒過的萊菔子三錢，香附四錢。

用法：所有藥材一同煎湯服用，不出幾日便可好轉。

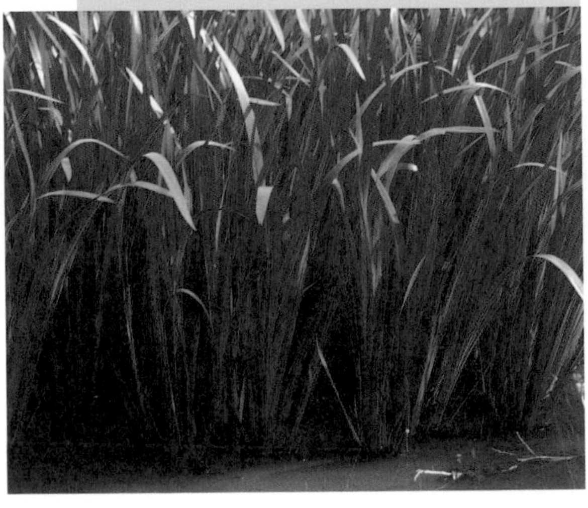

側脈呈平行狀延伸至葉前端。白菖開花在六到九月，花朵呈黃綠色，形成狹錐狀肉穗花序；佛焰苞呈線形。白菖生有紅色的長圓形漿果。」李時珍耐心地解答道。

「原來也有你不認識的草藥啊！」小胖在一旁小聲說道。

龐憲無奈地看向拆自己台的小胖，還沒說什麼，便聽見小胖突然說道：「李大夫，白菖還有哪些藥性啊？我替龐憲問的。」

李時珍的眼睛彎成了月牙狀，笑著說：「白菖具有健脾利濕、化痰、利濕之效，對於治療泄瀉、痢疾、驚悸健忘、頭腦不清、風濕疼痛、癰腫瘡疥之症極為有效。」

「李大夫，這白菖還有其他入藥的方子嗎？」小胖又搶在龐憲前面問道。

「當然有，若是治療牙齦出血，可取適量白菖研磨成末，將它抹在疼痛的部位；若是患有癰腫之症，可將白菖與赤芍、紫荊皮、獨活、白芷相配伍；若是治療神志不清、好忘事，可將白菖與遠志、龜板、龍骨、茯苓一同入藥。」

「我聽明白了，謝謝李大夫！」小胖微笑著說道。

「你這傢伙，怎麼突然對草藥有了興趣？」龐憲板著臉對小胖說道。

「就不告訴你！你快去幫我抓藥！」小胖得意地命令龐憲道。

止痛化瘀的蒲黃酒

蒲黃

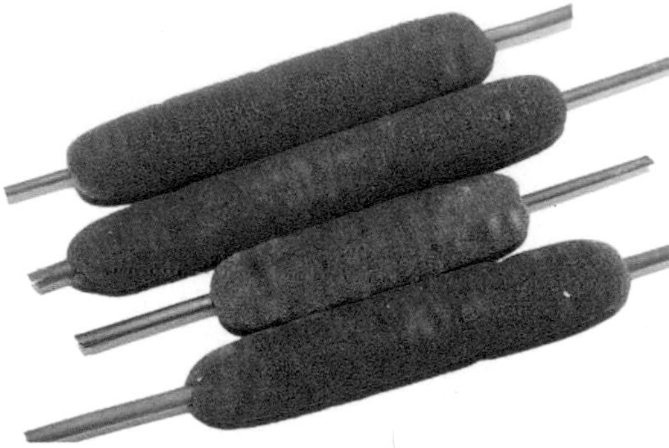

「醒了？」李時珍正坐在龐憲床頭，為他換頭上的手帕。

「嘶……。」龐憲捂著頭說道，「師父，我的頭是不是撞在石頭上了，好疼啊。」

「上午發生的事你一點也不記得了？」李時珍問道。

「發生什麼事了？我記得我送藥回來，覺得一陣口渴，便將桌子上的一碗茶水喝掉了。」龐憲捂住胸口，難受得五官都扭打在一起。

「你喝的時候就沒覺得有什麼不對勁的地方嗎？」李時珍問。

「不對勁的地方？徒兒這兩日鼻塞嚴重，根本聞不見氣味，不過那茶水確實與平常喝的有所不同。喝下去是辣辣的，但是辣中還有點甜，喝下後嗓子像燒起來了一樣。」龐憲努力回憶著。

「傻孩子，你喝的根本不是茶水，而是蒲黃酒。」李時珍忍不住笑道。

「蒲黃酒？我喝的是酒？哎喲……。」說著，龐憲便再次捂住胸口，側過身來，將頭對著地上。

「怎麼了？」李時珍趕忙詢問。

「噁心，想吐，頭也疼。」龐憲低垂著腦袋，毫無精神。

「把這個喝了。」李時珍端起一碗茶水遞給龐憲。

「嗝！」龐憲喝完茶水，打了個嗝：「師父，蒲黃酒是做什麼用的呀？是用蒲黃製成的吧？蒲黃是一種草藥嗎？」感覺好點了，龐憲就又變回了那個好奇的徒弟，一連提出了幾個問題。

「蒲黃酒的做法為：將二錢蒲黃、大豆、小豆加入一斗清水中，煮至三升，去掉豆子。蒲黃酒可治療風虛水氣以及全身浮腫之症。」李時珍詳細解答道。

「蒲黃酒可治水腫？那我喝了它是不是就能變瘦啊？」龐憲笑嘻嘻地說道。

「你呀，想得美！你又不是病人，這蒲黃酒怎會對你有效？不過，你喝下蒲黃酒，致使全身出汗，倒是將你這鼻塞給治好了。」李時珍無奈地搖了搖頭。

「師父，您還沒告訴徒兒，蒲黃是什麼呢！」龐憲撒著嬌說。

李時珍寵溺地看著徒弟，溫和地開口道：「蒲黃是香蒲的花粉，也是其入藥部位。香蒲是一種多年生的植物，且有水生、沼生之分，它具有乳白色的根狀莖以及粗厚的地上莖。葉片不具毛，條形，上部略平，下部略凹。香蒲的花開在五到八月，分為雄花序和雌花序；雄花序軸具毛以及葉狀苞片，但是開花後便自動脫落；雌花序同樣具葉狀苞片，但只有一枚，開花後同樣脫落；雄花具三枚雄蕊；雌花具匙形的柱頭。香蒲生有小堅果，形狀由橢圓形逐漸變為長橢圓形；其種子稍微彎曲且呈褐色。」

龐憲眨著眼睛繼續問道：「師父，那蒲黃具有哪些藥性呢？」

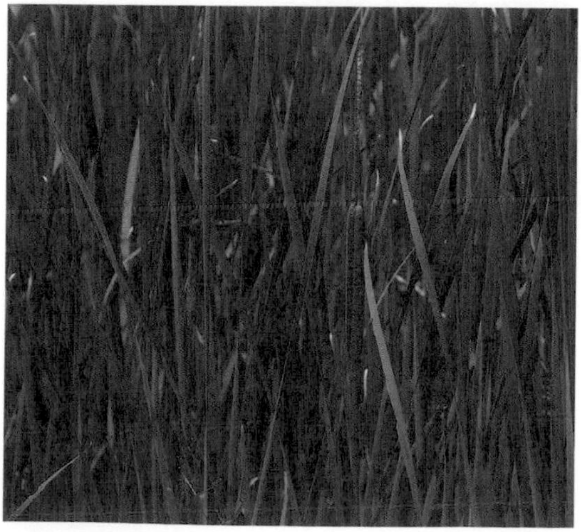

「蒲黃性平，味甘，歸於肝經和心包經。它具有利尿通淋、止血化瘀之效，對於咯血、便血、衄血、婦女閉經、產後瘀痛、跌撲腫痛、口瘡、帶下、崩漏、外傷出血、血淋澀痛之症極為有效。婦女血傷漏下不止之症，可用蒲黃丸治療，其做法為：二兩微炒的蒲黃，二兩半龍骨，一兩艾葉，將三味搗羅為末後加入蜂蜜，製成梧桐子般大小的丸子。除此之外，蒲黃還可與鬱金、甘草、白魚、乾薑、石榴花、青黛等藥材相配伍，用來治療婦女生產後惡露不下，肺熱衄血，小便出血不止，小兒口生瘡之症。還有，取等量炒香的蒲黃、五靈脂研磨為末，以釅醋調和二錢熬製成膏，這便是失笑散，可治療婦女產後嚴重腹痛；要注意，此處所用的五靈脂需以酒研磨過後去掉沙土。」李時珍為徒弟一一道來。

「失笑散？那這個方子是不是除了可以治療疼痛，還可止笑啊？」龐憲捂著嘴笑道。

「你呀你！好了，你好好休息吧！」李時珍道。

「師父，我……我喝醉了之後，有沒有做丟臉的事情？」龐憲拉住李時珍的袖子問道。

「抱著花瓶哭算不算？」李時珍取笑道。

「果然！我就知道，一定出糗了！」龐憲將臉埋在被子裡說。

通利二便的茭白

菰

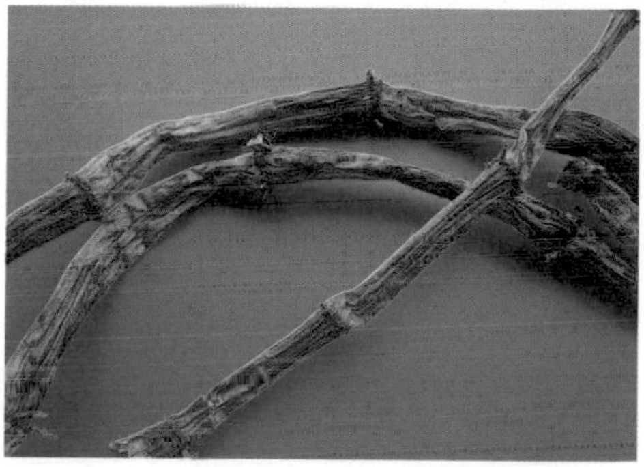

這日一早，龐憲跟著張嬸去挖野菜，臨近中午才回來。龐憲的頭上滿是汗水，手裡提了滿滿一籃子綠色植物。

「回來了。累壞了吧？」李時珍在門口迎接龐憲。

「師父，您看，我挖了特別多野菜，估計夠咱們吃一陣子了。」龐憲得意洋洋地說著。

李時珍看向徒弟的籃子，微皺了下眉著，隨即笑道：「傻徒兒，你不覺得你挖來的野菜與平時咱們吃的長得不太一樣嗎？」

龐憲看向籃子裡，隨口道：「是有些不一樣。所以我猜這一定是新生出來的，肯定很好吃！」

李時珍無奈地搖搖頭，告訴徒弟：「它可不僅僅是野菜。這種植物叫菰，也是一種草藥。」

「咕？咕咕叫的咕？師父，是不是還有另外一種草叫呱？呱呱……。」龐憲學著青蛙的模樣，叫了起來。

「憲兒，不許開玩笑。這『菰』字是草字頭下一個孤獨的孤。」李時珍略有些嚴肅地說道。

「真想不到我挖回來的野菜竟然是藥！那這菰到底有什麼特徵？」龐憲興奮地問道。

「菰是一種多年生的植物，它具有匍匐生長的根狀莖。其稈不僅高大且直立生長，生有節多數，基部節有不定根生出。葉鞘較肥，生於節間。葉片扁平且長。菰具有圓錐花序，分枝簇生。雄小穗分布於花序之下或分枝之上，有五脈生於外稃；雌小穗生於花序之上或分枝下部。菰的穎果為圓柱形。」

「咦，師父，這白白的像筍一樣的東西是什麼呢？」龐憲邊聽李時珍講解草藥，邊清洗著菰。扒開葉子後，他看到一段圓柱狀的白色物體。

「這便是菰，它也被稱作茭白。茭白不僅可以食用，還可入藥。」李時珍回答道。

龐憲一聽到可以吃，立刻將茭白洗乾淨，咬了一口，頓時發出讚嘆：「真脆啊。甜甜的，真好吃！」

「菰的嫩莖粗大且肥美，被稱作茭瓜，可以作為蔬菜食用；而穎果則被稱為菰米，可做成飯供人食用；菰的全草又可以做成飼料。」李時珍趁機講解道。

「可是師父，您說了半天菰的食物用途，那它到底有哪些藥性呢？」龐憲好奇地問道。

李時珍拿起一根菰，仔細講解道：「茭白入藥時，其性涼，味甘，它有通利二便、清除煩熱、止渴、通乳的作用，多用來治療大小便不暢、婦女產後乳汁不通、熱病煩渴之症。菰根、菰實性寒，味甘，它們有清熱解毒、清除煩熱、生津止渴之效，多用於治療心煩口渴、消渴、火燙傷、二便不利之症。」

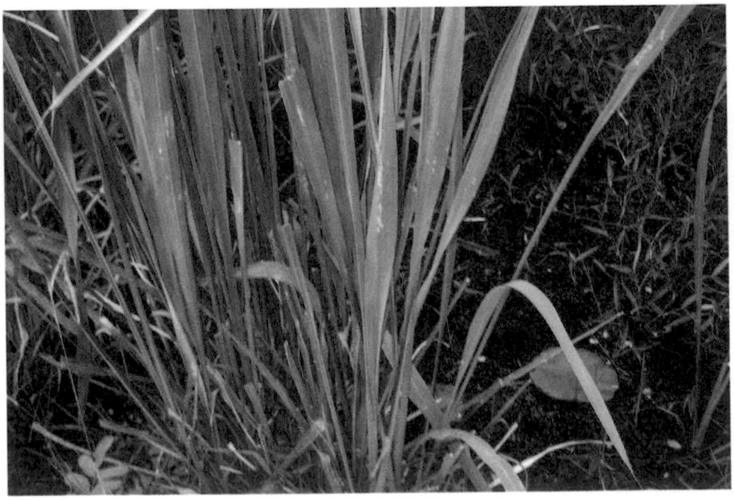

龐憲一邊啃著茭白，一邊搖頭晃腦地聽著。

「你還記得先前李奶奶突然心臟疼痛的事嗎？她因臟腑虛弱，冷熱風邪侵入手少陰經，導致經絡運行不暢，而手少陰經主心，則突發心臟疼痛。治療此病，可取適量茭白，放入鹽或醋一同煮熟，並吃下。陳藏器曾說過，將茭白與鯽魚一同煮為羹，不僅可以健胃下食，還可解酒毒。」李時珍講述道。

「那師父，李奶奶現在心臟還疼嗎？我們再煮些茭白給她吃吧！」龐憲關切地說道。

「放心，李奶奶的心臟疼痛已基本治癒了。不過這鯽魚茭白羹倒是老少皆宜。你把茭白拿去廚房，讓你師母做個魚羹吧。」李時珍笑著說道。

「太好了！有魚羹吃了！」龐憲一邊歡呼，一邊提著籃子跑了。

下水氣的水中葉

水萍

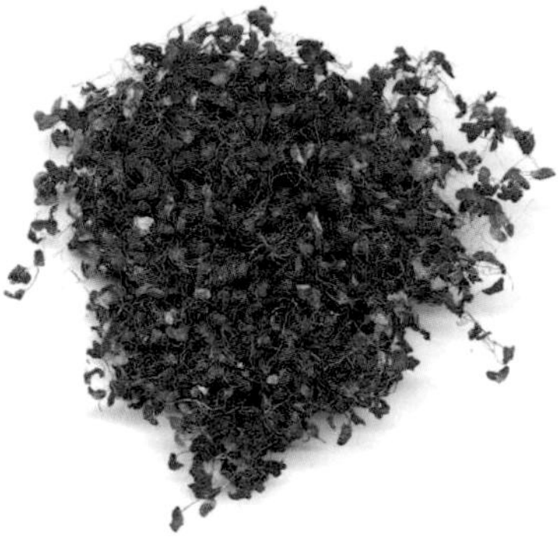

「哼，都怪你！要不是你，早就抓到魚了！」

「怪我？還不是因為你笨！到手的魚就這樣白白丟掉了。」

不用想也知道，又是龐憲與建元吵了起來。二人嘰嘰喳喳地一路從池塘吵到了家裡。

「爹爹，您在哪裡呀？爹爹，您快來給我們評評理。」建元氣沖沖地喊道。

「師父，您快出來呀！出來評評理。」龐憲緊跟著也喊道。

「又發生什麼事了？」李時珍無奈地來到院子裡。

「爹爹，今日我與憲哥哥去撈魚。憲哥哥一直在池塘邊大呼小叫的，將魚兒全部嚇跑了，害得元兒一條魚也沒撈到……。」建元搶先說道。

「不是這樣的，師父。您聽我說，我當時見到魚兒游了過來，可建元非但不去撈，反而向相反的方向走去……。」龐憲連忙辯解道。

「才不是，我當時見有一條肥大的魚兒從我眼前遊了過去，我是想……。」建元也趕緊解釋道。

「都是因為建元，我們才沒有撈到魚的……。」

「根本就是憲哥哥笨……。」

「好了，好了，你們不要吵了。我聽懂了，總而言之就是，你們二人一早出去撈魚，但是一個上午什麼也沒撈到。」李時珍總結道。
聽了李時珍的話，龐憲與建元二人，你看看我，我看看你，竟一起笑了出來。
「其實認真說來，我們撈了一堆葉子回來。」龐憲忍著笑說道。建元聞言，看了看手中被葉片覆蓋的漁網，笑得更大聲了。
「雖然沒撈到魚，但卻撈了一堆草藥回來。你們倆這一上午也算是沒有白費。」說著，李時珍蹲下身來，整理著掛滿漁網的葉子。
龐憲與建元二人聽見草藥二字，不由得一愣。二人雙雙蹲下，看著漁網上的葉片，不知道該說什麼好。
「師父，您沒看錯吧？這水裡撈出來的爛葉子也是草藥？」龐憲伸出手，幫著李時珍一起整理葉片。
「當然沒錯。這叫水萍，是一種漂浮植物。葉片正面為綠色，背面為淺黃色，也有些呈紫色或綠白色，形狀有倒卵形、近圓形、倒卯狀橢圓形之分，上部稍稍凸起，具三枚不顯眼的脈，背面具一條白色的根。葉狀體具囊，且生於單側。其種子具胚乳以及十二到十五條縱向生長的肋。」
「爹爹，這水萍有什麼藥性呢？」建元問道。
「水萍性寒，味辛，它有治療熱毒、風熱、燙傷、火燒傷、風疹、鬚髮減少、暴熱身癢之效；它還可下水氣、止消渴，長期服用有輕身的功效。若有人患有小便不利之症，可將適量曬乾的水萍研磨為末，每次以熱水服用一匙，一日兩次；若有人患有風熱丹毒，可將適量水萍搗出汁液，塗於患病處；若有人腫毒初起時，也可用上述藥方。」
「師父，水萍是不是還可與栝蔞根一同做成藥丸？」龐憲回想起自己看過的醫書，問道。
李時珍點頭：「沒錯，將等量水萍與栝蔞根研磨為末，加入乳汁製作成梧桐子大小的丸子，可治療消渴。好了，你們兩個去把這些水萍清洗乾淨，晾曬在院子裡。」李時珍命令道。
「是！」龐憲與建元異口同聲地答道。

利水止血的蘋草

蘋

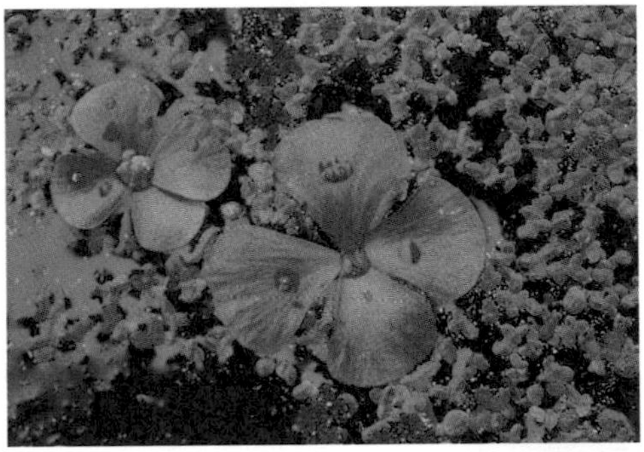

「師父，您回來啦？」龐憲小跑著來到李時珍身旁，接過他背上的包袱，「師父，您快請坐，累壞了吧？」龐憲諂媚地笑著，主動道：「我給您捶捶腿。」

「無事獻殷勤！說吧，你又想做什麼？」李時珍一邊喝著茶水，一邊笑道。

「哎呀，師父，徒兒這哪裡是獻殷勤，我是覺得師父出外診太辛苦了……。」龐憲說著，看李時珍一臉不為所動，只好老實道：「師父，其實徒兒是想問您今天看的是什麼病症，用了哪個方子治療？」

「鎮北的包大爺與人發生了爭執，推擠的過程中，腰撞到了桌子角，疼得下不了床。他的病為外傷引發的腰疼，我開出的藥方為：取六錢鮮蘋草與醋一同翻炒，隨後加入適量水煎湯，溫時服用。」李時珍講解道。

「師父，您所說的蘋是蘋果樹上的葉子嗎？」龐憲不解地問道。

「你這小腦袋瓜裡只有吃！蘋可不是蘋果葉子。它是一種多年生的草本植物，呈匍匐形態的根狀莖生長在泥土裡，細且長，質地較軟。它具較長的葉柄，四小葉生於葉柄頂端，對生，倒三角形，並具全緣；褐色的葉脈呈叉狀，具鱗片。蘋具圓形或斜卵形的孢子果，大多以二到三個側生於基部；孢子囊群生於果內，個數約十五個，孢子囊群生有少數大孢子囊，其周圍分散著小孢子囊。」李時珍詳細地描述道。

「聽您這樣一說，我反倒覺得蘋的葉子與四葉草有些相像。」龐憲仰著頭，邊想像邊說道。

「沒錯，是有相似之處。因此蘋也被稱為四葉草、田字草、四眼菜。」李時珍點點頭，道。

「這蘋除了可以治療腰疼，還有哪些功效呢？」龐憲問道。

「蘋性寒，味甘，具有清熱解毒、利水止血之效，對於治療風熱目赤、吐血、熱淋、尿血、瘰癧、癰瘡、消渴、腎炎、瘧疾、衄血等症都極為有效。《本草拾遺》中說，『搗絞取汁飲，主蛇咬毒入腹，亦可敷熱瘡』。若治療風火赤眼之症，可取三錢至一兩蘋，煎湯服用；若治療疔瘡，可將新鮮的蘋全草搗爛，敷在患病部位，每日一次；若治療毒蛇咬傷，可取適量新鮮的蘋全草搗爛，再加入三錢雄黃末，將其敷在傷口周圍。」李時珍耐心地向徒弟講解道。

「哦，原來如此，師……。」

「救命啊李大夫，求求您救救我……。」一個少年跑進了藥堂，一隻手捂住左手腕，驚叫著：「我被毒蛇咬傷了，現在整個手臂不僅發麻，還很疼。李大夫，求您救救我……。」

少年手腕處有兩處血痕，呈「八」字狀，傷口周圍處出現大片紅腫以及青紫色的瘀血。

「師父，蛇毒！」龐憲不禁喊道。

李時珍點了點頭，隨即吩咐龐憲去取些蘋草。龐憲按照李時珍剛才所說的方法，將一握新鮮的蘋葉搗爛，敷在了少年的手臂處。不久，少年手臂的紅腫便開始消退了。

消腫利水的「黑線團」

海藻

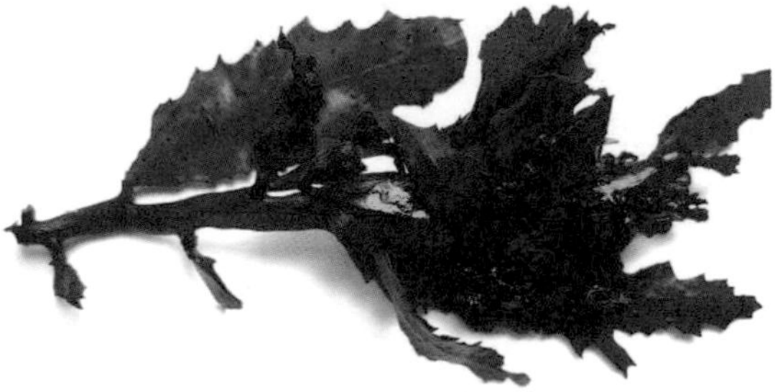

「憲兒，你做什麼去啊？」李時珍見龐憲手裡拿著一堆黑色的物體準備出門，便問道。

「哦，我將桌子上的一堆黑線拿去扔掉。」說著，龐憲繼續向門外走去。

「憲兒，你等會兒！」李時珍有些激動地喊道。他快步走上前去，一把將龐憲手裡的「黑線」搶了過來。

「怎麼了師父？您有什麼吩咐嗎？」龐憲被李時珍突然的舉動嚇到了。

「這是藥材！」李時珍說著，向屋內走去。

「藥材？師父，您等等我啊，這是什麼藥材啊？」龐憲急忙跟在李時珍的身後，追著問道。頓了頓，他又開口道，「師父，您先別說，讓徒兒猜一猜。」

「外表黑褐色，皺皺的，具小突起，葉片有些呈倒卵形，有些則是披針形，全緣，聞起來很腥。我知道了，這是曬乾後的水藻，對不對？我前兩天才見過它！」龐憲胸有成竹地說道。

「不對。」李時珍面無表情地否定道。

「不對？怎麼可能！那就是海菜！」龐憲篤定地說。

「也錯。」李時珍再次否定道。

「還錯？嗯……難不成是水菜？」龐憲猶豫地說。

「通通不對。這是海藻。」李時珍搖著頭說道。

「海藻？是長在海裡的藻嗎？模樣不是應該與水藻差不多嗎？那怎長得像團『黑線』呢？」龐憲仔細端詳起眼前的海藻。

「海藻也被稱為紫菜、裙帶菜，它生長於海中，是一種藻類。」李時珍為徒弟解惑道。

「哇，它是海裡的植物呢！我到現在還沒見過大海呢。」龐憲在一旁驚呼道。

李時珍笑了笑，繼續解說道：「海藻有大葉海藻以及小葉海藻之分。你所見到的草藥是將大葉海藻的雜質除掉後，切成段曬乾的。大葉海藻為黑褐色，形狀捲曲，有些具白霜。圓柱狀的主幹具有圓錐形的突起，主幹兩側有枝生出，葉腋處生側枝，呈倒卵形或披針形的葉片為初生，具全緣；呈披針形或條形的葉片為次生，小枝生於葉腋。海藻具有卯圓形、球形的氣囊，黑褐色，質地較脆；生活在水中時，質地柔軟。」

「但是這團『黑線』無論怎樣看，也不像可以治病的草藥呀。」龐憲撇著嘴說道。

「海藻以乾燥的藻體入藥，其性寒，味鹹、苦，能歸於腎經、肝經、胃經。先前于先生頸部患有瘰癧症，其硬塊如梅李大小，推之能動，但並無痛癢之感，而治療于先生的藥方為：一斤海藻浸入二升酒中，浸數日，取少些飲下。海藻有消腫利水、散結、消痰、泄熱之效，除了可以治療瘰癧外，還可治療痰飲水腫、陰莖疼痛、積聚、癭瘤之症。海藻鹹能潤下，寒能泄熱引水，故能消癭瘤、結核、陰潰之堅聚，而除浮腫、腳氣、留飲、痰氣之濕熱，使邪氣自小便出也。」李時珍細緻地講解道。

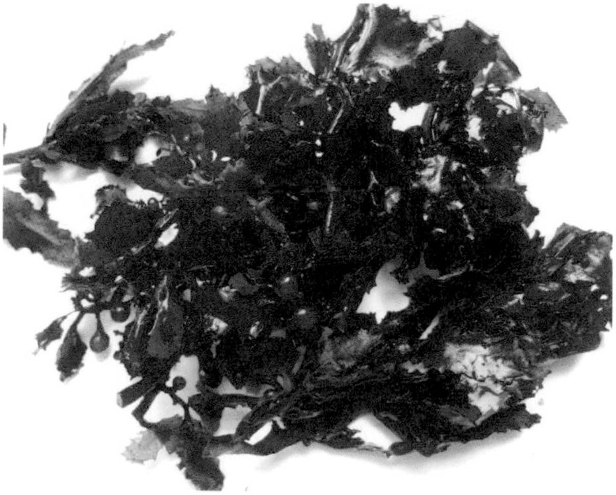

「師父，海藻可以多方入藥嗎？」龐憲繼續問道。

「可以。海藻可與白僵蠶、昆布、通草、龍膽、半夏等藥材一同入藥。但是，海藻不可與甘草一同使用。此外，脾胃虛寒之人也不可以服用海藻。」李時珍強調道。

「徒兒明白了！」龐憲點點頭說道。

「以後見到『黑線』還扔掉嗎？」李時珍笑著問徒弟。

「不扔了，不扔了！徒兒一定不再犯這樣的錯誤了。」龐憲撓著腦袋瓜說道。

軟堅化痰的寬葉植物

海帶

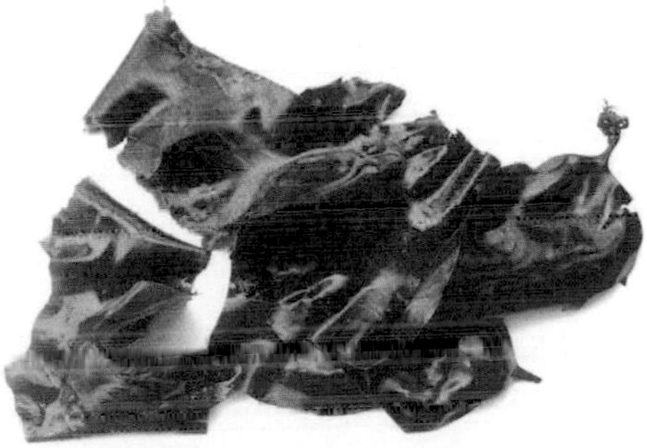

「請問小弟弟，李大夫在家嗎？」門外一位三十歲左右的女子問龐憲。

「我師父外出看診了，請您稍等一會吧！」龐憲將這位女子請進屋，讓她等一會兒。

龐憲看到這位女子脖子正面有兩處拳頭般大小的腫塊，分布在脖子兩側。

「此人所患之病為瘰癧，蒴草便可治療！」龐憲暗暗觀察女子，並在心裡做出了判斷。

一刻鐘後，李時珍回到了藥堂。龐憲將脈枕、紙筆等擺放好，李時珍便為這位女子看診。

「李大夫，我脖子上生了兩個硬的腫塊，煩請您給看看。」女子害怕又擔憂地說道。

「你所患為癭病，由情志內傷所引起。長時間憂思憂慮，內心煩悶惱怒，致使肝氣瘀滯，津液無法正常運作，而凝於痰，痰多則蘊結於頸前，導致了癭病的出現。」李時珍診斷道。

「我這病該如何醫治呢？這兩個腫塊日日攪得我不得安寧。這病雖未生在臉上，卻也堪比毀容。李大夫，求求您了，一定要救救我啊！」女子說著便哭了起來。

「此病需服用玉壺散。取一兩海帶、海藻、雷丸、昆布，半兩廣茂、青鹽，將這六味研磨成細末，加入陳米飲製成如榛子大小的丸子，含在嘴裡待其化開。陳米飲也可換作蜂蜜。」李時珍詳細解釋道。

女子走後，龐憲一直悶悶不樂，並不時皺起眉頭，李時珍見狀，於是問道：「怎麼了，憲兒？怎麼一副愁眉苦臉的模樣？」

「師父，您是怎麼判定剛才那女子所患之病是癭病而不是瘰癧的？」龐憲說出困擾自己的問題。

「癭病與瘰癧是有區別的，它們所生出的腫塊的部位、性質均是不同的。生於脖子正前方的為癭病，腫塊較大；生於脖子兩側的為瘰癧，腫塊大小如豆子一般，有多個。《外科正宗・瘰癧論》曰，『瘰癧者，累累如貫珠，連接三五枚』。」

玉壺散

對症： 癭病，由情志內傷所引起。長時間優思憂慮，內心煩悶惱怒，致使肝氣瘀滯，津液無法正常運作，而凝於痰，痰多則蘊結於頸前。脖子正面有兩處拳頭般大小的腫塊。

藥材： 海帶、海藻、雷丸、昆布一兩，廣茂、青鹽半兩。

用法： 將六味藥材研磨成細末，加入陳米飲製成如榛子大小的丸子，含在嘴裡待其化開。陳米飲也可換作蜂蜜。

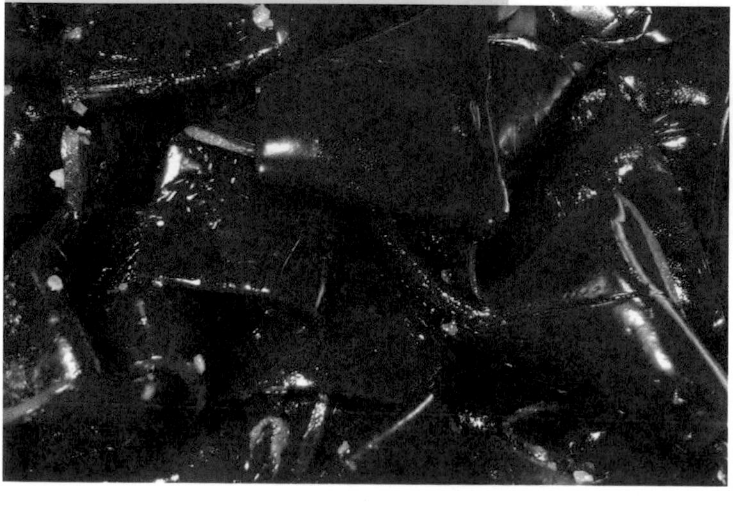

「原來如此。可是師父，海帶是什麼呀？」龐憲又提出了新的問題。

「海帶生於海水中，是一種大型的海藻類植物。它的葉片呈寬頻狀，質地不僅薄且柔軟，波浪形的褶皺生於邊緣處，葉柄與基部連接著固著器。海帶全身呈深綠褐色，曬乾後有些呈黑褐色，有些呈深褐色，有白色的鹽粒附著在上面。」李時珍詳細地描述道。

「那海帶除了可以治療癭病，還能治療別的疾病嗎？」龐憲又問。

「海帶性寒，味鹹，是一種軟堅化痰、利水泄熱的藥材，能治療水腫、腳氣病、疝瘕等症狀。《本草匯言》中說，『海帶，去癭行水，下氣化痰，功同海藻、昆布；婦人方中用此催生有驗，稍有異耳』。」李時珍解釋道。

「這海帶也長在海裡。師父，是不是所有以海為名的草藥都生長在海裡啊？我真想見見海裡的海帶是什麼樣的。」龐憲雙手托腮，一邊盯著李時珍，一邊說道。

「這個恐怕有點困難，咱們這裡也不臨海。不過你倒是可以看看藥櫃裡的乾海帶。」李時珍笑著說道。

散瘀消腫的寶藥

昆布

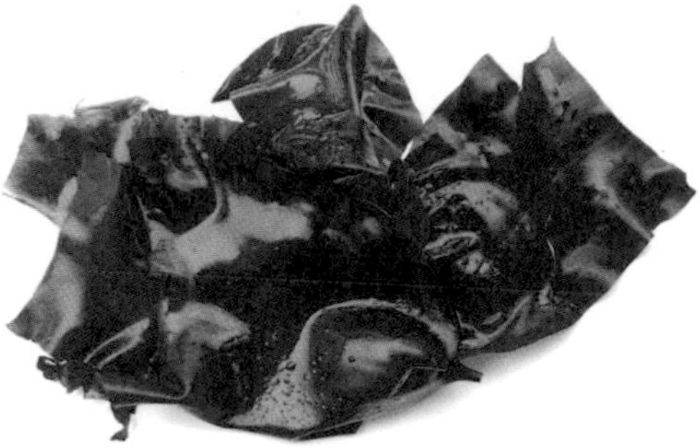

「憲兒，幫為師取些昆布來。」李時珍在書房喊道。

「知道啦！」龐憲應道。

李時珍左等右等，也不見龐憲過來，只好再次問道：「憲兒，找到了嗎？憲兒？」卻遲遲未聽到龐憲的答覆。

「憲兒，你在哪裡？」李時珍來到藥堂也沒找到。

「師父，我在這兒呢，我在西廂房！」龐憲的聲音從遠處傳來。

「你這個孩子！我讓你找昆布，你怎麼跑到廂房來了？」廂房裡，桌上、椅上、床上到處堆滿了破舊衣服和布匹。

「怎麼把屋子弄得這麼亂？」李時珍皺眉問道。

「師父，您不是讓我找昆布嗎？我正在找呀！但是我不知道昆布長什麼樣子，是產自昆地的布匹嗎？」龐憲詢問道，手上還在不停地翻找。

「哈哈……。」李時珍忍不住笑起來。

「師父，您這是怎麼了？我說錯什麼了嗎？」龐憲疑惑地看向李時珍。

「我需要的昆布並不在這裡，你將這些東西歸於原位，然後來藥堂找我。」李時珍說著便走了回去。

「師父，我都收拾好了。」一刻鐘後，龐憲小跑著來到藥堂。

「憲兒，你看：我所說的昆布是這個，它是一味草藥。」李時珍指著桌子上的東西說。

「咦……好大的腥味啊！」龐憲捂住了鼻子：「原來這就是昆布啊！它能做什麼用呢？」

「昆布性寒，味鹹，能歸於肝經、胃經、腎經。它具有散結，軟堅消痰以及消腫利水之效，可以用來治療陰莖疼痛、痰飲水腫、癭瘤及瘰癧之症。若是有人患有氣癭或是脖子逐漸變粗，可服用昆布丸；其做法為：取二兩洗掉鹹汁的昆布，兩具炙過的羊靨，一兩研過的海蛤，一兩通草，一兩洗去咸汁的馬尾海藻，將這五味藥材加入蜂蜜製成彈子般大小的丸子，含進嘴裡待其化成汁咽下。若是有人長時間膈氣並食不下嚥，可服用昆布方；即先將一兩昆布洗淨後焙烤，再研磨成末，加入一合細糠一同研磨，另將一合老牛涎以及生百合汁加入蜂蜜後慢慢煎攪成膏，放入前兩味藥材的粉末，杵成如芡實大小的丸子，每次含一丸，化成汁後咽下。」李時珍詳細說道。

「那昆布長什麼樣子呢？」龐憲好奇地問道。

李時珍告訴徒弟：「昆布生活於水中時，呈深綠褐色，曬乾後則變為暗褐色，帶狀。葉片中央生有淺溝，基部為楔形，邊緣逐漸變薄，中間較厚，並具有波狀的褶皺。葉片的表面有一層黏液。有些孢子囊群生於一年生的葉片下部，有些孢子囊群則生於二年生的整片葉片。」

「師父，那昆布還能與哪些草藥相配伍呢？」龐憲追問道。

「昆布還可與檳榔、海藻等一同入藥，但是脾胃虛寒之人禁止服用昆布。」李時珍答道。

「嗯，我全都明白了！雖然這昆布的氣味令我難以接受，但它確是味寶藥！」龐憲捂著鼻子說道。

石草

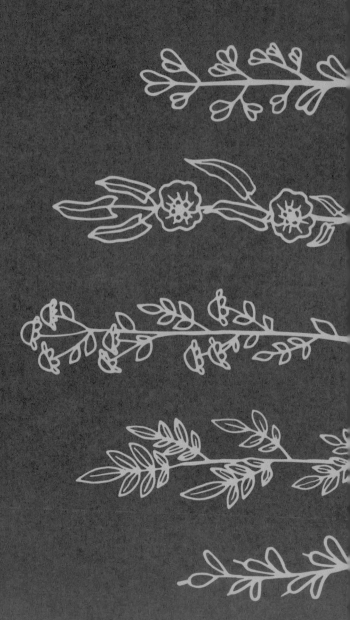

石斛
骨碎補
石韋
景天
佛甲草
虎耳草
石胡荽
螺厴草
酢漿草
地錦

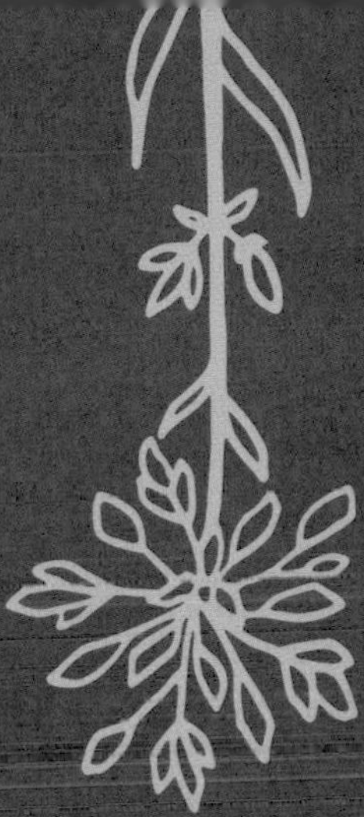

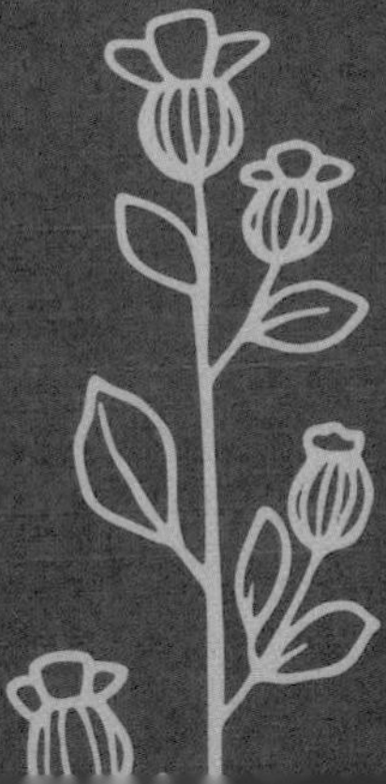

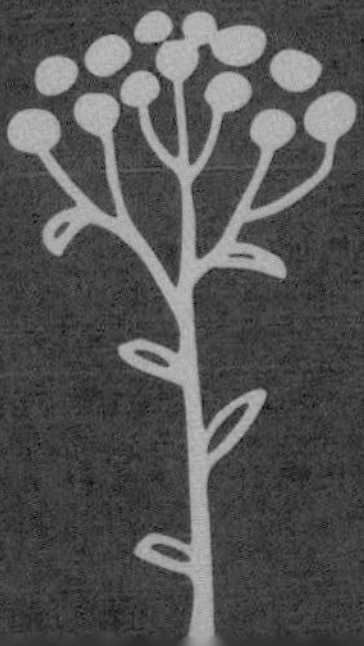

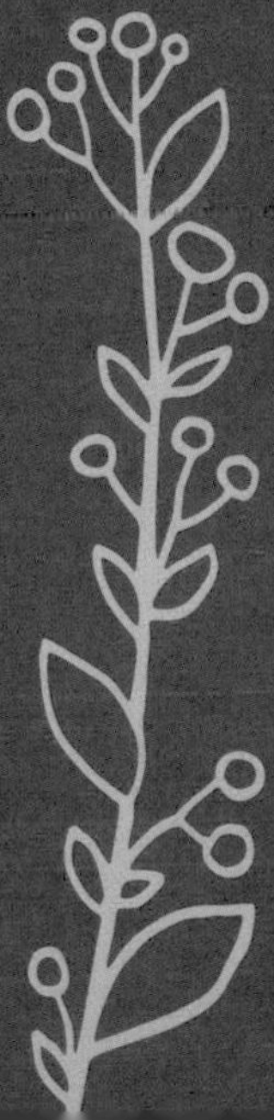

解毒、明目的「小竹子」

石斛

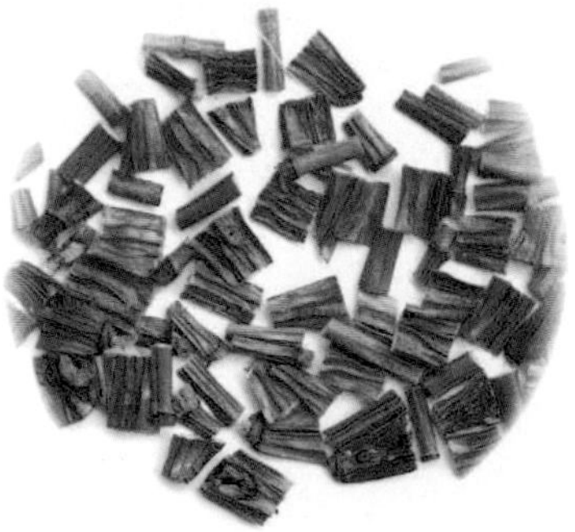

這日，龐憲來書房為李時珍倒茶。

「師父，您是不是換了茶葉？」龐憲聞出茶水的氣味與先前略有些不同，「我聞到裡面有麥門冬的氣味！」

李時珍笑了笑，道：「看來你這『聞』的工夫最近有長進。這是石斛茶，其中包含三錢石斛，二錢麥門冬以及一錢綠茶葉，此茶不僅可以生津利咽，還能夠清熱。」李時珍向龐憲解釋道。

「還有其他問題嗎？」李時珍見龐憲在一旁發呆，於是詢問起來。

「徒兒覺得石斛這兩個字好像在哪裡聽過，可一時間竟想不起來……。」龐憲低垂著腦袋瓜，失望地說。

「或許是在醫書中看到的也說不定。」李時珍端起茶杯，喝了一口，問道，「你見過石斛嗎？」

龐憲轉動了幾下小眼珠，隨即點了點頭，道：「應該見過。我依稀記得石斛開出來的花很漂亮。」

「石斛每年四到五月開花，花朵生於老莖的中上部分，形成總狀花序，通常為一到四朵；花朵形狀較大，花瓣前端由紫色漸變為白色，斜向的寬卵形，基部有爪生出，前端較鈍，支脈較多且具全緣；唇瓣為寬卵形，基部具短爪和紫色條紋，有睫毛生於邊緣；花梗、子房為淡紫色，藥帽紫紅色。」李時珍講解道。

見龐憲聽得認真，李時珍繼續說道：「石斛具有直立生長的肥厚莖，圓柱形，上部較為彎曲，具節但並五分枝，有些節較為膨大，倒圓錐形，乾後變為金黃色。葉片為長圓形，前端具兩裂。」

「石斛是以莖作為藥材的吧？我見藥櫃裡的石斛是像小竹子一樣的形狀。」龐憲用手托著下巴說道。

李時珍讚許地點了點頭，才說道：「沒錯。石斛的莖無論乾燥還是新鮮，全都可以入藥。其性微寒，味甘，能歸於腎經和胃經。它是一種益胃生津、滋陰清熱的藥材。你還記得你剛認識小胖的時候，他得了什麼病嗎？」

「嗯……我記得似乎是一種很奇怪的病。」龐憲努力回憶著說道：「小胖白天看什麼都是清清楚楚的，一點模糊的感覺也沒有。可是不知道為什麼，一到了晚上，就什麼也瞧不見了，

治療夜晚無法視物的石斛藥方

對症：白天看什麼都是清清楚楚的，一點模糊的感覺也沒有。可是一到了晚上，就什麼也看不見。

藥材：石斛、仙靈脾一兩，蒼朮半兩。蒼朮必須先以淘米水浸泡過一段時間，切開後用火烘焙。

用法：將這三味藥材研磨成細末，每次以米飲調和三錢匕服下，一日兩次。

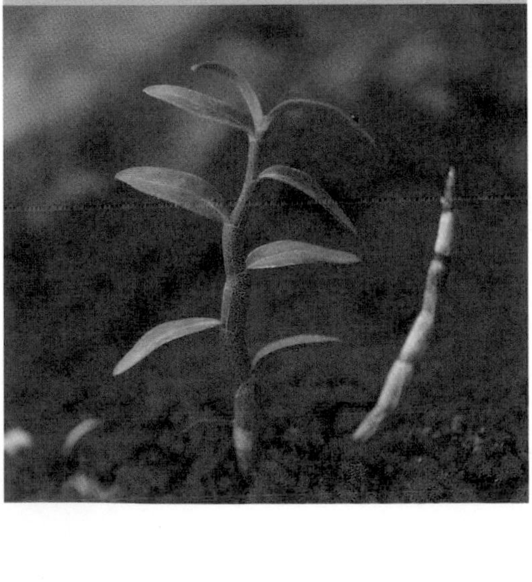

哪怕是借著月光，他也看不見東西。」龐憲說著，不自覺地皺起了眉頭。

「那時小胖的病便是由石斛散這副藥方治好的。取一兩石斛、仙靈脾以及半兩蒼朮，蒼朮必須先以淘米水浸泡過一段時間，切開後用火烘焙，將這三味藥材研磨成細末，每次以米飲調和三錢匕服下，一日兩次。」李時珍仔細地說道。

「都怪我那時任性，非要回家住上一段時日，錯過了您為小胖看病的事，直到今日才明白您是如何將他醫治好的。」龐憲有些懊惱地說道。

「現在知道也為時不晚。」李時珍寬慰徒弟道。想了想，他又補充道，「除此之外，石斛還可與人參、天門冬、茯苓、千菊花、熟地黃、菟絲子、麥門冬、五味子、杏仁、枸杞子、乾山藥、生地黃、牛膝、川芎、炙甘草、青葙子、黃連、蒺藜、蓯蓉、枳殼、防風、草決明、烏犀角、羚羊角一同入藥，製成石斛夜光丸。此藥丸可以治療老眼昏花、視物不清、眼內渾濁之症。石斛還能夠治療熱病傷津、胃陰不足、乾嘔、陰虛火旺、目暗不明、骨蒸癆熱、口乾煩渴之症。」

「看來這石斛真是個好東西，我也泡一壺來喝！」龐憲笑嘻嘻地說道。

活血止痛的藥丸子

骨碎補

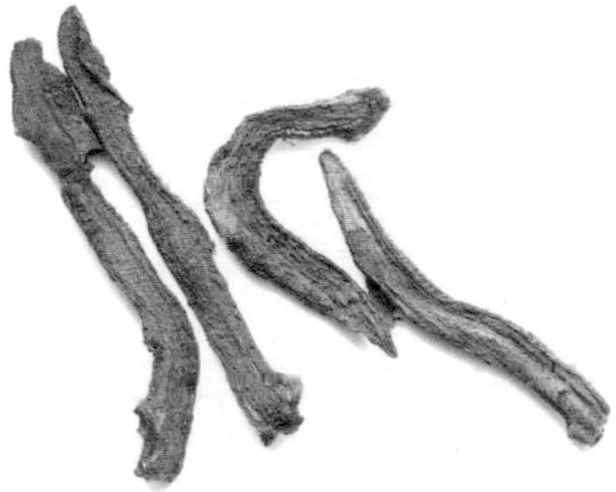

「劉奶奶好！」龐憲送藥回來的途中，遇見了坐在巷子口石階上納涼的劉奶奶，於是熱情地跟她打招呼。

「好，憲兒也好。」劉奶奶兩隻手捶著腰，聲音低沉地說道。

「劉奶奶，您的腰不舒服嗎？」龐憲見劉奶奶面露苦色，關切地問道。

「哎，可能是這些天著了涼，腰疼得厲害。」劉奶奶皺起眉頭說道。

「這樣啊……。」龐憲若有所思，對劉奶奶說道，「劉奶奶，您先在這兒坐會兒，我去去就來。」

大約半個時辰後，龐憲帶著李時珍來找劉奶奶。

「李大夫，你怎麼來了？又來給人瞧病啊？」劉奶奶勉強笑著跟李時珍打招呼道。

「劉大娘，我是來給您看病的！」李時珍笑著說道。

「給我看病？哎呀，龐憲這個孩子……。」劉奶奶不好意思起來，「李大夫您這麼忙，還把你給叫來！我這病是多年的老毛病了，休息幾天就好了……。」劉奶奶說著，不自覺地捶了捶自己的腰。

「不要緊的，今日來看病的人並不多，耽誤不了多少時間的。」說著，李時珍為劉奶奶診起脈來：「您這病呀，是積勞成疾。您常年勞累過度，身體得不到充足

緩解腰腿痠痛的骨碎補藥丸

對症：身體積勞造成的痠痛。

藥材：骨碎補一兩，桂心一兩半，檳榔二兩，去掉苗的牛膝三分，微微炒過的補骨脂三兩，安息香二兩（需要放入胡桃仁內蒸熟後使用）。

用法：將前五味藥材搗羅為末，再將蜂蜜與安息香相調和，將眾藥一同搗碎並杵為梧桐子大小的丸子。每次就著溫酒服下二十丸，飯前服用。仍須休養。

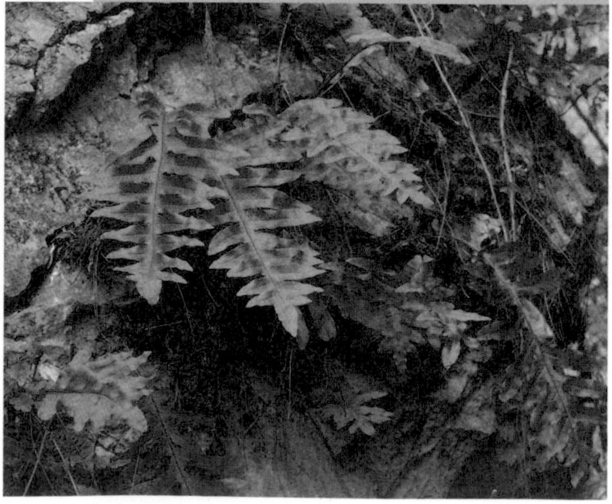

的休息，這樣日復一日，腰部因此積累了病症，再加上沒有及時醫治，所以才會反覆發作。回去之後，我讓憲兒送一瓶藥丸給您。您每次就著溫酒服下二十丸，飯前服用。」李時珍說道。

「真是太感謝你了，李大夫。」劉奶奶感激地說道。

「但是您的病並非『一日之寒』，服用此藥雖能緩解疼痛之症，但並不能立即根除。若想除掉病根，還需要安心休養才行。」李時珍囑咐道。

「師父，這藥瓶裡裝的是什麼丸子呀？它是怎麼製成的呢？」回到藥堂，龐憲拿著準備給劉奶奶的藥瓶問道。

「取一兩骨碎補，一兩半桂心，二兩檳榔，三分去掉苗的牛膝，三兩微微炒過的補骨脂，二兩安息香，安息香需要放入胡桃仁內蒸熟後使用；將前五味藥材搗羅為末，再將蜂蜜與安息香相調和，將眾藥一同搗碎並杵為梧桐子大小的丸子，便是能治療腰腳疼痛難耐的藥丸。」李時珍解釋道。

「骨碎補？那是什麼藥材？聽起來應該有止痛之效。」龐憲猜測道。

李時珍點頭道：「沒錯。骨碎補性溫，味苦，歸於肝經以及腎經，有活血止痛、補腎健骨、止血的療效。骨碎補主腎虛腰痛，對於風濕痹痛、牙痛、跌撲閃挫、耳鳴、骨折、耳聾、久瀉等病有極好的療效。它外用還可治療斑禿。《藥性論》中說，其『主骨中毒氣，風血疼痛，五勞六極，口手不收，上熱下冷』。」

「那骨碎補也是草藥嗎？它長什麼樣子呢？」龐憲好奇地問題。

「骨碎補是一種附生草木，植株較矮，具橫向生長的根狀莖，灰色的鱗片生於其上；鱗片有披針形、闊披針形之分，睫毛生於邊緣。葉片生出的距離較遠，具棕色、深禾稈色的葉柄，基部覆蓋著鱗片。葉片具羽裂，五角形，老時由褐綠色變為棕褐色；一回羽片有六到十對，較小，長卵形，前端或鈍或尖，基部不等狀；二回羽片為橢圓形，五到八對，前端較鈍；橢圓形的裂片同樣具鈍頭。小脈頭部生有孢子囊群，褐色，並具有厚膜。」李時珍描述道。

「原來骨碎補是這副模樣，我記住了！我去給劉奶奶送藥啦！」龐憲說完，歡快地出門了。

「路上小心，快去快回！」李時珍叮囑道。

清肺止咳之良藥

石韋

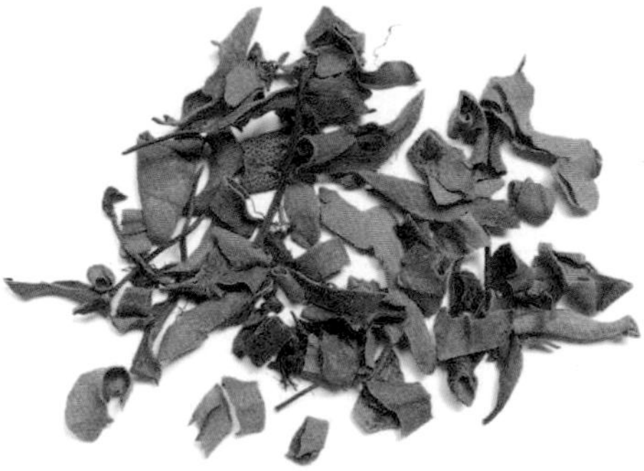

「憲兒，你在幹什麼？孫小姐家的藥你送去了嗎？」

「已經送去了！」半晌，龐憲才回應道。

「在做什麼呢？」李時珍的聲音在龐憲身後響起。

「地上晾曬的葉子我沒見過，我在查找醫書上是否有所記載。」龐憲指著地上並不認識的草藥說道。

「見你這樣恐怕是沒找到吧？」李時珍笑著問道。

「草藥的種類太多了，徒兒需要一本一本地翻看，唯恐漏掉一處。」龐憲一邊翻著書一邊說道。

「這是昨日我外出帶回來的，叫做石韋，是一種既能清肺止咳，又可涼血止血，利尿通淋的草藥。」李時珍蹲在龐憲身旁解釋道。

「這是石韋？我見過存放在藥櫃裡的石韋，可它是乾乾的、皺巴巴的模樣……啊，我可真是糊塗。那是曬乾後的石韋模樣！。」龐憲恍然大悟，拍著腦袋瓜說道。

「既然您熟悉石韋的飲片特徵，那對它的藥性應該也不陌生吧？」李時珍試探地問道。

「師父，您忘啦？半年前，臨縣的清姐姐患了血淋之症。她的病為血熱所引起，小便時夾帶鮮紅色的血，並伴有刺痛的感覺。您開出的方子便是石韋散：取等量石韋、蒲黃、當歸、芍藥，將這四味藥材焙乾之後碾成細末，再利用篩子篩出更為精細的粉末，以酒服用寸匕，每日三次。不出幾日，清姐姐的病情便得到了控制。」龐憲舒了口氣，繼續說道：「石韋以乾燥的葉子入藥，其性微寒，味甘、苦，能歸於肺經和膀胱經。它能治療熱淋、吐血、崩漏、衄血、小便不通、肺熱咳喘、淋漓澀痛之症。《別錄》中說，『凡用去黃毛。毛射入肺，令人咳，不可療』。此外，石韋與滑石相配伍，可治療石淋之症；與檳榔相配伍，還可治療咳嗽。以上兩種藥方都被稱為石韋散，但是石韋在藥方中所起到的作用還是有所差別的。」

「既然你如此瞭解石韋的藥性，那它的外形特徵你也說說吧？」李時珍再次詢問道。

「嗯……我……我不記得書上是如何記載石韋特徵的了。」龐憲垂下頭，說道。

「石韋屬附生蕨類，外形較矮，它具橫向生長的根狀莖，並有鱗片覆蓋；鱗片呈淡棕色，披針形，有睫毛生於邊緣。葉片距離植株較遠，二型，能育葉與不育葉相比，不僅窄且高，並長於葉柄。能育葉片較小，不育葉片有長圓披針形和長圓形之分，先端較尖，基部楔形，葉片正面為灰綠色，背面分磚紅色、淡棕色兩種。主脈正面凹陷，反面隆起。石韋不開花，但具橢圓形的孢子囊群，有序排列在側脈，分布於葉片下，顏色由淡棕色逐漸變為磚紅色。」李時珍徒弟道。

「嗯，徒兒全都記住了，這次一定不會忘了！」龐憲拍著胸脯說道。

「記住就好！」李時珍摸了摸龐憲的頭。

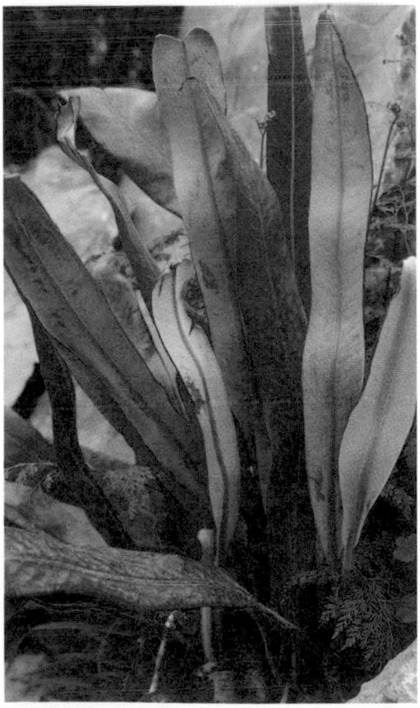

清熱解毒的多用藥

景天

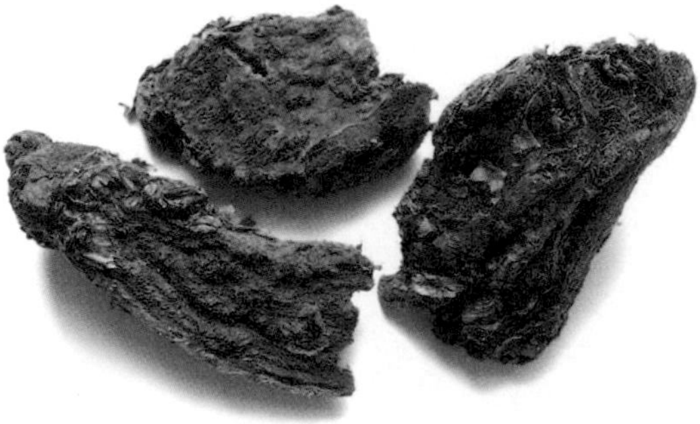

這日，藥堂無人來看診。龐憲溫習過藥理知識後，隨手撿了根樹枝，在院子裡的沙地上畫著什麼。

「這麼大了還在玩沙子？」李時珍經過時隨口說道。

「師父，我沒在玩沙！我在畫畫呢！」龐憲爭辯道。

「哦？畫畫？讓為師看看你在畫什麼。」李時珍好奇地走過來，「為師還很少瞧見你畫畫呢！」

「您不知道，我這是深藏不露！我所畫之物，可稱得上是惟妙惟肖！」龐憲得意地說道。

「嗯……一株植物。」李時珍肯定地回應道。

「這就沒了？您只答對了一半！不行，您得說出來這是哪種植物才行！」龐憲噘起了小嘴。

李時珍只好再次觀察起泥土中這株植物，「嗯……接骨木？」李時珍皺起眉頭猜測道。

「哈哈，師父，虧您老說我只認識幾種藥材，這明明是景天啊！」龐憲大笑著說道。

「這是景天？你畫得根本不像啊。」李時珍學著徒弟的樣子，抱怨道。

「師父，您看這葉片，您看這莖，還有花朵，人家明明畫得很像！」龐憲梗起脖子說道。

「好好好，這就是景天！那你跟為師說說它長什麼樣子吧！」李時珍無奈地笑道。

「又想趁機考我，不過這點小事可是難不倒我！」龐憲拿起樹枝，在一旁空白之處，一邊畫一邊說道，「景天是多年生的草本植物，它的塊根形似胡蘿蔔，其直立生長的莖不具分枝。景天的花開在七到九月，花朵數量較多，且密集生長於頂端，形成傘房狀花序；萼片呈披針形，五枚；花瓣為寬披針形，五枚，由白色逐漸變為淺紅色；花藥呈紫色，並具有楔形的鱗片。景天具紅色以及薔薇紅色的蓇葖果。」

李時珍滿意地點了點頭。

「哎呀，我還得給宋大娘煎藥呢！我先走了，師父！」龐憲突然站起來，扔下樹枝要走。

「宋大娘的藥不急。你跟為師說說景天的藥性。」李時珍察覺出龐憲有意閃躲。

「嗯……景天……景天以全草入藥……師父，我不記得景天的藥性了。」龐憲頓時垂下了頭。

「你這孩子，總這麼浮躁可不好。學醫要腳踏實地，該記憶的知識要保證記得絲毫不差才行。」李時珍點了點龐憲的頭，教育他道。

「是，師父的教誨徒兒一定銘記於心。那師父，您給我講講景天的藥性吧。」龐憲討好地說道。

李時珍無奈地看了眼徒弟，還是對他講道：「景天性寒，味苦、酸，能歸於肝經和心經。景天有活血止血，清熱解毒的功效，所以它常被用來治療外傷出血、崩漏、吐血、咯血、丹毒、婦女產後陰脫、火眼目翳、風疹、小兒汗出中風、燒傷、火燙傷、蛇蟲叮咬、疔瘡癰癤等症……。」

「師父，徒兒想起來了！若是有人患有疔瘡，可將

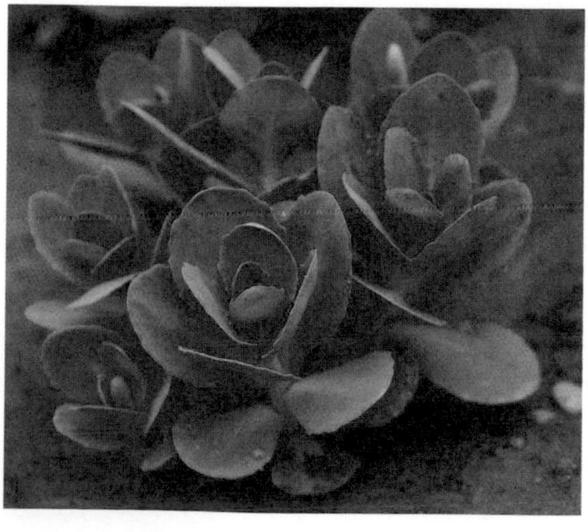

一把景天葉搗爛後敷在患病部位；若是有人經常吐血，可取十幾枚景天的葉片，將它與五錢冰糖一起燉湯服用。一年前，鎮東頭的李志哥哥感染了風疹，起初淺紅色的斑疹由面部生出，不過幾日，斑疹遍及全身，並伴有低熱、食欲減退、頭痛症狀的出現。用等量景天、生薑、鹽，一同搗爛，塗抹在患處，不過三日，李志哥哥的病就痊癒了！」龐憲興奮地說道。

李時珍慢慢點了點頭：「嗯，記得沒錯。好了，去煎藥吧。」

清熱利濕的「盆栽」

佛甲草

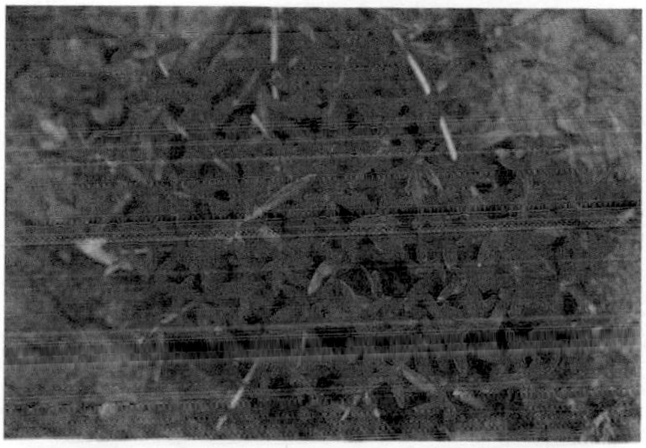

「咦，師父，您桌前這盆栽是什麼時候栽種的呀？」龐憲為李時珍打掃書房，見桌旁多出了一小盆植株，於是好奇地問道。

「哦，這是張虎送過來的。」李時珍隨口回答道。

「奇怪，我怎麼一點印象也沒有？」龐憲歪著小腦袋瓜嘀咕道。

「那時你去給楊婆婆送藥了。」李時珍道。

「原來是這樣。師父，這盆栽叫什麼名字呀？」龐憲又問。

「佛甲草。」

「佛甲草？它不是應該長在山上的嗎？我可是見過佛甲草呢！」龐憲不可置信地說道。

「佛甲草的生命力極強，可以適應任何環境，只要有土壤便可生存，它的耐寒以及耐旱能力更是無『草』能及。」李時珍放下書，對龐憲說道。

「原來這草的生命力如此頑強。我也要像佛甲草一樣，無論身處何種境地，都要努力向上，奮力拼搏，不能輕易被環境所擊敗。」龐憲悠悠說道。

「憲兒果然是長大了，竟也能從草藥的特性中悟出人生道理了。」李時珍欣慰地說道。

「嘿嘿，徒兒只是突然間有感而發。」龐憲不好意思地低下頭去。

「佛甲草的外形特徵你還記得嗎？」李時珍突然問道。

「我記得。佛甲草是一種多年生的草本植物，全株不具毛，它的莖較矮。葉片線形，輪生，通常以三對較為常見，少數葉片以四葉對生，且不具葉柄。佛甲草……嗯……它不開花吧？」龐憲說著，發現記憶有些模糊了，頓時心虛得不敢抬頭看李時珍。

「佛甲草於每年的四到五月開花，花期較短。花朵稀疏，於頂端形成聚傘花序，僅有一朵具梗的花開在中間，分枝再次生出分枝，生於其上的花不具梗；花朵呈黃色的披針形，有五枚花瓣，基部狹，先端尖；萼片呈線狀披針形，五枚；鱗片由寬楔形逐漸變為四方形。佛甲草具蓇葖以及個頭較小的種子。」李時珍補充道。「哦，憲兒記住了。」龐憲保證道。

「那你說說佛甲草的藥性吧。」李時珍要求道。

龐憲點了點頭，回答道：「佛甲草以莖葉入藥，其性寒，味甘、淡，能歸於肝經和肺經。它有清熱利濕、解毒、止血之效，因此常用來治療目赤腫痛、疔瘡、纏腰火丹、毒蛇咬傷、濕熱引起的瀉痢、崩漏、丹毒、熱毒癰腫、黃疸之症。外傷出血之症，可取適量佛甲草搗出汁液，敷在患病部位；咽喉腫痛之症，可取二兩佛甲草，將其搗出汁液，並與少量米醋一同加入一大杯水中，以水沖洗咽喉，每日數次；燒傷或者燙傷，可取適量曬乾的佛甲草，研磨為細末後，每次以少量用冷水調和後敷在受傷部位。對了，之前元兒因生了蟲牙而導致牙疼，取少量佛甲草的粉末擦在牙根處，沒多久，元兒的牙就不疼了！」

「很好！」李時珍對龐憲的表現還算滿意。

「還有，《本草圖經》中說，『爛研如膏，以貼湯火瘡毒』。」龐憲繼續補充道。

「這佛甲草需要澆水了，憲兒……。」李時珍開口道。

「我知道，我這便取些水來。」龐憲道。

祛風涼血的「貓耳朵」

虎耳草

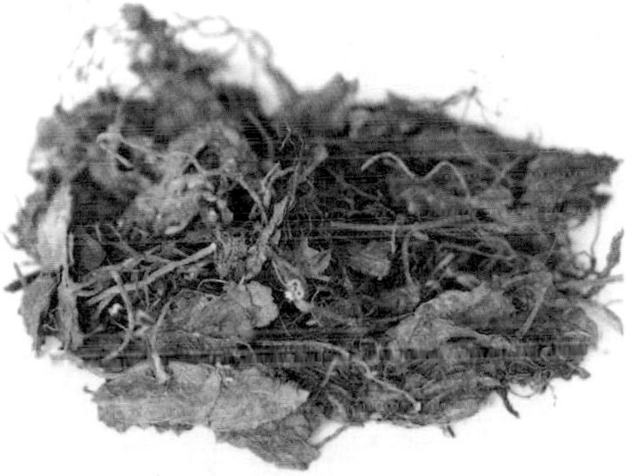

「憲兒，隨為師去一趟集市。」李時珍在院子裡喊道。

「知道啦，我馬上來！」龐憲大聲回道。

李時珍等了一刻鐘也不見龐憲的身影，只好來到園子裡找他，只見龐憲正對著園子裡的植物發呆。「憲兒，你在做什麼呢？」李時珍拍了下龐憲的腦袋瓜。

「師父，您是不是背著我偷偷種了好吃的瓜菜？」龐憲瞇著眼睛看向李時珍。

「園子裡種的全是草藥，哪裡來的瓜菜？」李時珍被龐憲問得一頭霧水。

「就是這個呀！」龐憲指著角落處的一叢植物說道。

「這是虎耳草，一種多年生的草本植物。」李時珍這才明白過來，告訴徒弟道。

龐憲頓時來了興趣，湊近去，邊看邊說道：「虎耳草……，是因為它長得像老虎的耳朵嗎？我看它的葉片有些近似心形，有些則由腎形逐漸變為扁圓形，先端有些尖狀，有些則較鈍，基部較圓，具淺裂，最多十一枚，並有腺睫毛和齒牙生於邊緣，腹、背面覆蓋著腺毛；而莖生出的葉片呈披針形。」

「虎耳草也被稱為老虎耳、豬耳草、獅子草、貓耳朵，它……。」李時珍正說著，卻突然被龐憲的笑聲打斷了，只好問道，「怎麼了憲兒，何事讓你笑得如此開心？」

「哈哈，這名字真是太好笑了！不是老虎、獅子就是豬和貓，真是有趣極了！」龐憲仍舊笑個沒完。

李時珍瞪了徒弟一眼，繼續說道：「虎耳草的花期為四到十一月，花期長，花朵聚集為聚傘狀的圓錐花序，它最多能開六十一朵花；紫色的斑點與黃色的斑點分別生長於白色花瓣的上部和下部，卵形；萼片也為卵形。」

「師父，您不覺得虎耳草這模樣很像冬瓜或南瓜的秧子嗎？」龐憲捂著嘴笑著說。

「你這小腦袋瓜裡除了吃，還有些什麼？」李時珍再次敲了下龐憲的小腦袋。

「師父，虎耳草有什麼藥性呢？」龐憲問道。

「虎耳草內服可治療小兒發熱、丹毒、崩漏、吐血以及咳嗽氣喘，外用可治療濕疹、疔瘡、癤腫、中耳炎、耳廓潰爛。虎耳草以全草入藥，其性寒，味微苦、辛，能歸於肺經、脾經和大腸經，它具有清熱解毒、祛風涼血的功效。其治瘟疫，擂酒服；生用吐利人，熟用則止吐利；又治聤耳，搗汁滴之即可。」李時珍解答道。

「可是師父，在使用虎耳草時，該如何控制用量呢？」龐憲又拋出一個問題。

治療肺熱咳嗽的虎耳草藥方

對症：飲食不節，長時間服用肥甘厚膩之物，體內蘊結生熱，火熱向上侵襲，將津液變為痰，痰多則導致肺部失宣，所以出現了咳嗽並伴有黃痰的症狀。

藥材：虎耳草三錢，冰糖半兩。

用法：將其一同煎湯服用即可。

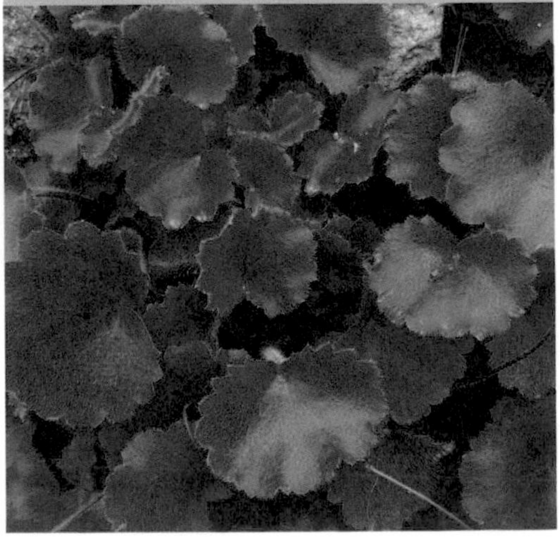

李時珍不急不慢地說道：「以王大娘的肺熱咳嗽為例。她因飲食不節，長時間服用肥甘厚膩之物，體內蘊結生熱，火熱向上侵襲，將津液變為痰，痰多則導致肺部失宣，所以出現了咳嗽並伴有黃痰的症狀。治療此病，需用三錢虎耳草，半兩冰糖，將其一同煎湯服用即可。若治療濕疹，可取五錢至一兩虎耳草煎湯服用；此外，若治療吐血，可取三錢虎耳草與四兩豬皮肉，將二者一同剁爛後做成肉餅，加入水後蒸熟食用；若治療凍瘡，可將適量虎耳草葉搗爛後敷在患病部位。」

龐憲認真地點了點頭，突然間喊道：「師父，我們是不是還要去集市？趕快出發吧！」

「你還記得我們要去集市啊！」李時珍無奈地笑了起來。

發散風寒的「鵝不食草」

石胡荽

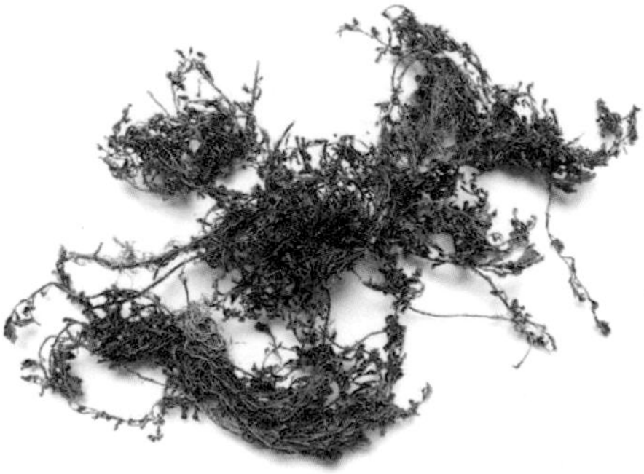

一早，龐憲打掃完院子，便坐在長凳上看起了書。

「石胡荽，利九竅，通鼻氣之藥也。其味辛烈，其氣辛熏，其性升散，能通肺經，上達頭腦……。」龐憲嘴裡小聲唸著。

「藥理知識溫習得如何？」李時珍來到龐憲身旁，坐下問道。

「師父，您來得正好，徒兒有問題想向您請教。《本草匯言》一書中提到了石胡荽這味藥材，您知道它長什麼樣子嗎？」龐憲請教道。

「石胡荽也被稱為鵝不食草，是一種一年生的小草本植物，其莖部生有較多分枝，呈匍匐形態生長，有些具蛛絲狀的毛。葉片基部呈楔形，上部呈鈍狀，形狀為楔狀倒披針形，互生，有鋸齒生於邊緣。石胡荽的花開在六到十月，花朵單生，葉腋處生有較小且扁的頭狀花序；橢圓狀披針形的總花苞呈綠色，並具有邊緣花；花冠淡綠黃色。石胡荽結橢圓形且具棱的瘦果。」李時珍詳盡地描述道。

「鵝不食草？這名字可真有意思，是指這種草藥連鵝都不吃嗎？」龐憲不禁笑道。

「為師說了這麼半天，你是不是只記得『鵝不食』這三個字？」李時珍有些無奈地問道。

「當然不是！我聽得可認真了！石胡荽是一種……。」龐憲將李時珍先前所講的石胡荽的特徵重複了一遍。複述完，龐憲又提問道：「師父，這鵝都不吃的草有什麼藥性呢？我在書中看到，它利九竅，通鼻氣。」

李時珍被徒弟的言語逗笑了，笑著說道：「石胡荽性寒，味辛，能歸於肺經，它除了有通鼻竅之效，還有發散風寒以及止咳、消腫散瘀之效，尤其可以治療風寒疼痛、風濕痹痛、跌打損傷、瘧疾、毒蛇咬傷、鼻塞不通、鼻淵流鼻涕、咳嗽痰多之症……。」

「請問李大夫在家嗎？」門外傳來一個女子的聲音。

「在，您請進。」龐憲應道。

「李大夫，我最近總是感覺眼睛又漲又澀，還很疼，頭也跟著一起疼，還會不時流出眼淚，但這並不是打哈欠等行為所引起的，煩請您給我瞧瞧。」女子坐下後說道。

「你這是風熱證，外感風熱邪症，上侵於雙目，鬱卻不能宣，於是引發了上述症狀。」李時珍診斷道。

「師父，這病可以用石胡荽來治療嗎？」龐憲拽了下李時珍的衣袖，在他耳邊小聲說道。

李時珍點了點頭，繼續對女子說道：「你的病可服用碧雲散，即二錢曬乾的石胡荽，一錢川芎、青黛，將這三味研磨為末。服用時，先將一口水含在嘴裡，隨後向鼻腔內放入米粒大小的藥末，以流出眼淚為宜，不出幾日，便可好轉。」

女子走後，李時珍繼續對徒弟說道：「石胡荽與穿山甲（現為臺灣保育類動物）、當歸相配伍，可治療無名腫毒；石胡荽還可與貫粉、桐油一同製作成膏，用以治療濕毒脛瘡；石胡荽與糯米一起入藥，可以治療單雙喉蛾。」

「這鵝不吃的草居然還有如此多的妙用，真是『名如其藥』啊！」龐憲瞇著眼睛嘿嘿笑道。

「你呀，小鬼靈精！」李時珍笑著說道。

清熱解毒的鏡面草

螺靨草

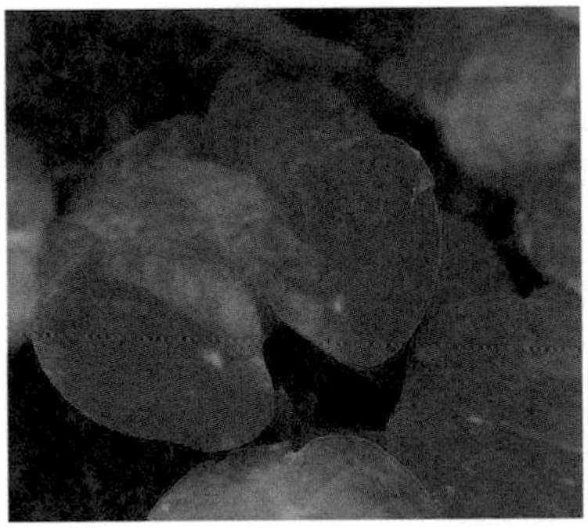

「有人在家嗎？」一個女子的聲音在門外響起。

「來啦！」龐憲一路小跑著來開門，「李嬸好！」

「我來給你們送些紅莧菜，甜甜的，可好吃啦！」說著，李嬸將一籃子紅莧菜遞給龐憲。龐憲接過籃子高興道：「謝謝李嬸！您快進來坐，我去喚我師父！」

「不用啦。李大夫很忙的，就不打擾他了。我也沒什麼要緊事，這便回去了。」李嬸說罷便離開了。

龐憲看了看手裡的紅莧菜，小眼珠不停轉來轉去。

「師父……咳咳……師父……我……我要不行了……。」龐憲捂著胸口，踉蹌著闖進李時珍的書房，一下栽倒在書桌前。

「怎麼了憲兒？」李時珍急忙放下手中的書，上前查看，只見龐憲嘴角流下了鮮紅的「血液」，嘴裡也滿是「鮮血」。「師父，我不行了……。」龐憲喘著粗氣，艱難地說著：「我……。」李時珍立即為龐憲診脈，頓時眉頭緊蹙；他又摸了摸龐憲嘴邊的「血液」，心中立刻明白了。「憲兒，恐怕你這病是無藥可救了。」李時珍一臉沉痛地說道，轉身坐回椅子上。

「啊？真的假的？師父您騙我的吧？」龐憲頓時坐直了，急切地問道。

「行啦，別鬧了，就憑你這點小技倆還想騙過為師。」

李時珍嗔怪著看著龐憲。

龐憲舔了舔嘴邊的「鮮血」，說道：「剛才李嬸送來些紅莧菜，我就……。」

「你就假裝吐血來騙我嗎？」李時珍反問道。

「哎呀，我這不是想逗您一樂嗎！」龐憲嬉皮笑臉地說道。

「那你說說，吐血之症該如何治療吧！」李時珍餘怒未消地說道。

「師父，您真是不放過任何一個能考察我的機會。」龐憲低垂著小臉，皺著眉思索，「嗯……治療吐血之症……。」龐憲抬起頭，恰好望見了園子裡的一小簇綠色植物，他靈機一動，說道：「可以取適量洗淨的鏡面草，將它和酒放入研缽中研碎，然後服下。」

「不錯，鏡面草確有其效。那你順便說說它還有哪些藥性。」李時珍繼續考徒弟。

「鏡面草也叫螺靨草，它的全草均可入藥，其性寒，味辛，並略有苦澀，它是一種既能祛痰消腫又可清熱解毒的藥材。《本草拾遺》中說其『主癰腫，風疹，腳氣腫。搗敷之，亦煮湯洗腫處』。所以它常被用來治療丹毒、跌打損傷、骨折、咯血、肺癰、尿血、風火牙痛、衄血之症。」龐憲一口氣回答道。「還有呢？」李時珍不放過徒弟，又問道。

「還有？嗯……四兩螺靨草與四兩豬肺一同入藥，可治療肺熱咳嗽；鏡面草與鹽一同杵爛，將其敷在患病

部位，可治療蛇纏惡瘡；一兩螺厴草與酒一同煎服，可治療風濕疼痛……應該……沒了吧？」

龐憲說了這麼多，不見師父有所反應，頓時有些侷促不安。

「可以了。再說說特徵。」李時珍輕聲命令道。

「螺厴草是多年生的草本植物，肉質，整株不具毛，其上具密集的節。葉片由寬橢圓形漸變為亞圓形，盾狀，具全緣，呈螺旋狀，具膜質的托葉，葉片正面為深綠色，背面淡綠色，基部近似圓形；八到十條脈分布於正反兩面。螺厴草的花期是四到七月，花朵形狀較小，並形成圓錐花序，簇生。螺厴草的瘦果為紫紅色的扁卵形，並生有突起。」

「好了，快去把你手和嘴都洗乾淨。」李時珍點著頭說道。

味酸如醋的解毒草

酢漿草

「師父、師父，您在哪裡呀？」龐憲一路跑著回來。

「在園子裡。」李時珍應道。

「師父……剛才……我……。」龐憲跑得氣喘吁吁，話也說不出來。

「怎麼了？每次回來都慌慌張張的，慢慢說。」李時珍一邊採摘草藥一邊說道。

龐憲坐下，歇了口氣，又喝了口水，這才又開口道：「我在回來的路上遇見了吳大爺。閒聊之中，他告訴我，上個月他隨友人去臨縣遊玩，出現了大小便不暢的症狀，幸好遇見了一位鈴醫，那位鈴醫開出的藥方為：一把酢漿草，一握車前草，將這兩味藥材搗出汁液，加入一錢砂糖，服用一盞。沒想到當晚吳大爺的二便不通之症便好了，這藥方可真是厲害！我突然發現，並不是所有的鈴醫都是庸醫，這其中也不乏醫術高超之人。」說著龐憲不禁感嘆起來。

李時珍聽完，抬起頭來，幫徒弟擦掉臉上的汗水，笑著說道：「憲兒真是越來越懂事了，不僅通曉了許多醫理，就連人生道理也能自己參悟明白了。」

「嘿嘿，都是師父您教得好！」龐憲被李時珍這麼一誇，反而不好意思了。

「不過師父，什麼是酢漿草啊？我記得書中形容它說：『酢漿草，此小草，三葉酸也，其味如醋，與燈籠草之酸漿名同物異。』」

「酢漿草是一種草本植物，具毛以及較肥的根狀莖。莖部有些匍匐生長，有些直立生長，並生出分枝。葉片分卵形和長圓形兩種，並有莖生葉與基生葉之分，互生；三枚小葉呈倒心形，邊緣具毛。酢漿草於二到九月開花，花期很長，生於葉腋，部分形成傘形花序；花朵呈黃色的長圓狀倒卵形，五枚花瓣；花梗較短。它具長圓柱形的莢果以及長卵形的種子。」李時珍詳細地解答道。

「那它又有哪些藥性呢？」龐憲迫不及待地問道。

李時珍自然知無不言，便道：「酢漿草以全草入藥，其性寒，味酸，能歸於膀胱經、肺經和肝經。將酢漿草陰乾後研磨為末，以酒調和三錢匕，飯前服用，此方可治療婦女赤白帶下之症；取酢漿草嫩葉，洗淨後研磨出汁液，每次以半盞酒調和半合，同樣於飯前服用，可治療小便時赤澀疼痛之症……。」

「所以這酢漿草有清熱解毒，消腫利濕之效，對不對？」龐憲總結道。

「沒錯。此外它還有涼血散瘀之效，故也被用來治療痢疾，濕熱泄瀉、吐血、跌打損傷、丹毒、濕疹、咽喉腫痛、疥癬、痔瘡、蛇蟲叮咬、月事不調、疔瘡、尿血、婦女子宮脫出之症。」李時珍補充道。

「但是酢漿草是每個人都可以用的嗎？」龐憲繼續問道。

「不是的，體虛的人以及孕婦都是不可以使用的。」李時珍回答道。

「嗯，徒兒記住了！」龐憲點了點頭。

「走吧，拿著藥草，我們回屋。」李時珍對龐憲說。

止血止痛的草藥

地錦

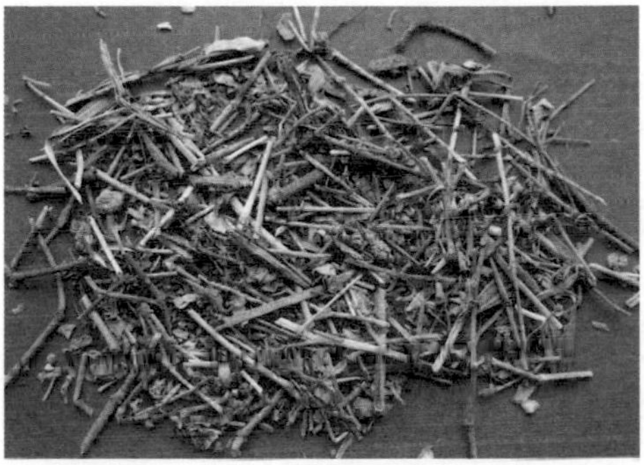

「李大夫、李大夫，不好啦！龐憲出事了。」門外傳來男子的叫喊聲。

「怎麼了？出什麼事了？」李時珍急匆匆地跑了出來，只見一名男子抱著渾身是血的龐憲，而龐憲則一臉痛苦不堪的表情。

「李大夫，龐憲受傷了，胳膊一直流血不止。」男子匆忙將龐憲放在椅子上，龐憲的另一隻手一直按壓著流血的部位。

李時珍將龐憲的袖子撕開，仔細檢查後，頓時一臉凝重地問道：「刀傷？」

龐憲點了點頭。

李時珍立刻從園子裡採來一把新鮮的葉子，將其搗爛後敷在了龐憲受傷的地方。片刻，李時珍見龐憲緊鎖的眉頭逐漸放鬆下來，這才鬆了一口氣，緩緩地坐了下來，並擦了擦額頭上的汗水。

「師父，對不起，讓您擔心了。」龐憲小聲說道。

「說說吧，發生什麼事了？怎麼會受了如此嚴重的傷？」李時珍察看著龐憲的傷勢，問道。

「方才我跟小胖以樹枝作刀，玩俠客遊戲。正玩得高興，先前欺負小胖的大塊頭又來找碴。我倆本不想與他計較，可他不僅說了難聽的話，還動手推了小胖。我看不過去，便上前跟他理論。但這大塊頭突然從腰間拿出一把小刀，我沒注意，就被他刺傷了。」龐憲的眼神閃躲著，不敢正視李時珍的眼睛。

「哎……。」李時珍長嘆口氣：「你讓為師說你什麼好？遇見不平之事，敢於出手相助是好的。但這需要建立在你有能力的前提下，你這樣魯莽行事只會害了自己。幸好傷口不深，若是誤傷了手筋……。」李時珍沒有再說下去，只是搖了搖頭。

「對了，師父，您剛才給我敷的是什麼草藥啊？這味道聞起來有些陌生。」龐憲發問道。

「那是地錦。」李時珍輕聲說道。

「地錦……血見愁！這味草藥徒兒知道。」龐憲頓時精神了不少，興奮地說道，「地錦是一種落葉藤本，它具有較粗的枝條以及較多分枝。葉片形狀較大，基部心形，中上部略寬，闊卵形；較小葉生於幼苗、下部枝，小葉有三枚，較粗的鋸齒由邊緣處生出，葉片正面深綠色，反面淡綠色。地錦只在六月開花，由葉間的短枝處生出花朵，形成聚傘花序。它具有球形的藍黑色漿果。」

李時珍笑著點了點頭。龐憲得到師父的肯定，繼續說道：「《本草拾遺》中說它，『主破老血，產後血結，婦人瘦損，不能飲食，腹中有塊，淋瀝不盡，赤白帶下，天行心悶，並煎服之，亦浸酒』。所以這血見愁有活血止血、清熱解毒、利濕及止痛之效，它常用於治療泄瀉、咳血、吐血、便血、咯血、崩漏、乳汁不下、跌打腫痛、痢疾、黃疸、熱毒瘡瘍、風濕性筋骨疼等。地錦可以全草入藥，其性平，味甘，能歸於肝經以及大腸經。」

「說說治療血痢不止的藥方。」李時珍突然說道。

「嗯……將曬乾的地錦草研磨為末，每次以米飲服下，飯前服。」龐憲回答。

「小便淋血呢？」

「取適量的地錦與井水一同研磨後服用。」

「牙齒出血呢？」

「將適量的錦洗淨後煎湯漱口。」

「好了，回屋休息吧，也反思一下今天發生的事情。」李時珍嚴肅地說道。

「是！」龐憲乖乖地回答道。

苔

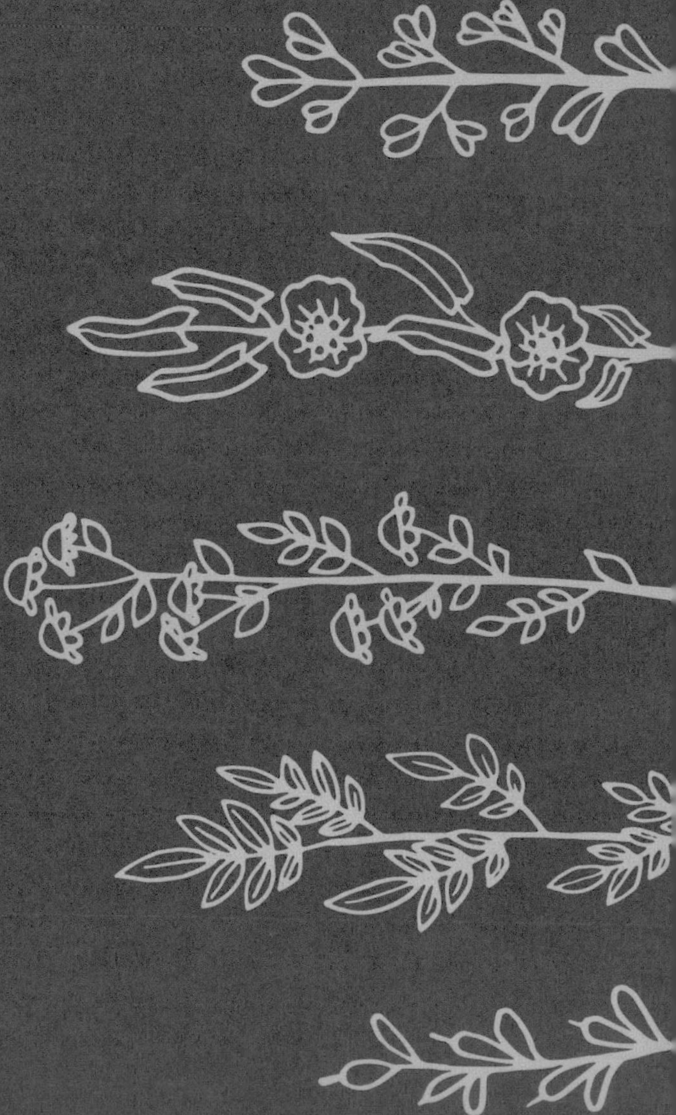

瓦松
巻柏
石松
馬勃

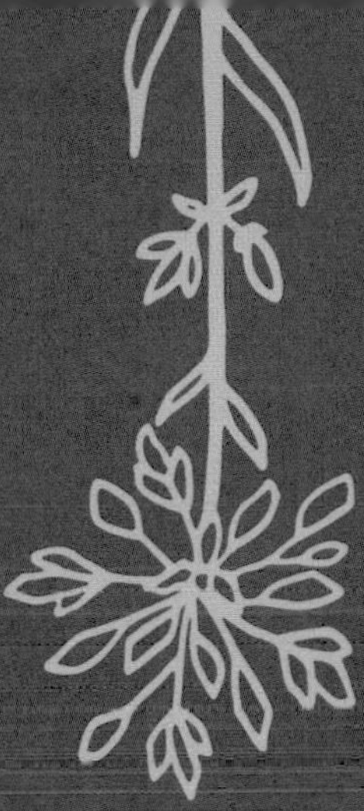

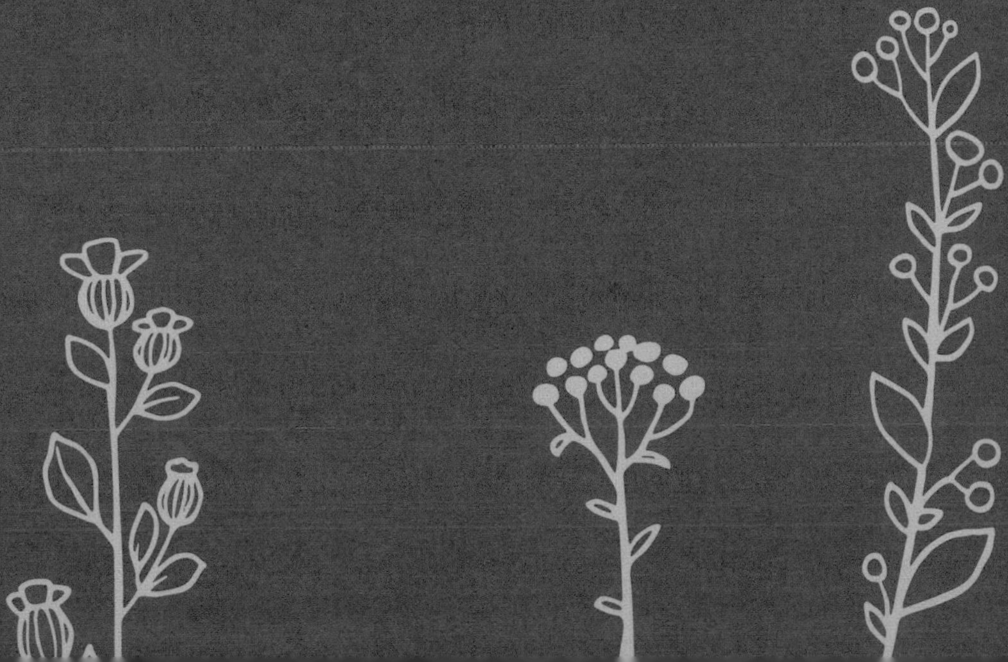

清熱解毒的「房上松」

瓦松

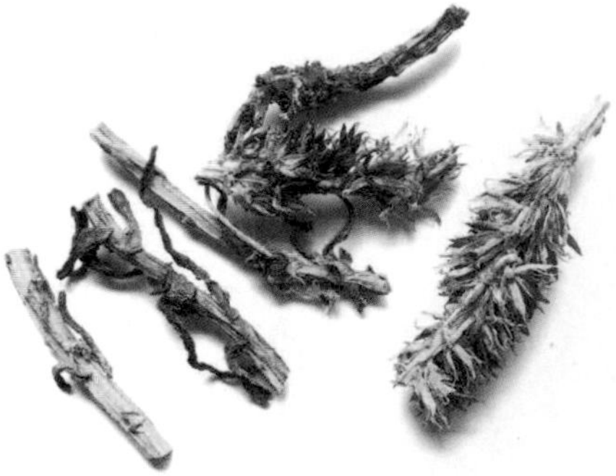

「師父，我的屋子漏水了……。」龐憲揉著眼睛，拎著濕淋淋的衣袖說道。

正在院子裡晾曬草藥的李時珍停下了手中的活，跟隨龐憲來到房間裡查看。

「果真有一個小洞。」李時珍低聲說道，吩咐道：「憲兒，去把梯子架在門邊。」

龐憲將梯子安置好，李時珍順著梯子爬上了瓦房頂上。龐憲好奇，也跟著爬了上去。

「小心一點，別滑下去了！」李時珍見徒弟也爬上來了，忙囑咐道。

「哇，房頂上居然生出了如此多的雜草！」龐憲忍不住湊近觀察起來，「這雜草長得好似一棵棵小松樹，有些還開了花，真有意思！」

「那可不是雜草。它叫瓦松，是一種草藥，也被稱為昨夜何草。」李時珍說道。

「草藥？居然有草藥長在屋頂上，這真是太稀奇了！」龐憲一邊說著，一邊忙不停地採摘著瓦松。

「少採些，太多了藥櫃裡放不下。」李時珍囑咐道。

龐憲沉浸在發現草藥的喜悅中，邊採嘴裡邊念叨著：「葉片形狀線性或披針形，互生且疏生，其上長有刺。花數較多，且密集生長，並形成總狀花序；花瓣為披針狀橢圓形，五枚，顏色為紅色；苞片線形；花藥為紫色。具五個長圓形的蓇葖，其種子數量較多，且為卵形。」龐憲將自己觀察到的瓦松特徵一口氣說了出來。

「觀察得很是仔細。瓦松是二年生的草本植物。蓮座叢生出的葉片呈線形，一年生，前端半圓狀，較大並具齒。花莖較矮，二年生。還有，瓦松的花開在八到九月。」李時珍補充道。

龐憲認真點了點頭，又問道：「師父，瓦松具有什麼藥性呢？既然它能生長在如此冷僻的地方，一定有『過草之處』吧？」

「你能這樣聯想，說明確實進步了。」李時珍不禁笑道，告訴徒弟，「瓦松以其地上部分入藥，它性涼，味苦、酸，能歸於肝經、肺經和脾經。它是一種清熱解毒、涼血止血、斂瘡的藥材，同時還有消腫，利濕的作用，所以它常被用來治療痔瘡、瘧疾、鼻衄、吐血、血痢、疔瘡腫毒、燙傷、大火燒傷等症。一年前，鄭大娘患了牙齦腫痛。她體內有火，其火出於胃部，胃火上攻於牙，於是出現了牙齦紅腫、疼痛的症狀。治療此病，需取等量瓦松的花以及白礬，將這二味草藥煎湯，用此湯藥漱口，便能立刻痊癒。此外，瓦松與麥芽、白芍藥、生薑、生柏葉、雄黃等藥材相配伍時，還可治療唇裂生瘡、灸瘡不斂、瘋狗咬傷、灼傷等症。」

「師父，瓦松可以單方入藥嗎？」龐憲追問道。

「當然可以。若有小兒患有驚風，可取五至六錢瓦松，煎湯服用；若是有人患有白濁，可將瓦松熬水並加入白糖服用；若是有人患有濕疹，可將曬乾的瓦松燒成

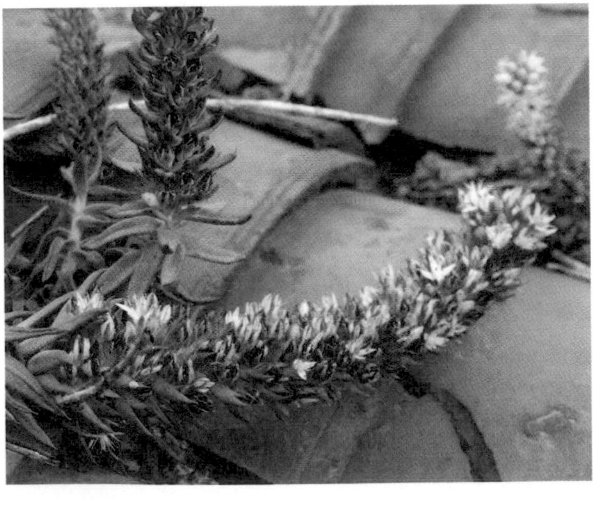

灰色後研磨成末，並與茶油相調和，塗抹於患處。」李時珍認真解釋道。

「看來這瓦松真是個好寶貝！自家房頂生出了草藥，這簡直就是天降的美事！多採一點，可不能浪費了。」龐憲嘴裡說著，手裡更是不停忙碌著。

活血通經的九死還魂草

卷柏

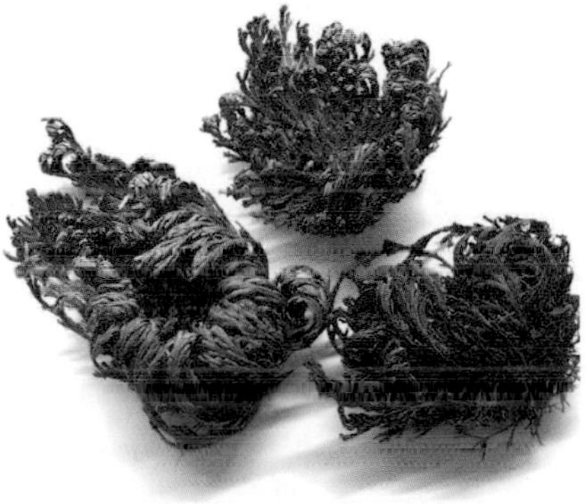

「師父，您終於回來了。方才有人來看診，可是他等不及，就先回去了，那人……。」龐憲見李時珍出外診歸來，急忙向他彙報今日發生的事情，「咦，師父，您怎麼拿了一堆乾草回來呀？」龐憲這時才注意到李時珍手裡的東西。

「這可不是乾草，這是卷柏，是……。」

「一種草藥！」龐憲與李時珍異口同聲地說道。

「你認識這種草藥？」李時珍有些驚訝地問道。

「不認識。」龐憲撇了撇嘴，又說，「透過這段時間的觀察，我發現師父您從來不拿『無用之物』。也就是說，通常您手裡拿的都是草藥。」

「真不知道你是從哪裡總結出來的歪理！」李時珍笑道。

「師父、師父，您別著急走嘛，您給我講講這『乾草』吧。徒兒還不認識它呢？」龐憲一副乖巧的模樣。

「這草藥名叫卷柏，是一種復活植物，並有土生以及石生之分。莖基部生出根托，根部分枝較多，具毛，根托、分枝以及莖構成樹狀的枝幹；二叉或羽狀分枝生於莖中部，且不生關節，另有卵圓珠狀的不分枝莖，無毛，並生有二到五對側枝。葉片呈二形狀排列，表面不具毛，無全緣。莖生葉較大，像瓦片一樣排列，顏色分

治療大便下血之症的卷柏藥方

對症： 大便下血之症，其病因在於大腸，有風熱侵入體內，邪毒蘊結於臟腑之中，一熱遇一冷，血氣無法正常運行，遂凝滯於臟腑間，滲入大腸中，所以大便時有血流出。

藥材： 等量的卷柏、棕櫚、側柏。

用法： 將這三味藥材放入火上燒烤，烤至外皮焦黑，裡面焦黃，以能嚐出藥材自身味道為宜，再將其研磨為末，每次以酒服三錢。

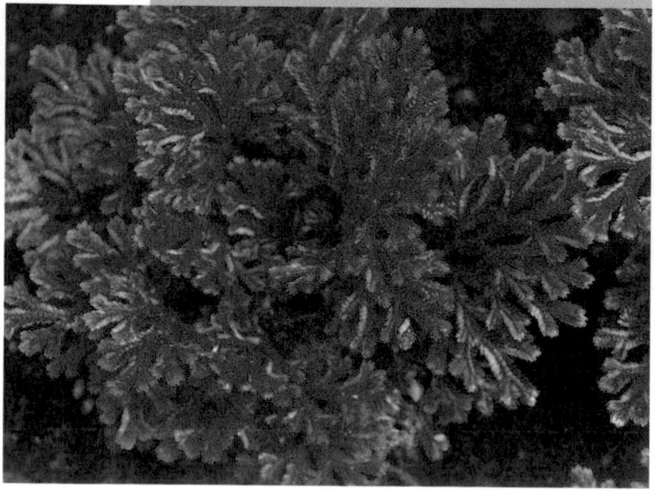

為綠色、棕色兩種；脈葉生於分枝，並有卵形、橢圓形和卵狀三角形之分，黑褐色；中葉呈橢圓形，瓦片狀排列；側葉有倒卵狀三角形以及距圓狀卵形之分，斜向生長，所有葉片全部具有細齒。卷柏不開花，具卵狀三角形的孢子葉，淺黃色的大孢子以及橘色的小孢子。」李時珍解釋道。

聽著師父的描述，龐憲不自覺皺起了眉頭。李時珍看出了龐憲的疑惑，於是說道：「卷柏的形狀有些不同尋常，難以想像。卷柏又被稱為九死還魂草，據說它的根離開土以後，並不會死，而是蜷縮成拳頭模樣，無論土地乾旱多久，只要遇水它便能重新生長，因而有了這樣的名號。」

「這麼說，卷柏這味藥材簡直太神奇了！」龐憲不禁感慨道，又問，「可是卷柏到底能治療哪些病症呢？」

「黃梅縣的六嬸患有大便下血之症，其病因在於大腸，有風熱侵入體內，邪毒蘊結於臟腑之中，一熱遇一冷，血氣無法正常運行，遂凝滯於臟腑間，滲入大腸中，所以大便時有血流出。六嬸之病需取等量的卷柏、棕櫚、側柏，將這三味藥材放入火上燒烤，烤至外皮焦黑，裡面焦黃，以能嚐出藥材自身味道為宜，再將其研磨為末，每次以酒服三錢。服藥不過十天，六嬸的病便痊癒了。此藥方中，卷柏起到活血通經的作用。此外，它還有化瘀止血之效。卷柏以全草入藥，其性平，味辛，能歸於肝經和心經，它常用於治療婦女閉經、痛經以及跌撲損傷、便血吐血、脫肛、崩漏之症。」李時珍為徒弟解答道。

「可惜這卷柏不生在湖北，不能一睹這九死還魂草的真容了。」龐憲不無遺憾地感嘆道。

「總是會見到的。你年紀尚小，未來是有無限可能的！」李時珍寬慰道。

舒筋活絡的「牆頭草」

石松

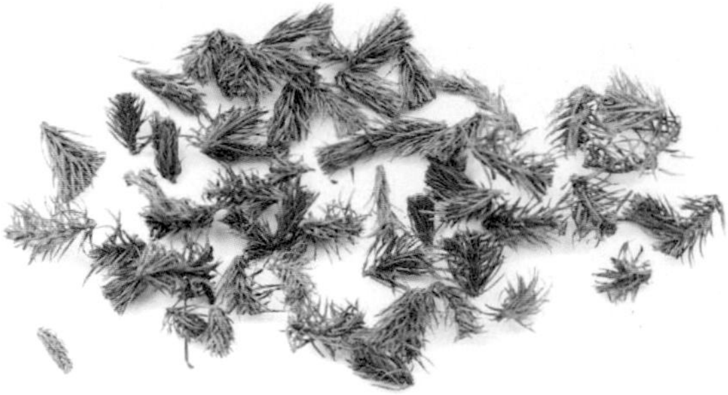

「憲兒，看什麼呢？看得如此出神？」李時珍見龐憲在牆角處發呆，於是問道。

「師父，這野草長在了牆根下，它是不是叫『牆頭草』啊？」龐憲自作聰明地問道。

「鬼靈精，真不知道你這小腦袋瓜裡裝了些什麼！」李時珍用書敲了下龐憲的頭。

「哎喲，師父您又敲我，我都被您敲笨了！」龐憲摸著腦袋瓜嚷道。

「你所說的這『牆頭草』是一種草藥，它叫石松。它不僅僅生長於牆角，路邊、山坡以及草叢處都可以見到它。」李時珍不跟龐憲胡鬧，而是說起了草藥。

「它也是藥材？師父，怎麼路邊上隨隨便便一株野草都能作為藥材呀？」龐憲頓時轉移了注意力，瞪大了雙眼，不解地問道。

「這大千世界無奇不有，路邊的野草能入藥有什麼新鮮的！你忘記狗尾草這種草藥了嗎？」李時珍教訓徒弟道。

「我記得！可是師父，石松能治療哪些病症呢？它都具備什麼藥性呢？」龐憲更加好奇了。

「石松性溫，味微苦、辛，能歸於肝經、脾經和腎經。它具有舒筋活絡、消腫止痛、祛風除濕的功效。《本草拾遺》中說它『主久患風痹，腳膝疼冷，皮膚不仁，氣力衰弱』。

所以石松常被用來治療風濕痹痛、四肢無力、跌打損傷、皮膚麻木無知覺之症。因風濕引起的關節疼痛，筋骨不適，可取一至三錢石松煎湯服用；關節酸痛並伴有手腳麻痹的症狀，可取一兩石松，五錢絲瓜絡，三錢大活血，五錢爬山虎，放入等量的水與酒，將其一同煎湯服用。先前王大娘因腎臟發炎而出現水腫之症，便是取五分研磨成末的石松，一錢檳榔，一錢五分糠瓢，糠瓢需用火燒，燒至表面呈炭黑色，裡面焦黃為宜。將糠瓢與檳榔一同煮湯，文火慢煮，再以湯送服石松末。王大娘服過藥後，很快出現腹瀉的情況，便是這副藥起了作用。但是，氣虛之人不可以服用此方。」李時珍結合病例為徒弟講解道。

「今天又發現了藥性強大且不要錢的草藥，一定要多採一些，多多益善！」龐憲連忙蹲了下去，開始採摘石松。

「師父，石松是不是不開花呀？」龐憲突然間問道。

治療水腫之症的石松藥方

對症：腎臟發炎而出現水腫之症。

藥材：研磨成末的石松五分，檳榔一錢，糠瓢一錢五分（糠瓢需用火燒，燒至表面呈炭黑色，裡面焦黃為宜）。

用法：將糠瓢與檳榔一同煮湯，文火慢煮，再以湯送服石松末。服過藥後，很快出現腹瀉的情況，便是這副藥起了作用。但是，氣虛之人不可以服用此方。

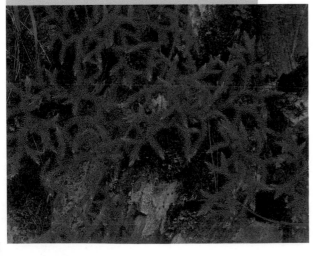

「沒錯！」李時珍蹲在龐憲身旁說：「石松不僅不開花，也不結種子。它被稱為過山龍或者伸筋草，是一種多年生的草本植物，莖呈匍匐狀生長，直立但較矮，具分枝，葉片較為稀疏的分布於分枝上。石松具營養枝，並分叉，生出的葉片較為密集；葉片針形，前端生有長尾，但容易脫落；第二、第三年的營養枝生有孢子枝，較營養枝高，葉片同樣疏生；孢子枝上生有二到六個孢子囊；孢子葉有鋸齒生於邊緣，形狀為卵狀的三角形；孢子囊呈淡黃色，腎形。孢子多於七到八月成熟。」

「原來如此！師父，您看，我採了這麼多！又有新鮮的草藥可以用了！」龐憲捧著一把石松興奮地對李時珍說道。

李時珍微笑著點了點頭。

清熱利咽的「大蘑菇」

馬勃

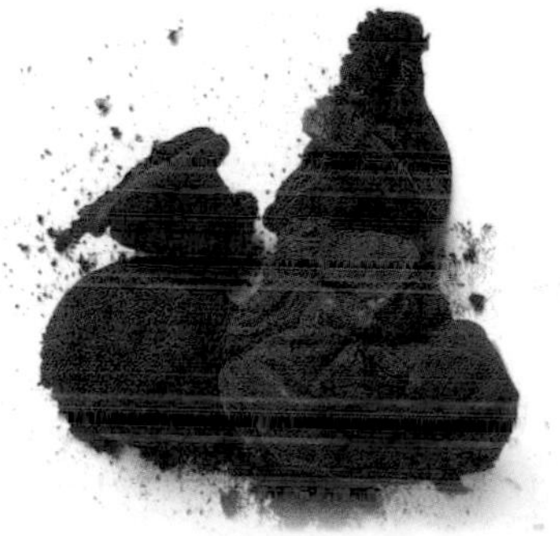

這日，龐憲隨李時珍出外診歸來，為了減少些路程，二人拐進了山間小路。這段小路上滿是雜草，只留有一腳寬的距離供人行走。也許是昨天下過雨的原因，小路上不時散發出一股枯枝敗葉的腐爛味道。

「這味道可真難聞。」龐憲捂著鼻子緊跟在李時珍身後。

「這條小路常年見不著陽光，陰森潮濕，再加上一些樹不斷枯死，難免會有難聞的氣味出現。」李時珍淡淡地說道。

「哎喲……。」龐憲腳下一滑，摔倒在地。

「快起來！」李時珍趕忙攙扶起龐憲，問道，「怎麼樣？有哪裡受傷了嗎？」

「腰……腰……我的腰……被什麼東西撞到了……好疼啊……。」

龐憲扶著腰，齜牙咧嘴地說道。

「是一塊石頭，憲……。」李時珍的話還未說完，就被龐憲打斷了。

「咦，師父，您快看，這兒有一個大蘑菇！」龐憲突然喊道。順著石頭的方向看去，的確有一個白色的「大蘑菇」挺立在腐木爛葉之間，顯得格外不同。

「這蘑菇的個頭也太大了吧！真新鮮，嫩嫩的，但是摸起來卻像豆腐。」龐憲走過去，邊摸邊說道。

「這『大蘑菇』叫馬勃，是一種草藥！」李時珍告訴徒弟。

「草藥？真想不到，居然有草藥長在這種潮濕陰暗的地方。那邊還有好幾個呢！」龐憲說著便跑了過去。

「真是奇怪，這個『大蘑菇』怎麼是灰棕色的？表皮還很有彈性，裡面卻是黃褐色的……。」龐憲一時沒拿住，馬勃掉在了地上，他頓時驚呼，「哇，師父，您看到了嗎？居然有粉末從這『大蘑菇』頭頂的小孔飛出來，它該不會有毒吧？」

「你放心吧，馬勃是無毒的。它在年幼時期，較為鮮嫩，而老了之後，就是你剛才所說的模樣。仔細說來，馬勃分為大馬勃、紫色馬勃、脫皮馬勃，它們也被人稱作牛屎菇、馬屁泡、馬蹄包，前兩者在湖北較為常見，你今日所看到的就是大馬勃。大馬勃的外形分扁球狀、類球狀兩種，具灰、淺褐色的孢體，排列較為緊密，內部生有棉絮狀物，聞起來有土的味道，但大多無味。」李時珍告訴徒弟。

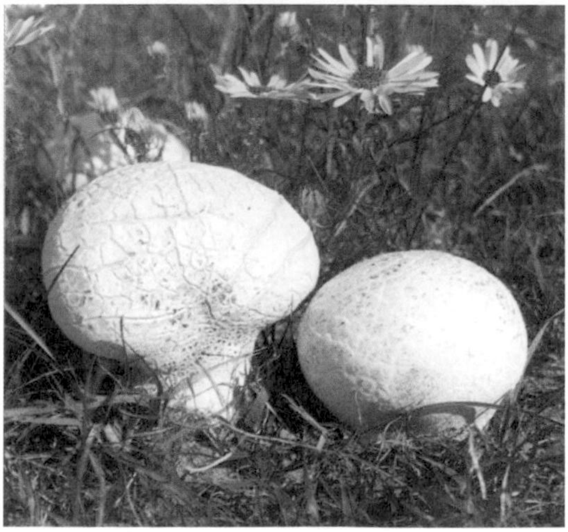

「這馬勃的別名也太好笑了，不是屎就是屁，這也太俗氣了。」龐憲忍不住大笑起來。龐憲追問道，「師父，這『大蘑菇』有什麼功效呢？」

「馬勃性平，味辛，它具有解毒，清熱利咽，止血的功效。馬勃單方入藥時，能治療因外傷引起的出血症，如有人牙齒脫落出血，可將馬勃內部的棉絮狀物按壓在出血部位。它還能治療癰疽瘡癤，取適量馬勃的孢子粉，加入蜂蜜調和後塗抹於患處即可。對於吐血、衄血、凍瘡之症，馬勃同樣可以治療。馬勃多方入藥時，還可與馬牙、生甘草、柴胡、桔梗、黃連、黃芩、升麻、連翹、蛇蛻皮、焰硝等藥材相配伍，用於治療失聲、急喉痹、咽喉腫痛之症。此外，將適量馬勃研磨為細末，加入蜂蜜製成如梧桐子般大小的丸子，便是馬勃丸，它可以治療久咳。」李時珍詳盡地講解道。

「這『大蘑菇』具有如此多的藥性，可真是個寶貝！」龐憲一邊說著，一邊摘下馬勃放入懷裡。

「夠了夠了。」李時珍提醒道。

「師父，您看我像不像得了大腹水腫之病？」龐憲說著，挺起肚子給師父看。只見他胸膛連著肚子，都被馬勃撐得圓鼓鼓的，李時珍被逗得哈哈大笑。

大話本草綱目：
跟著李時珍採藥趣 貳

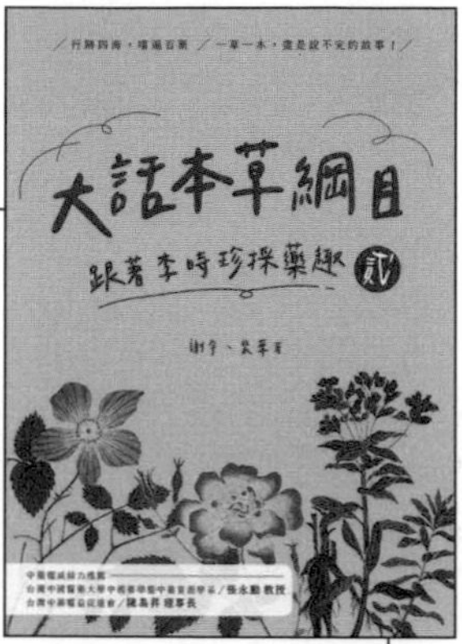

作　　者　謝宇、裴華

發 行 人　林敬彬
主　　編　楊安瑜
編　　輯　高雅婷
內頁編排　方皓承
封面設計　蔡致傑
行銷經理　林子揚
行銷企劃　戴詠蕙
編輯協力　陳于雯、高家宏

出　　版　大旗出版社
發　　行　大都會文化事業有限公司
11051 台北市信義區基隆路一段 432 號 4 樓之 9
讀者服務專線：（02）27235216
讀者服務傳真：（02）27235220
電子郵件信箱：metro@ms21.hinet.net
網　　址：www.metrobook.com.tw

郵政劃撥　14050529 大都會文化事業有限公司
出版日期　2024 年 05 月初版一刷
定　　價　650 元
ISBN　978-626-98196-0-7
書　　號　Health+202

Metropolitan Culture Enterprise Co., Ltd
4F-9, Double Hero Bldg., 432, Keelung Rd., Sec. 1, Taipei 11051,Taiwan
Tel:+886-2-2723-5216　Fax:+886-2-2723-5220
Web-site:www.metrobook.com.tw　E-mail:metro@ms21.hinet.net
◎本書由湖北科學技術出版社授權繁體字版之出版發行。

國家圖書館出版品預行編目（CIP）資料

大話本草綱目：跟著李時珍採藥趣 貳 / 謝宇、裴華著 .
-- 初版 . -- 臺北市：大旗出版：大都會文化發行 , 2024.05;
416 面；17×23 公分 -- (Health+202)
ISBN 978-626-98196-0-7 (平裝).

1. 本草綱目 2. 中藥材
414.121　112021795